Wolfgang Buchinger
Georg Zettinig

Meine Schilddrüse und ich

Dr. Wolfgang Buchinger
Univ. Doz. Dr. Georg Zettinig

Meine Schilddrüse und ich

Der Ratgeber für ein gutes Miteinander

2., überarb. Auflage

maudrich

Wichtiger Hinweis
Dieser Ratgeber soll interessierten Patienten, die mehr über ihre Symptome und Krankheiten erfahren wollen, zusätzliche Informationen bieten. Er kann jedoch nicht den persönlichen Kontakt mit Ihrem Arzt ersetzen. Bevor Sie eine Therapie beginnen, beenden oder in irgendeiner Form verändern, konsultieren Sie unbedingt Ihren Arzt!
Wir weisen darauf hin, dass die Entwicklungen der Medizin rasch vor sich gehen und einige in diesem Buch enthaltene Informationen über Medikamente und Behandlungsmöglichkeiten möglicherweise bald nicht mehr aktuell sein werden.

Wegen stilistischer Klarheit und leichterer Lesbarkeit wurde im Text auf die sprachliche Verwendung weiblicher Formen verzichtet. Die Verwendung der männlichen Form gilt inhaltlich für alle Geschlechter. Sprache dient nämlich sowohl in mündlicher als auch in schriftlicher Form einzig und allein der problemlosen Verständigung und nicht der Durchsetzung partikulärer Interessen.

Bibliografische Information der Deutschen Nationalbibliothek
Die Deutsche Nationalbibliothek verzeichnet diese Publikation in der Deutschen Nationalbibliografie; detaillierte bibliografische Daten sind im Internet unter http://dnb.d-nb.de abrufbar.

2., überarbeitete Auflage 2021

Umschlagfoto: © Alexander Wieselthaler
Umschlaggestaltung, Typografie und Satz: Florian Spielauer, Wien
Druck: Finidr, Tschechien

ISBN 978-3-99002-131-6 (print)
ISBN 978-3-99111-387-4 (epdf)

Vorwort zur zweiten Auflage

Wir freuen uns sehr, dass unser Ratgeber so großen Anklang gefunden hat. Die 1. Auflage war rasch vergriffen. In der nun vorliegenden 2. Auflage wurden neue Entwicklungen eingearbeitet, um Schilddrüsenpatienten die Möglichkeit zu bieten, relevante und objektive Informationen zu ihrer Erkrankung zu erhalten.

Im September 2021 Graz/Gleisdorf, Wien

Wolfgang Buchinger, Georg Zettinig

Vorwort zur ersten Auflage

Schilddrüsenerkrankungen sind häufig. Sie betreffen Frauen und Männer in allen Lebensabschnitten. Oft wird man unvermittelt damit konfrontiert: Plötzlich wird eine Schilddrüsenerkrankung bei einem selbst festgestellt. Nun stellen sich viele Fragen: Was muss ich tun? Was kann ich tun? Muss ich tatsächlich lebenslang Hormontabletten einnehmen? Manchmal kommt man aber auch ganz anders mit Schilddrüsenerkrankungen in Kontakt: Auf der Suche nach den Ursachen der eigenen Beschwerden wird man früher oder später auf Schilddrüsenerkrankungen aufmerksam. Man fragt sich: Könnte vielleicht eine Schilddrüsenerkrankung die Ursache meiner Beschwerden sein?

Dieser Ratgeber will einen Überblick über die verschiedenen Schilddrüsenerkrankungen geben, mögliche Beschwerden seriös erklären und Therapiemöglichkeiten aufzeigen.

Originalabbildungen aus dem Schilddrüseninstitut Gleisdorf, der Schilddrüsenpraxis Josefstadt in Wien und der Schilddrüsenambulanz der Barmherzigen Brüder Graz Eggenberg sowie der Universitätsklinik für Nuklearmedizin Wien runden die Informationen ab.

Wir freuen uns, dass dieses Buch von der Österreichischen Schilddrüsengesellschaft als Patientenratgeber empfohlen wird und hoffen, dass es Ihnen hilft, Ihre Erkrankung besser zu verstehen.

Wir bedanken uns bei folgenden Personen, die speziell für dieses Buch Abbildungen oder Grafiken angefertigt haben:

Mag. Ulrike Weinberger,
Schilddrüsenpraxis Josefstadt Wien

Alexander Wieselthaler,
www.viennaphotography.at

sowie

Prim. Univ. Doz. Dr. Alexander Becherer,
Abteilung für Nuklearmedizin, Landeskrankenhaus Feldkirch

Univ. Prof. Dr. Martha Hoffmann,
Klinische Abteilung für Nuklearmedizin, Medizinische Universität Wien

Ing. Huberta Jesner-Buchinger,
www.webcompany.at

Assoc. Prof. Priv. Doz. Dr. Oskar Koperek,
Klinisches Institut für Pathologie, Medizinische Universität Wien

Dr. Raimund Lunzer,
Rheumatologische Spezialambulanz,
Krankenhaus der Barmherzigen Brüder Graz-Eggenberg

Univ. Prof. Dr. Rupert Prommegger,
Sanatorium Kettenbrücke Innsbruck

Dr. Georg Semlitsch,
Judenburg

Julia Zaunschirm,
Institut für Schilddrüsendiagnostik und Nuklearmedizin, Gleisdorf

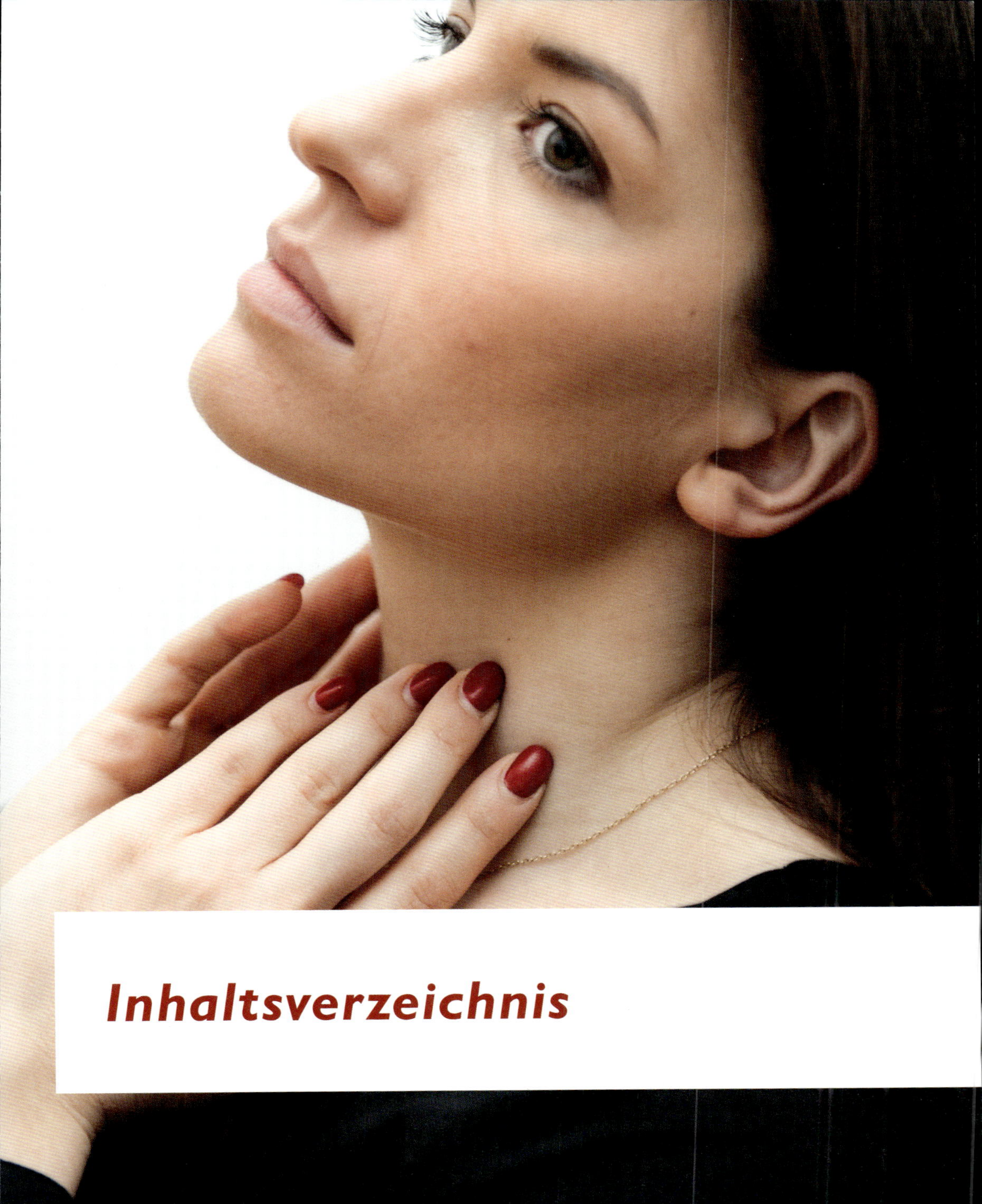

Inhaltsverzeichnis

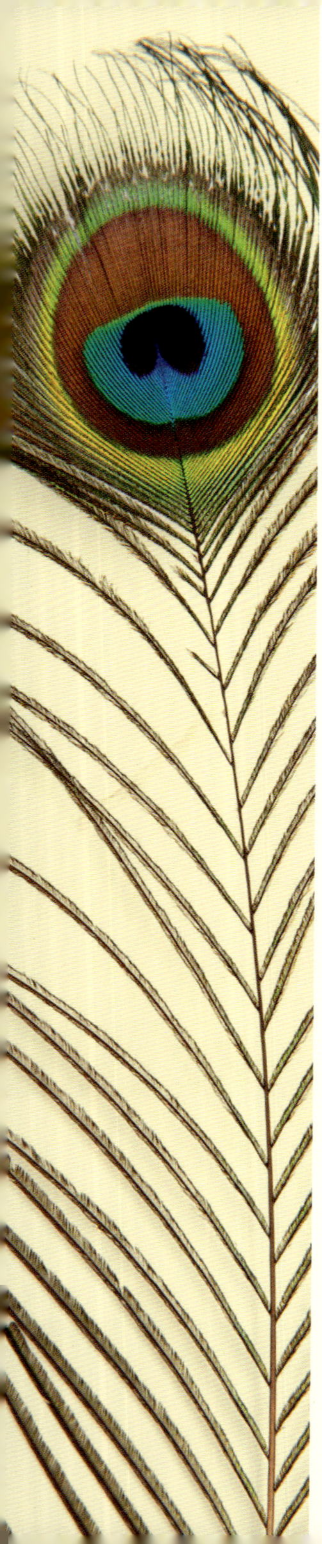

1 *Die Schilddrüse: erste Informationen* 13

Schilddrüsenerkrankungen im Überblick 17
Die Schilddrüsenfunktion 17
Der Gewebsaufbau 20
Schilddrüsenerkrankungen in der Bevölkerung. 21
Jod – ein lebensnotwendiges Spurenelement 22
Testen Sie Ihre Schilddrüse. 25

2 *Schilddrüsenüberfunktion: zu viel Hormon* . . 29

Morbus Basedow 33
Die Augen bei Morbus Basedow 35
Funktionelle Autonomie: der heiße Knoten 39
Zellzerfall: Die Überfunktion dauert nur kurz 40
Die Überdosierung von Schilddrüsenhormon. 41
Seltenere Ursachen einer Überfunktion 42
Welche Beschwerden können auftreten? 42
Diese Untersuchungen führt Ihr Arzt durch 47
Behandlung 51
Medikamente. 52
Operation 54
Radiojodtherapie 56
Zusammenfassung: Welche Behandlung ist für mich die beste? . . . 58

3 *Schilddrüsenunterfunktion: zu wenig Hormon* 61

Die häufigste Schilddrüsenentzündung: chronische Immunthyreoiditis Hashimoto 64
Wie verläuft eine Schilddrüsenentzündung?. 65
Welche Beschwerden können auftreten? 67
Diese Untersuchungen führt Ihr Arzt durch 70
Die Interpretation meiner Untersuchungsergebnisse. 73
Meine Befunde im Zeitverlauf 74

Behandlung der Schilddrüsenunterfunktion 77
Schilddrüsenhormontabletten und andere Darreichungsformen . . . 77
Andere Schilddrüsenentzündungen 81
Subakute Thyreoiditis de Quervain 81
Postpartum-Thyreoiditis 83
Durch Medikamente hervorgerufene Schilddrüsenentzündungen . . . 84
Andere Ursachen der Unterfunktion 84

4 *Die vergrößerte Schilddrüse: der Kropf* 87

Welche Beschwerden können auftreten? 89
Die diffus vergrößerte Schilddrüse 91
Die knotig veränderte Schilddrüse 91
Schilddrüsenzyste 93
Der heiße Knoten 95
Der kalte Knoten 98
Weder heiß noch kalt: der szintigrafisch unauffällige Schilddrüsenknoten 99
Diese Untersuchungen führt Ihr Arzt durch 99
Behandlung 103

5 *Schilddrüsenkrebs* 107

Krankheitsverlauf und Häufigkeit 110
Die Histologie – der unterschiedliche feingewebliche Aufbau . . . 111
Die TNM-Klassifikation 114
Diese Untersuchungen führt Ihr Arzt zur Abklärung durch 116
Behandlungsmöglichkeiten 117
Schilddrüsenfunktion nach abgeschlossener Therapie 120
Der Tumormarker Thyreoglobulin 121
Langzeitverlauf 122
Diese Kontrolluntersuchungen führt Ihr Arzt nach abgeschlossener Therapie durch 123
Tschernobyl und Fukushima 128

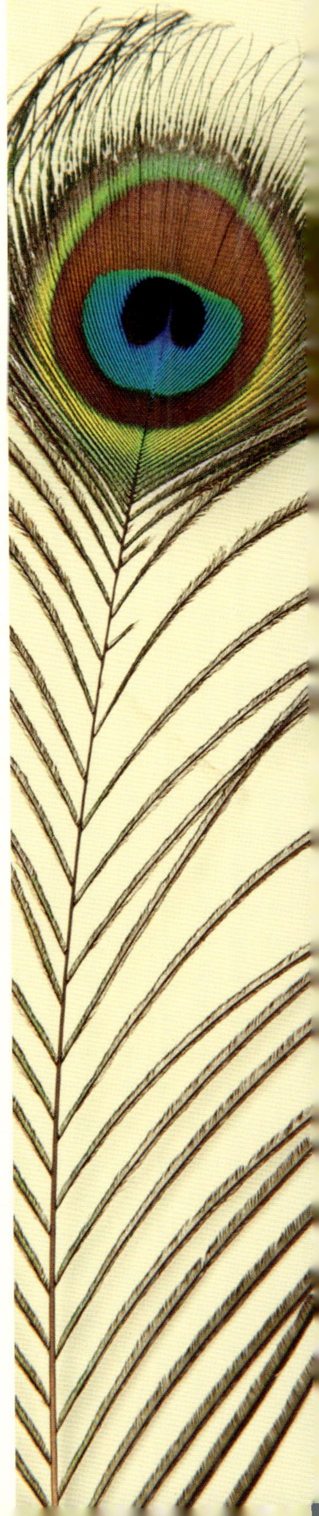

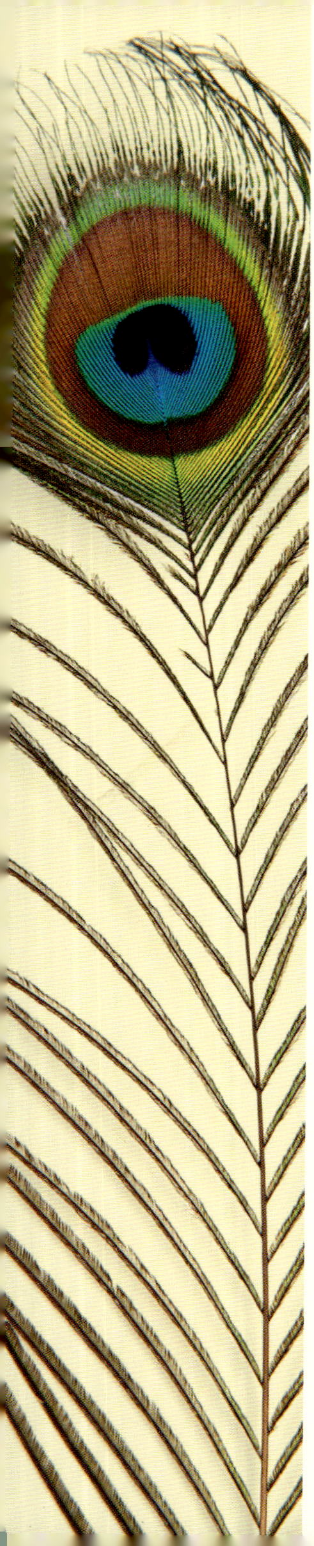

6 Autoimmunerkrankungen der Schilddrüse und andere Erkrankungen 131

Generelles über Autoimmunerkrankungen 132

Autoimmunerkrankungen der Schilddrüse 133

Gemeinsames Auftreten von mehreren Autoimmunerkrankungen 134

Autoimmunerkrankungen anderer Organe 135

Andere Erkrankungen, die gehäuft mit Schilddrüsenentzündungen vorkommen 139

7 Schilddrüse und Ernährung 141

Jod 143

Selen und andere Spurenelemente 147

Gluten 149

Nahrungsmittel und andere Faktoren 149

8 Schilddrüse und Frauengesundheit 153

Schilddrüse und Kinderwunsch 155

Die Schwangerschaft 158

Veränderungen in der Schwangerschaft 159

Ich bin schwanger – Was muss ich tun? 164

Schilddrüsenerkrankungen und Schwangerschaft 166

Medikamente und Schwangerschaft 169

Nach der Geburt 171

Das Baby 172

Die Mutter 174

Die Stillzeit 176

Die Wechseljahre 178

9 Was macht der Arzt? 181

Blutwerte 183

Die Schilddrüsenhormone und das TSH 183

Schilddrüsen-Antikörper 185
Tumormarker 187
Stimulationstest 190
Weitere Blutparameter 191
Harnuntersuchung: die Jodausscheidung 193
Typische Blutbefunde in der Über- und Unterfunktion 193
Wenn die Hormone verrückt spielen 195
Wie kann das Gewebe beurteilt werden? 196
Sonografie 197
Szintigrafie 199
Feinnadelpunktion 201
Zusätzliche Untersuchungen 202
Verschiedene Behandlungsmöglichkeiten 203
Medikamente 203
Chirurgie 205
Radiojodtherapie 207
Radiofrequenzablation und
hochfrequenter fokussierter Ultraschall 211

10 *Häufig gestellte Fragen* **213**

„Schilddrüsenunterfunktion“ bei normalen Blutwerten? 214
„Schilddrüsenüberfunktion“ bei normalen Blutwerten? 218
Der Kloß im Hals 219
Körperfett 221
Warum hilft mir denn keiner? 222
Auf der Suche nach den wirklichen Ursachen der Beschwerden . . 223
Zum Schluss noch eine gute Nachricht 224

Anhang **225**

Glossar 227
Weiterführende Literatur & Internetadressen 231
Stichwortverzeichnis 233

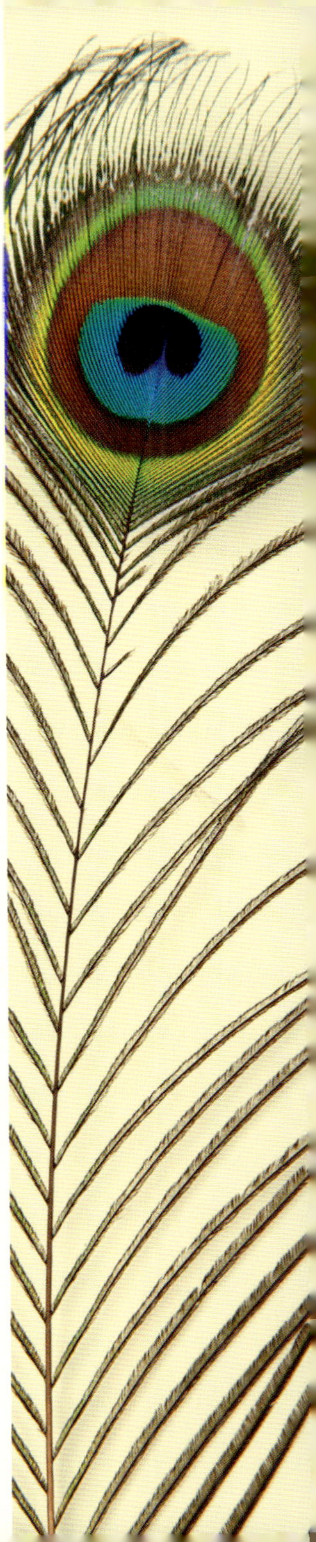

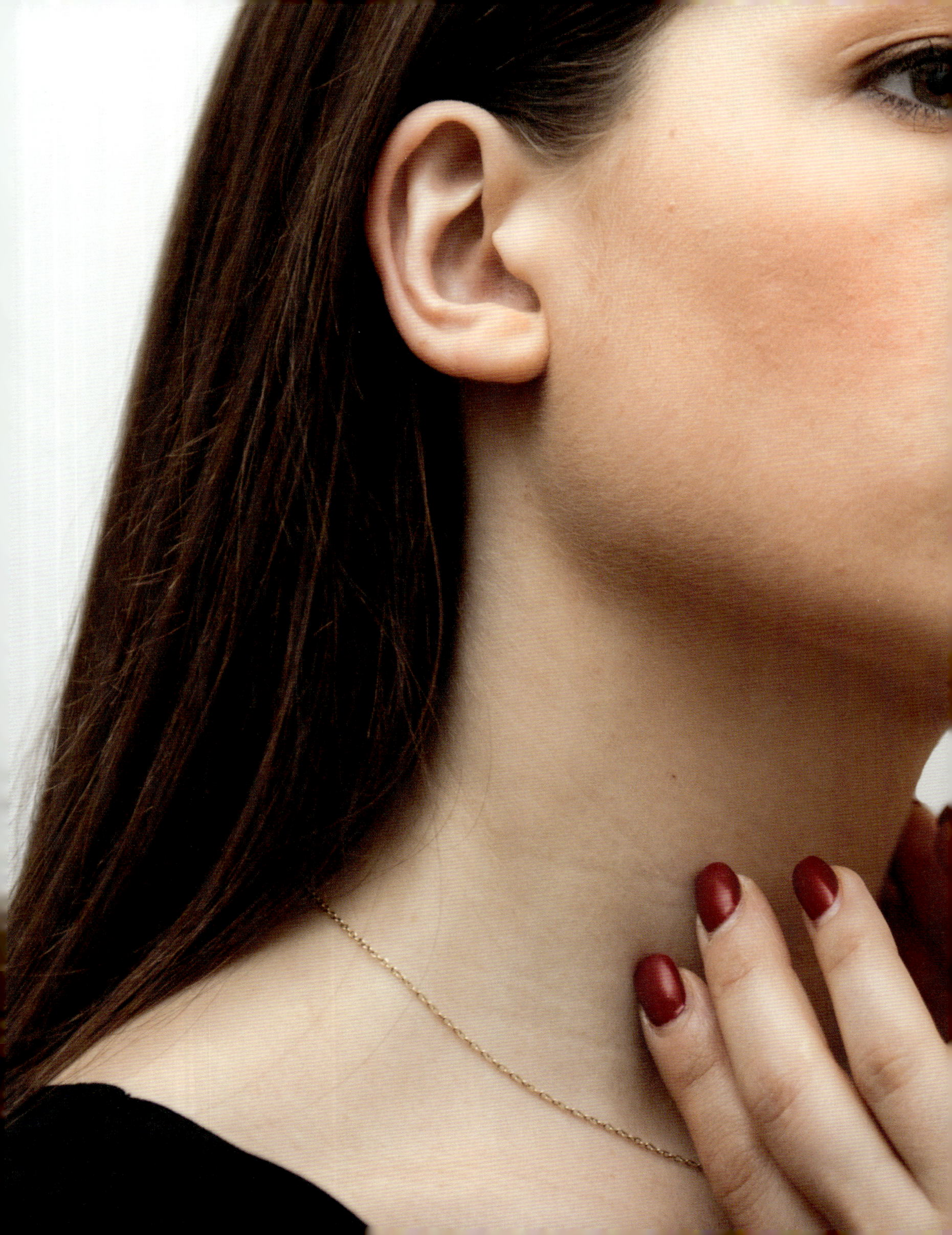

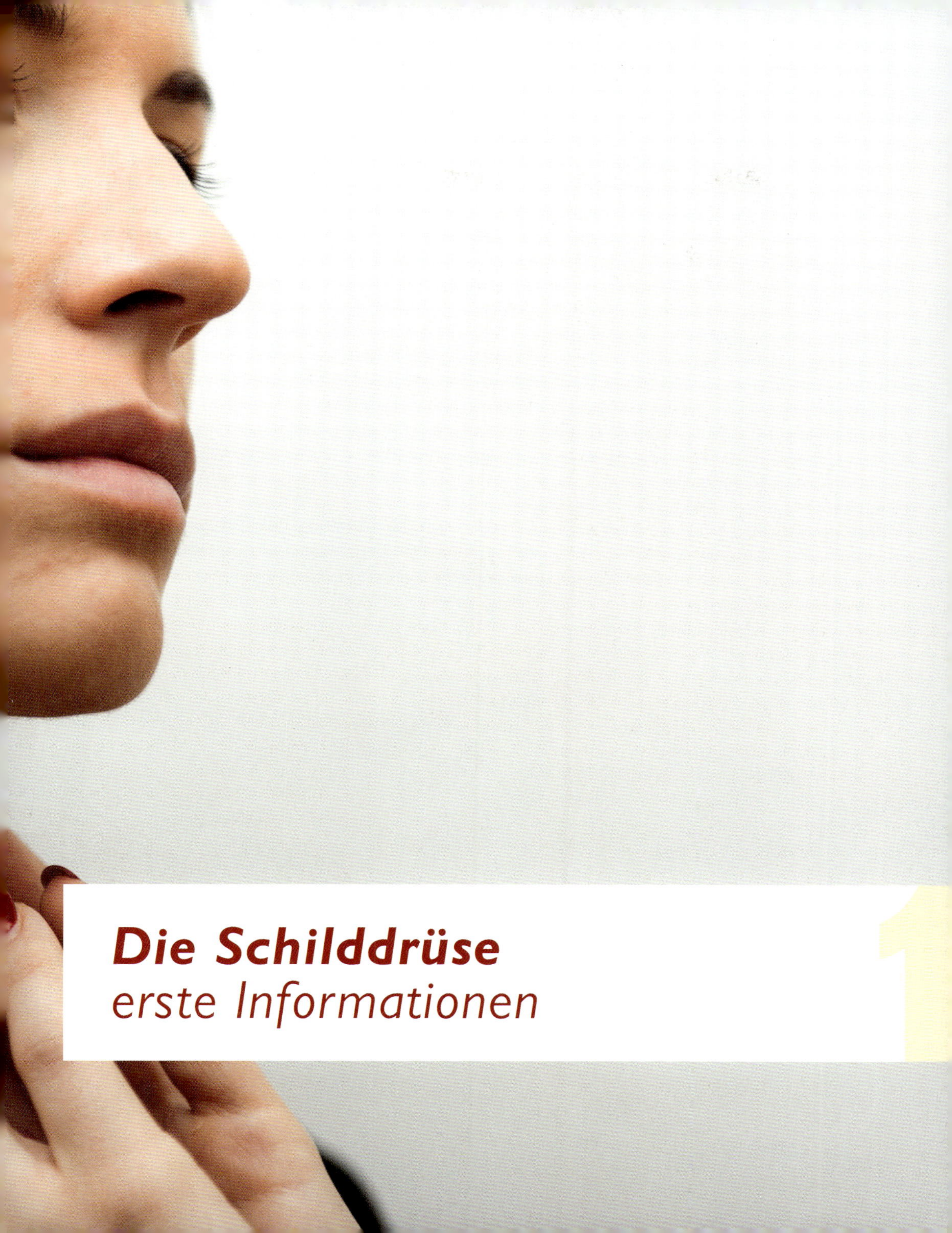

1 Die Schilddrüse
erste Informationen

Diese kleine Drüse hat unseren Stoffwechsel ganz schön im Griff. Sie liegt ganz vorne im Hals, direkt unter der Haut, vor der Luftröhre und unterhalb des Kehlkopfes. Das von ihr produzierte Hormon beeinflusst unseren gesamten Organismus.

Thyreoidea ist der lateinische Ausdruck für Schilddrüse.

Mit der Schilddrüse hat man tatsächlich eine kleine Hormonfabrik im Hals: Sie besteht aus zwei Lappen, die durch eine schmale Brücke (den Isthmus) miteinander verbunden sind. Jeder der beiden Schilddrüsenlappen ist circa 5 cm lang, das Gewicht der gesunden Schilddrüse beträgt weniger als 20 Gramm. Klein, aber oho: Die Drüse produziert die Schilddrüsenhormone und gibt sie wohldosiert ins Blut ab. Diese Botenstoffe kontrollieren den gesamten Stoffwechsel. Jede einzelne Körperzelle braucht Schilddrüsenhormone, um optimal zu funktionieren. Das Spurenelement Jod ist der zentrale Baustein des Schilddrüsenhormons.

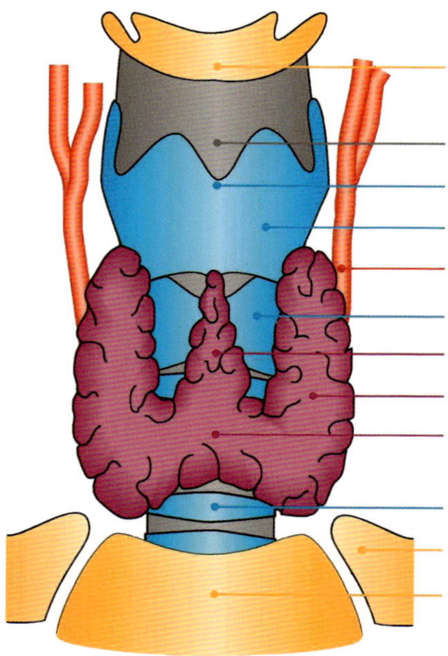

▸ **Lage der Schilddrüse im Hals**

Zwei ganz unterschiedliche Dinge: Funktion und Gewebsaufbau

Ist die Schilddrüsenfunktion nicht im Gleichgewicht, so besteht eine Über- oder Unterfunktion. Verschiedene Krankheiten können solche Funktionsstörungen hervorrufen. Eine Schilddrüsenüber- oder -unterfunktion wirkt sich auf zahlreiche Organsysteme aus und kann daher zu den verschiedensten Beschwerden führen. Diese Funktionsstörungen werden durch veränderte Schilddrüsenwerte im Blut festgestellt.

Die Schilddrüsenfunktion beeinflusst die Befindlichkeit.

Ist die Schilddrüse vergrößert oder knotig umgeformt, so spricht man von einem Kropf. Erst ab einer gewissen Größe kann ein Kropf zu lokalen Beschwerden am Hals führen. Bei einem Knoten ist die Schilddrüsenfunktion im Blut meist normal, die allgemeine Befindlichkeit des Patienten ist daher meist nicht beeinflusst. Selbst bei fast allen Formen des Schilddrüsenkrebses sind alle Schilddrüsenwerte im Blut normal. Die wichtigste Untersuchung zur Beurteilung von Knoten ist eine Ultraschalluntersuchung.

Gewebsveränderungen sind im Blut normalerweise nicht nachweisbar. Selbst beim Karzinom sind die Blutwerte meist unauffällig.

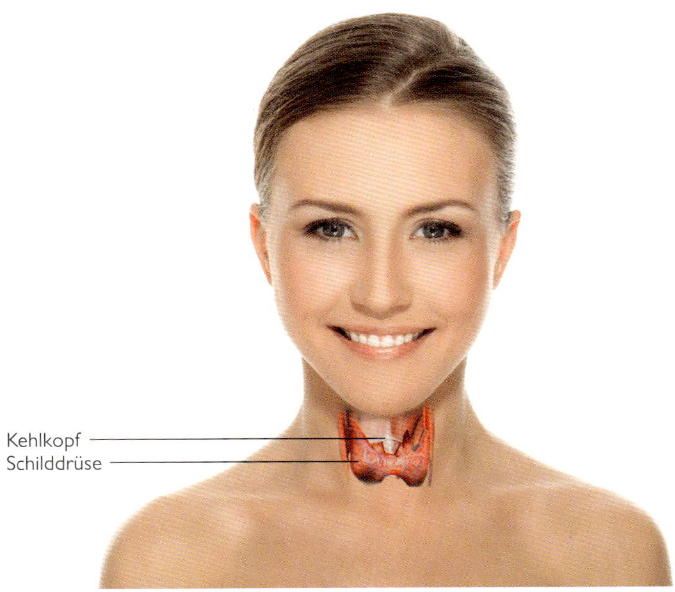

◂ Schema der Schilddrüse im Hals
Die Schilddrüse liegt im Hals vor dem Kehlkopf.

Die Schilddrüsenhormone

Die Schilddrüse stellt zwei verschiedene Hormone her: Thyroxin (kurz T4 genannt) und Trijodthyronin (auch T3 genannt). Diese beiden Botenstoffe werden ins Blut abgegeben, zirkulieren im Kreislauf und entfalten ihre Wirkungen im ganzen Körper. Ein wesentlicher Baustein der Schilddrüsenhormone ist das Spurenelement Jod. Jedes Thyroxinmolekül enthält vier Atome Jod, Trijodthyronin pro Molekül nur drei.

Von der Schilddrüse wird vor allem Thyroxin (T4) ins Blut abgegeben. Dort zirkuliert es als Depot und der Körper kann daraus in verschiedenen Organen das stoffwechselaktive Hormon T3 bilden. So wird gewährleistet, dass im Blut immer die exakt erforderliche Hormonkonzentration zur Verfügung steht.

Die Ausschüttung der Schilddrüsenhormone wird durch die Hirnanhangdrüse gesteuert: Sie produziert das schilddrüsenstimulierende Hormon (TSH), das die Schilddrüse zur Produktion von Schilddrüsenhormon anregt. TSH ist der empfindlichste Parameter zur Beurteilung der Schilddrüsenfunktion.

Jod ist ein lebensnotwendiges Spurenelement.

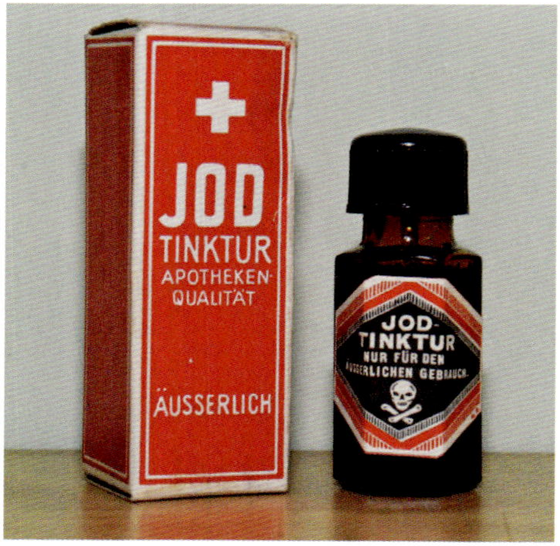

▲ Jod ist ein ausgezeichnetes Desinfektionsmittel und hat eine intensive Farbe. Elementares Jod ist violett, Jodlösungen charakteristisch gelblich-braun.

Jod

Das Spurenelement Jod ist zur Bildung der Schilddrüsenhormone unbedingt erforderlich. Da es in Mitteleuropa in der Natur nur in geringer Konzentration vorkommt, wird es in Österreich wie in vielen anderen Ländern dem Speisesalz zugesetzt. So ist die Kropfhäufigkeit deutlich zurückgegangen und aggressive Formen des Schilddrüsenkarzinoms treten kaum mehr auf. Bei Autoimmunerkrankungen können große Mengen Jod auch schaden. Weltweit ist Jodmangel bei werdenden Müttern die häufigste Ursache für eine verzögerte Gehirnentwicklung von Ungeborenen und kleinen Babys.

Schilddrüsenerkrankungen im Überblick

Um eine Schilddrüsenerkrankung zu erkennen, muss sowohl die Funktion als auch die Struktur des Organs beurteilt werden. Nur so kann die zugrunde liegende Erkrankung korrekt diagnostiziert und die richtige Therapie durchgeführt werden.

Besteht der Verdacht auf eine Schilddrüsenerkrankung, gibt der TSH-Wert im Blut Auskunft über die Schilddrüsenfunktion. Strukturelle Veränderungen können am besten mit der Ultraschalluntersuchung nachgewiesen werden. Um eine genaue Diagnose stellen zu können, sind sowohl Informationen über die Funktion als auch über die Struktur der Schilddrüse erforderlich. Bei Auffälligkeiten müssen weitere Untersuchungen durchgeführt werden. Nur so kann die zugrunde liegende Erkrankung erkannt und korrekt behandelt werden. Im Zeitverlauf kann sich während einer Erkrankung die Schilddrüsenfunktion ändern. Durch die Behandlung normalisiert sich die Schilddrüsenfunktion wieder.

Schilddrüsenfunktion: TSH

Struktur: Ultraschalluntersuchung

Die Schilddrüsenfunktion

Die Schilddrüsenfunktion beeinflusst unser Wohlbefinden. Sowohl eine Überfunktion als auch eine Unterfunktion wirken sich negativ auf den ganzen Körper aus und können eine Fülle von Beschwerden hervorrufen.

Die Hirnanhangdrüse steuert exakt die Versorgung des Körpers mit Schilddrüsenhormon. Sie produziert nämlich das schilddrüsenstimulierende Hormon TSH. So wird der Körper in jeder Situation mit der genau notwendigen Menge an Schilddrüsenhormon versorgt. Der TSH-Spiegel kann im Blut gemessen werden. Veränderungen des TSH-Wertes sind das erste Zeichen einer Schilddrüsenfunktionsstörung, der verschiedene Erkrankungen zugrunde liegen können. Bei zu viel Schilddrüsenhormon spricht man von Schilddrüsenüberfunktion, bei zu wenig von Schilddrüsenunterfunktion. Interessant ist allerdings: Bei vielen Schilddrüsenerkrankungen bleibt die Funktion normal.

Welche Erkrankung liegt zugrunde?

Richtige Diagnose nur bei Berücksichtigung von Funktion und Struktur möglich!

Verschiedenste Erkrankungen können zu einer Schilddrüsenüberfunktion führen, völlig unterschiedliche Behandlungsmethoden können erforderlich sein. Dasselbe gilt auch für die Schilddrüsenunterfunktion. Bei den meisten Knoten und auch bei den meisten Formen eines Schilddrüsenkarzinoms sind die Blutwerte allesamt unverändert.

Daher muss eine Schilddrüsenabklärung immer sowohl die Veränderungen im Schilddrüsengewebe selbst als auch die Veränderungen im Blut berücksichtigen.

Das Hormon TSH

TSH: Thyreoidea stimulierendes Hormon

Das schilddrüsenstimulierende Hormon (TSH) wird von der Hirnanhangdrüse (Hypophyse) ins Blut abgegeben und reguliert die Schilddrüsenfunktion. TSH sorgt dafür, dass bei Gesunden die Konzentration der Schilddrüsenhormone im Blut kaum schwankt. Die Hirnanhangdrüse liegt in der unmittelbaren Nachbarschaft des Gehirns. Sie selbst wird wiederum durch ein Areal im Zwischenhirn (Hypothalamus) kontrolliert.

Kommt es zu einem Abfall der Schilddrüsenhormone im Blut, so erkennt das die Hirnanhangdrüse und schüttet vermehrt TSH ins Blut aus. Steigen hingegen die Schilddrüsenhormone im Blut aus irgendwelchen Gründen an, produziert die Hypophyse weniger TSH. Der Schilddrüsenhormonspiegel im Blut normalisiert sich wieder. Dieser Regelkreis hält die Schilddrüsenhormone bei gesunden Menschen immer im Normbereich.

Der TSH-Spiegel ist der wichtigste Wert zur Beurteilung der Schilddrüsenfunktion. Er verändert sich bei Funktionsstörungen, lange bevor Abweichungen der Schilddrüsenhormone im Blut nachweisbar sind. Daher ist die Messung des TSH-Spiegels eine sehr gute Möglichkeit herauszufinden, ob die Schilddrüse richtig arbeitet. Auch zur Überprüfung einer Therapie mit Schilddrüsenhormontabletten ist der TSH-Wert wichtig. Es dauert allerdings mindestens sechs Wochen, bis sich der TSH-Spiegel im Blut an die aktuelle Stoffwechsellage anpasst.

TSH ist der wichtigste Parameter zur Beurteilung der Schilddrüsenfunktion.

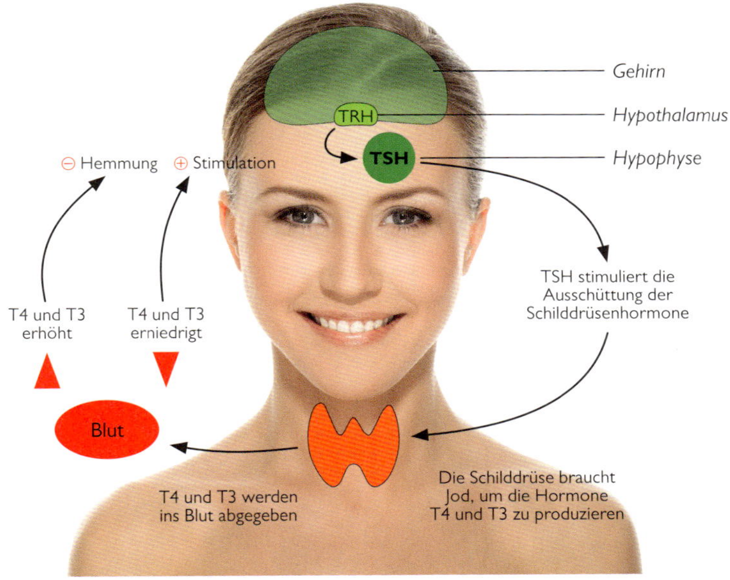

◂ **Regelkreis zwischen Schilddrüse, Hirnanhangdrüse (Hypophyse) und Hypothalamus**

Veränderungen der Schilddrüsenfunktion

Besteht der Verdacht auf eine Schilddrüsenerkrankung, wird durch Bestimmung des TSH-Wertes im Blut die Schilddrüsenfunktion beurteilt. Ein TSH-Wert im Normbereich schließt fast immer eine Schilddrüsenfunktionsstörung aus. In seltenen Fällen kann die alleinige Bestimmung des TSH-Spiegels jedoch nicht ausreichen. Wenn die vorhandenen Beschwerden eine Schilddrüsenfunktionsstörung vermuten lassen, müssen zusätzlich zur TSH-Bestimmung auch die Schilddrüsenhormonwerte analysiert werden.

Ein hoher TSH-Wert zeigt, dass die Schilddrüse zu wenig Hormon produziert (Unterfunktion oder Hypothyreose), ein niedriger TSH-Spiegel weist auf eine Überproduktion von Schilddrüsenhormon hin (Überfunktion, auch Hyperthyreose genannt). Bei abnormem TSH-Wert erlaubt die Bestimmung der Schilddrüsenhormone im Blut die Unterscheidung zwischen subklinischer und manifester Funktionsstörung (siehe Tabelle – bei der subklinischen Funktionsstörung ist lediglich der TSH-Wert erhöht oder vermindert. Bei einer manifesten Funktionsstörung sind auch die freien Hormone im Blut außerhalb des Normbereichs). Manchmal ist es erforderlich, weitere Blutwerte, wie die Schilddrüsen-Antikörper, zur genauen Diagnosestellung zu bestimmen.

▸ Hormonwerte bei normaler und gestörter Schilddrüsenfunktion

	TSH	FT4	FT3
Normale Funktion – Euthyreose	↔	↔	↔
Hypothyreose – Unterfunktion			
subklinisch (latent)	↑	↔	↔
manifest	↑	↓	↔/↓
Hyperthyreose – Überfunktion			
subklinisch (latent)	↓	↔	↔
manifest	↓	↔/↑	↑

↔: Wert im Normbereich
↑: Wert erhöht
↓: Wert erniedrigt

Der Gewebsaufbau

Nicht bei allen Schilddrüsenerkrankungen besteht eine Über- oder Unterfunktion. Bei Knoten und auch bei Schilddrüsenkrebs sind die Blutwerte meist normal. Eine Blutabnahme allein reicht nicht, um eine Schilddrüsenerkrankung auszuschließen.

Um eine Schilddrüsenerkrankung korrekt zu diagnostizieren, muss daher neben einer Blutuntersuchung unbedingt auch ein Schilddrüsen-Ultraschall durchgeführt werden. Diese Untersuchung ist die beste Methode, um Knoten und Gewebsveränderungen zu erkennen. Es reicht nicht, den Hals nur abzutasten. Finden sich im Schilddrüsen-Ultraschall Auffälligkeiten, sind oft weitere bildgebende Untersuchungen, wie die Szintigrafie, erforderlich. Um eine Schilddrüsenerkrankung exakt diagnostizieren zu können, muss man daher sowohl die Schilddrüsenfunktion als auch den Gewebsaufbau berücksichtigen. Nur so kann richtig behandelt werden.

Eine Ultraschalluntersuchung zeigt Veränderungen des Gewebsaufbaus am besten.

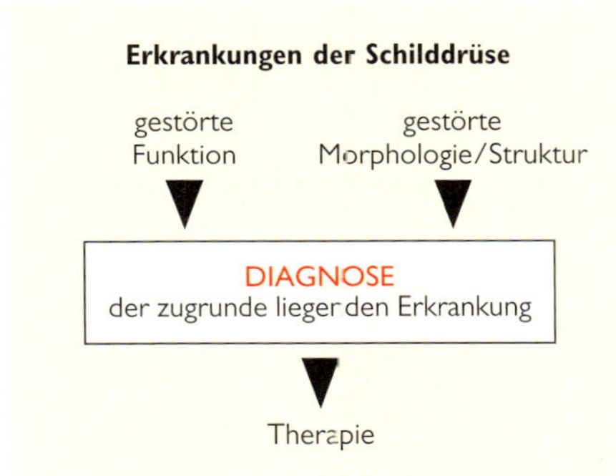

▲ Sowohl Funktion als auch Struktur müssen bei der Diagnosestellung von Schilddrüsenerkrankungen berücksichtigt werden.

Schilddrüsenerkrankungen in der Bevölkerung

Schilddrüsenerkrankungen sind häufig. Jeder dritte bis fünfte Mitteleuropäer wird einmal in seinem Leben mit einer Erkrankung seiner Schilddrüse konfrontiert. Es können Entzündungen, Vergrößerungen des Organs (Kropf) oder Knoten auftreten.

Eine Funktionsstörung kann das Wohlbefinden empfindlich beeinträchtigen. Bei vielen Patienten werden Schilddrüsenerkrankungen jedoch nicht diagnostiziert, da Tests auf Schilddrüsenerkrankungen bei der Routine-Gesundenuntersuchung nicht durchgeführt werden. Auch die oft uncharakteristischen Beschwerden werden häufig fehlgedeutet und etwa dem normalen Alterungsprozess zugeordnet. Bei einer genauen Schilddrüsenuntersuchung wird daher im ersten Schritt gemeinsam mit dem behandelnden Arzt herausgefunden, wie hoch das Risiko für eine Schilddrüsenerkrankung ist. Anschließend werden, wenn erforderlich, die notwendigen Untersuchungen durchgeführt.

Zusammenspiel verschiedener Faktoren

Frauen leiden ungefähr dreimal so häufig an Schilddrüsenerkrankungen wie Männer. Es gibt einzelne Familien, in denen Schilddrüsenerkrankungen öfter vorkommen: Auch hier sind Frauen vermehrt betroffen. Bei manchen Patienten treten Schilddrüsenerkrankungen gemeinsam mit anderen Leiden auf, zum Beispiel Diabetes mellitus, perniziöser Anämie oder weiteren entzündlichen Erkrankungen, wie der rheumatoiden Arthritis.

Verschiedene Ärzte sind in die Betreuung von Schilddrüsenpatienten eingebunden.

Erfreulicherweise können die meisten Schilddrüsenerkrankungen sehr gut behandelt werden. Meistens sind jedoch regelmäßige Kontrolluntersuchungen über lange Zeit erforderlich. Auch der Schilddrüsenkrebs kann gut behandelt und fast immer geheilt werden. Gerade hier ist es wichtig, dass die Diagnose in einem frühen Stadium gestellt und die richtige Therapie durchgeführt wird.

Der erste Ansprechpartner ist meist der Hausarzt oder der Internist. Eine genaue Abklärung kann jedoch nur in einem Zentrum von einem Nuklearmediziner oder Endokrinologen erfolgen.

Die wichtigsten Informationsquellen für Patienten mit Schilddrüsenproblemen sind der Hausarzt und der Schilddrüsenspezialist. Noch einmal weisen wir darauf hin, dass dieses Buch nur als Zusatzinformation dienen kann und niemals ein Gespräch oder einen Therapievorschlag des behandelnden Arztes ersetzen kann.

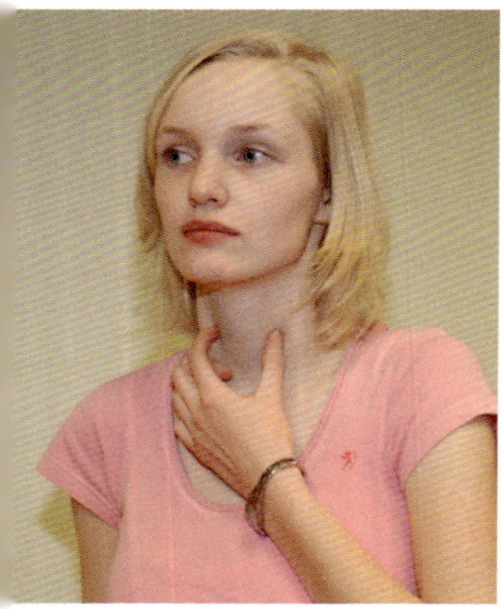

▲ Oft kann man die Schilddrüse im Hals ertasten.

Jod – ein lebensnotwendiges Spurenelement

Jod ist der Hauptbestandteil der Schilddrüsenhormone. Jahrtausendelang war Mitteleuropa Jodmangelgebiet, erst durch die Zugabe von Jod zum Speisesalz hat sich die Situation in den letzten Jahrzehnten verändert: Die Kropfhäufigkeit ist deutlich zurückgegangen.

Es ist noch gar nicht so lange her, dass der Kropf noch eine „Volkskrankheit" war. Die Redewendung „Das ist so unnötig wie ein

Kropf" zeugt noch heute davon. Das Kropfband ist auch heute noch Teil der alpenländischen Tracht. Durch die verbesserte Jodzufuhr hat sich das allerdings geändert: Die großen Kröpfe, die man noch von Erzählungen her kennt, finden sich heute nur mehr selten und nur bei älteren Menschen. Die bessere Jodversorgung hat noch weitere Vorteile gebracht: Aggressive Formen des Schilddrüsenkarzinoms, die früher praktisch immer zum Tod geführt haben, kommen heute fast gar nicht mehr vor. Und der Kretinismus – die schwerste Form des Jodmangels, die mit Kleinwuchs und ausgeprägter Hirnschwäche einhergeht – ist heute ausgerottet. Es gibt allerdings auch Situationen, in denen zu viel Jod die Gesundheit gefährden kann. Zum Beispiel sollte bei Autoimmunerkrankungen kein zusätzliches Jod zugeführt werden. Näheres dazu auf Seite 144.

Jod in der Natur

Die schmelzenden Gletscher der letzten Eiszeit haben im Alpenraum, wie auch in vielen anderen Regionen, das Jod aus den Böden geschwemmt und ins Meer gespült. Pflanzen, Gemüse und Obst, die auf diesen Böden wachsen, liefern dem Organismus daher zu wenig Jod. Um diesen Jodmangel auszugleichen, wird das Speisesalz in Österreich seit 1963 mit Jod angereichert. Auch in der Schweiz ist das Kochsalz flächendeckend jodiert. In Deutschland ist die Situation anders. Es existiert keine gesetzliche Regelung. Der Konsument selbst entscheidet, ob er jodiertes oder unjodiertes Salz verwendet. Natürliche Jodquellen sind vor allem Meeresfische und Meeresfrüchte. Auch in Kuhmilch konnten zum Teil größere Mengen Jod nachgewiesen werden.

Aber nicht nur in der Nahrung, sondern auch in manchen Medikamenten und Desinfektionsmitteln (besonders viel in braunen) ist Jod enthalten. Auch Röntgenkontrastmittel bestehen zu einem großen Teil aus Jod. Große Mengen Jod findet man auch in einzelnen Nahrungsergänzungsmitteln und Multivitaminpräparaten.

Jod kommt in der Nahrung nicht in ausreichender Menge vor. Daher muss auf eine entsprechende Jodzufuhr geachtet werden.

Der normale Jodbedarf

Spurenelemente werden vom Körper nur in äußerst geringen Mengen aufgenommen. Der tägliche Jodbedarf liegt zwischen 150 und 250 µg, wobei ein Mikrogramm (µg) nur ein millionstel Gramm ist. Im Laufe eines Lebens benötigt der Körper zwischen vier und fünf Gramm Jod. Kein anderes Spurenelement kann die Aufgabe von Jod übernehmen; Jod ist unersetzbar, also essenziell.
Internettipp: www.jodrechner.at

Wann der Körper mehr Jod braucht

Kinderwunsch, Schwangerschaft, Stillzeit: Hier ist der Jodbedarf besonders hoch.

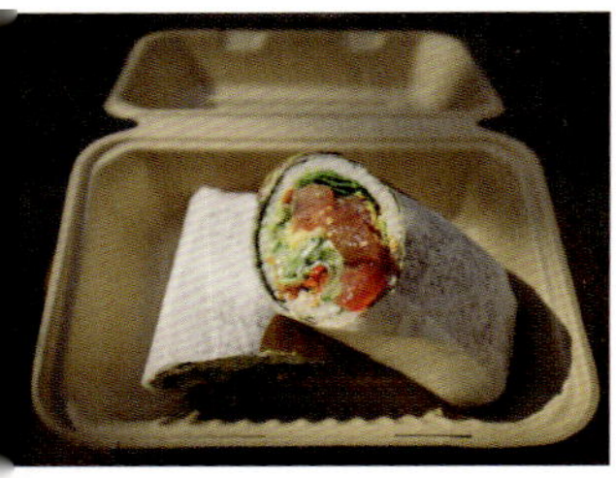

▲ **Jodreiche Speisen können lecker und abwechslungsreich zubereitet werden.**

Schwangere und Stillende haben einen erhöhten Jodbedarf – bedingt durch die besondere Leistung des Stoffwechsels und den gesteigerten Verbrauch des Schilddrüsenhormons in diesem Lebensabschnitt. Nur wenn der Körper die beiden Schilddrüsenhormone T3 und T4 in ausreichender Menge bilden kann, ist die körperliche und geistige Entwicklung des Kindes nicht gefährdet. Zudem benötigt das ungeborene Kind ab der 12. Lebenswoche Jod, weil die kindliche Schilddrüse bereits ab diesem Zeitpunkt mit der Hormonproduktion beginnt. Ein Jodmangel in der Schwangerschaft kann zu einer bleibenden Schädigung des kindlichen Gehirns und zu einer Minderung der Intelligenz führen.

Ein Mythos: die Jodallergie

Jod in der Nahrung, im angereicherten Salz, in Desinfektionsmitteln oder Arzneien zur Wundbehandlung kann keine allergischen Reaktionen hervorrufen. Nur Röntgenkontrastmittel ruft in seltenen Fällen bei dazu veranlagten Personen eine allergische Hauterkrankung (Rosacea) hervor. Diese zeigt sich mit Rötungen, Schuppungen und Pusteln vor allem an den Wangen. Röntgenkontrastmittel können allerdings eine Schockreaktion hervorrufen, die jedoch ganz andere Ursachen hat. Bei Autoimmunerkrankungen ist Jod nicht immer nur positiv (siehe S. 144).

Jod bei Schilddrüsenüberfunktion

Bei allen Formen einer Schilddrüsenüberfunktion muss man mit Jod vorsichtig sein: Große Mengen Jod können zu stark arbeitendes Schilddrüsengewebe weiter anheizen und dadurch eine Schilddrüsenüberfunktion verschlechtern.

Patienten, die an einer Schilddrüsenüberfunktion leiden, sollten unabhängig von der zugrunde liegenden Erkrankung große Mengen Jod meiden: Auf Meeresfische, Meeresfrüchte, jodhaltige Mineralwässer, Vitaminpräparate, Fischölprodukte und Nahrungsergänzungsmittel, welche Jod enthalten, muss in dieser Zeit verzichtet werden.

Auch Medikamente wie Amiodaron und jodhaltige Desinfektionsmittel sind in dieser Zeit zu meiden. Röntgenkontrastmittel enthalten ebenfalls große Mengen Jod: Die Jodaufnahme kann allerdings vor einer Röntgenuntersuchung, bei der Kontrastmittel verwendet werden muss, mit Perchlorat-Tropfen blockiert werden.

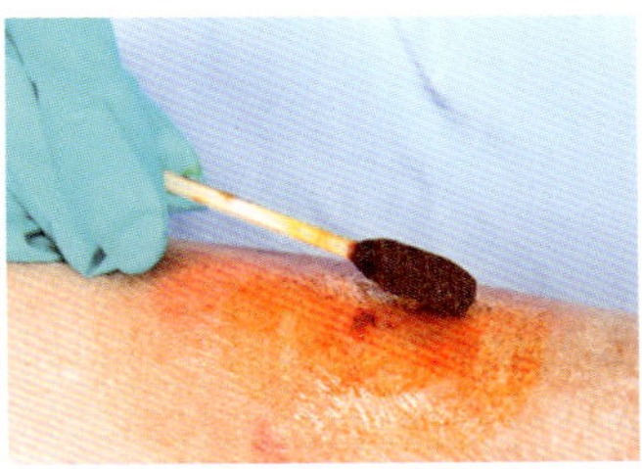

▲ Braune Desinfektionsmittel enthalten große Mengen Jod, das über Haut und Schleimhäute aufgenommen wird.

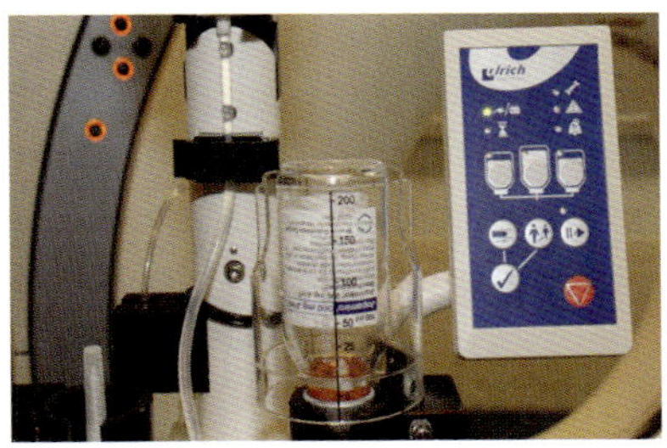

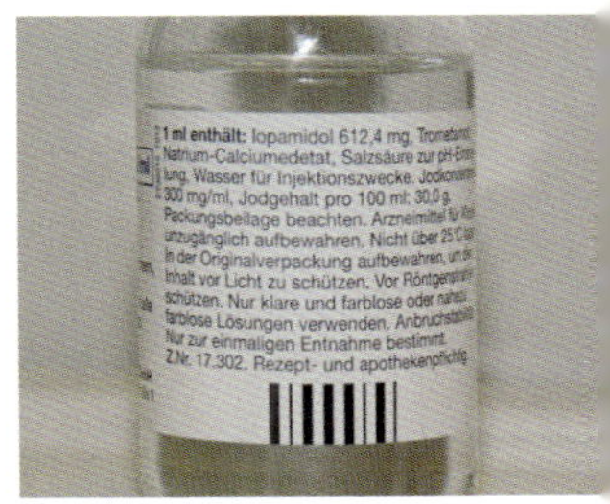

▲ Manchmal muss bei Schilddrüsenpatienten vor der Gabe von Röntgenkontrastmitteln die Jodaufnahme in die Schilddrüse blockiert werden.

Testen Sie Ihre Schilddrüse

Testen Sie sich selbst: Mit der Checkliste zur Schilddrüsenfunktion können Sie überprüfen, ob Befindlichkeitsstörungen vorliegen, die auf eine Schilddrüsenfunktionsstörung hindeuten. Erste Hinweise auf Knoten oder einen Kropf liefert der Schlucktest.

Erste Hinweise auf eine Schilddrüsenerkrankung kann man oft selbst erkennen: Knoten und Veränderungen der Schilddrüsenstruktur können im Schlucktest auffallen. Viele Knoten sind allerdings nur im Ultraschall nachweisbar und können diesem Test verborgen bleiben. Schilddrüsenfunktionsstörungen beeinflussen die Befindlichkeit. Mit der Checkliste (siehe S. 27) können Symptome erkannt werden, die auf eine Über- oder Unterfunktion hinweisen. Diese Symptome können allerdings auch durch viele andere Erkrankungen hervorgerufen werden. Die hier gezeigten Tests sind nur eine grobe Orientierung und ersetzen natürlich keinen Arztbesuch.

Der Schlucktest

Der Selbsttest gibt erste Anhaltspunkte für eine Schilddrüsenerkrankung.

Der Schlucktest gibt Auskunft, ob Ihre Schilddrüse möglicherweise vergrößert ist. Sie brauchen dazu einen Handspiegel und ein Glas Wasser. Halten Sie den Spiegel so, dass Sie den Teil Ihres Halses zwischen Kehlkopf und Schlüsselbein sehen können.
Nehmen Sie einen Schluck Wasser und legen Sie den Kopf in den Nacken. Beobachten Sie während des Schluckens, ob unter dem Kehlkopf kleinere oder größere Schwellungen hervortreten. Wiederholen Sie den Test einige Male.

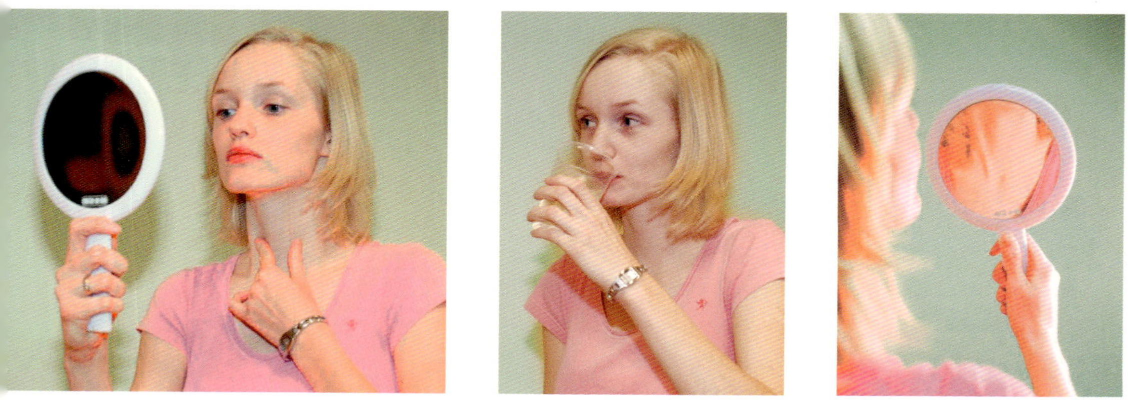

▲ **Der Schlucktest**

Checkliste Schilddrüsenfunktion

Unterfunktion:

- Ich bin oft müde und antriebslos.
- Ich habe aus unerklärlichen Gründen Gewicht zugenommen bzw. kann kaum abnehmen.
- Meine Gedanken sind so langsam.
- Mir ist ständig kalt.
- Meine Haut ist trocken.
- Meine Verdauung ist träge.
- Mein Zyklus/Eisprung ist unregelmäßig.
- Ich werde nicht schwanger.

Überfunktion:

- Ich spüre eine innere Unruhe in mir.
- Ich habe einen schnellen Puls, der auch vor dem Einschlafen nicht langsamer wird.
- Mein Herz klopft.
- Ich schwitze und mir ist ständig heiß.
- Meine Hände zittern.
- Ich nehme aus unerklärlichen Gründen Gewicht ab.

Weitere Fragen:

- Ich habe ein eigenartiges Druckgefühl im Hals.
- Ich habe Beschwerden beim Schlucken.
- Meine Haare sind dünn, meine Nägel brüchig.
- Mir fallen die Haare aus.

Wenn Sie mehrere dieser Fragen mit ja beantworten, sollten Sie einen Arzt aufsuchen, um eine Schilddrüsenerkrankung auszuschließen.

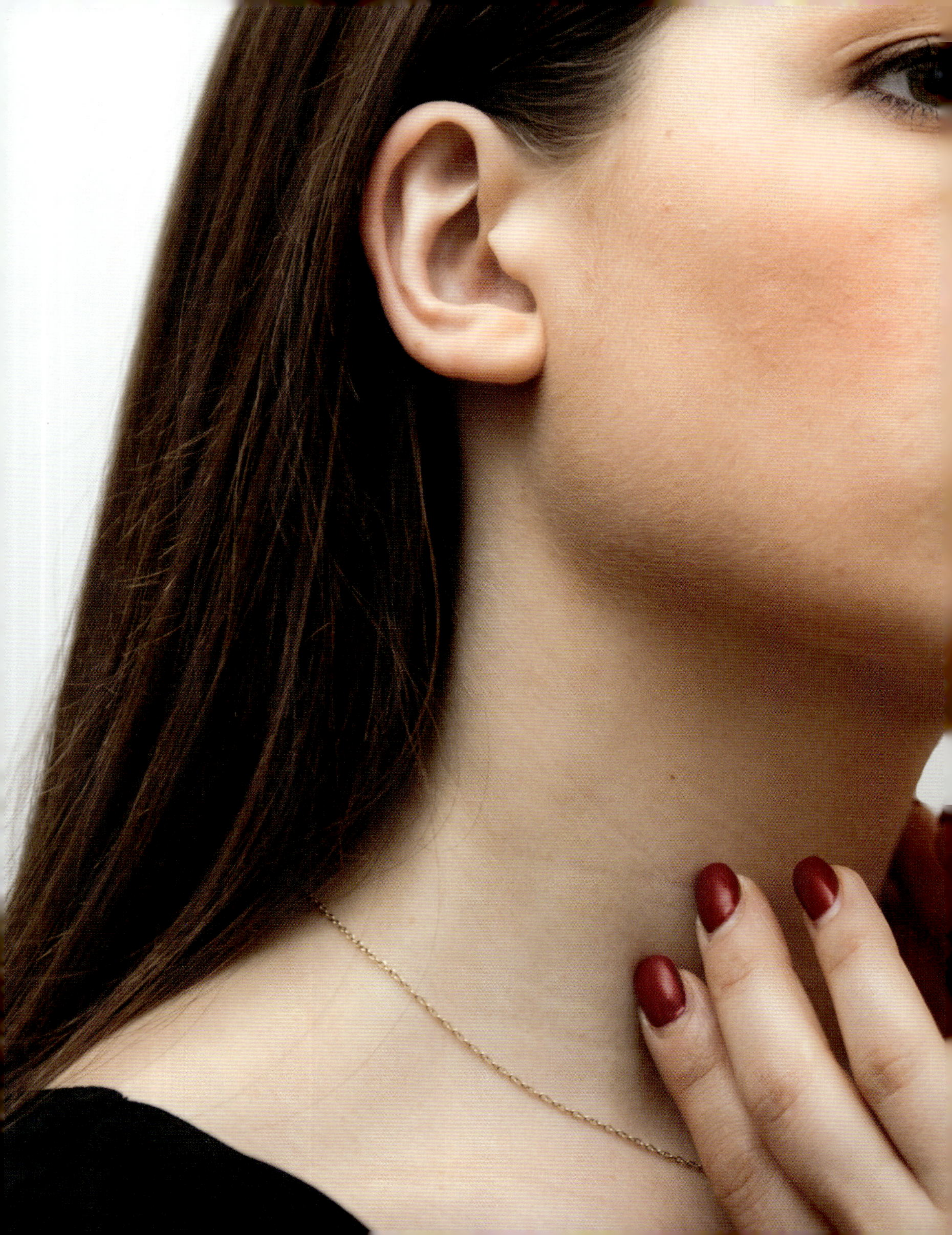

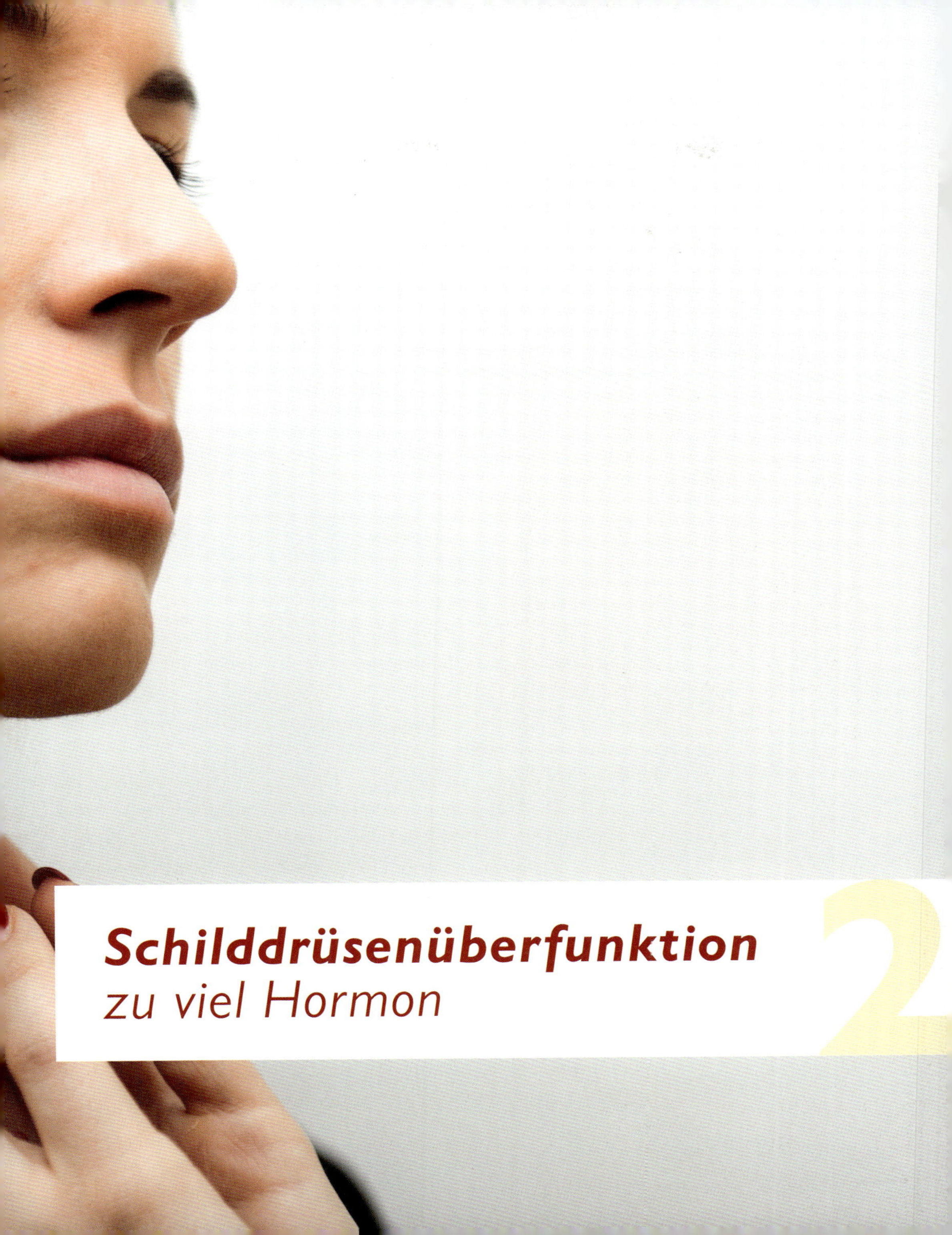

2 Schilddrüsenüberfunktion
zu viel Hormon

Die Schilddrüsenhormone kontrollieren den Ablauf nahezu aller Stoffwechselvorgänge im Körper. Bei einem Überschuss an Schilddrüsenhormon sind viele Körperfunktionen beschleunigt.

Typische Symptome einer Schilddrüsenüberfunktion sind schneller Herzschlag, vermehrtes Schwitzen am ganzen Körper, feinschlägiges Zittern, innere Unruhe und Gereiztheit, Gewichtsverlust bei gutem Appetit. Je nach Ausprägung der Überfunktion können die verschiedenen Symptome mehr oder weniger stark auftreten. Anfangs wird eine Schilddrüsenüberfunktion durch die mäßige Anregung des Stoffwechsels oft als angenehm empfunden. Häufig suchen Betroffene den Arzt erst bei stärkeren Beschwerden auf. Hinter einer Schilddrüsenüberfunktion können sich verschiedene Krankheitsbilder verbergen, die unterschiedlich behandelt werden.

Hyperthyreose

Eine Schilddrüsenüberfunktion wird Hyperthyreose genannt.

Hyperthyreose ist der medizinische Fachbegriff für die Schilddrüsenüberfunktion. Der Schilddrüsenhormonspiegel im Blut ist erhöht. Dies kann unterschiedliche Ursachen haben. Verschiedene Krankheiten können zu einer vermehrten Produktion von Schilddrüsenhormon führen.

Die Hyperthyreose kann allerdings nicht nur durch eine vermehrte Hormonproduktion, sondern auch durch vermehrtes Freisetzen der vorhandenen Hormonspeicher, wie dies bei manchen Entzündungen geschieht, entstehen. In diesem Fall kommt es nach Wochen wieder zu einer Normalisierung der Schilddrüsenfunktion, oft tritt dann später eine Unterfunktion auf. Auch die Einnahme von Schilddrüsenhormontabletten in zu hoher Dosierung führt zu einer Überfunktion. Wie schon im Kapitel „Schilddrüsenerkrankungen im Überblick" (siehe S. 17) genau beschrieben, versucht zu Beginn der Überfunktion die Hirnanhangdrüse zu bremsen: Der TSH-Wert im Blut sinkt auf ganz niedrige Werte ab. Erst wenn diese Gegenregulation nicht ausreicht, steigen die Schilddrüsenhormonwerte im Blut an.

Die Symptome der Schilddrüsenüberfunktion sind in unten stehender Tabelle zusammengefasst. Je nach Ausprägung der Überfunktion können die verschiedenen Beschwerden mehr oder weniger stark auftreten. Bei älteren und insbesondere sehr alten Menschen zeigen sich nicht immer alle typischen Zeichen der Überfunktion. Manchmal sind im Alter Gewichtsverlust zum Teil auch bei schlechtem Appetit oder unregelmäßiger Herzschlag die einzigen Hinweise und können so die Diagnosestellung schwierig machen.

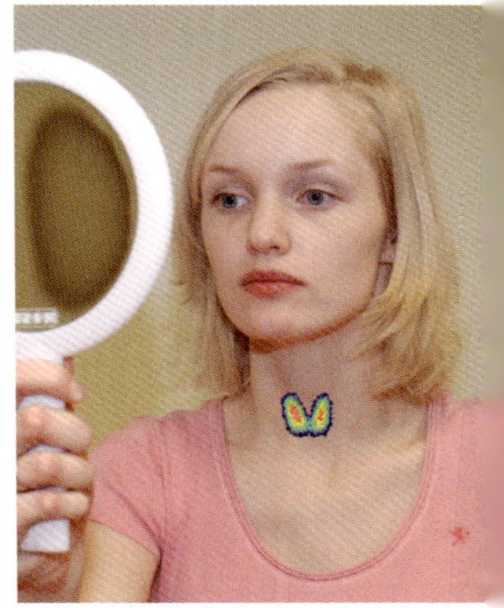

▲ **Bei der Schilddrüsenüberfunktion ist zu viel Schilddrüsenhormon im Blut.**

Mögliche Symptome einer Schilddrüsenüberfunktion
Auswirkungen auf den Stoffwechsel
↘ Gewichtsverlust trotz reichlichen Essens ↘ Schwitzen und Hitzegefühl ↘ häufiger Stuhlgang
Auswirkungen auf Nervensystem, Psyche und Antrieb
↘ innere Unruhe und Nervosität ↘ schlechter Schlaf ↘ emotionale Verletzbarkeit ↘ Zittern
Auswirkungen auf Herz und Kreislauf
↘ schneller Herzschlag, der auch in der Nacht nicht langsamer wird ↘ Bluthochdruck ↘ Atemnot
Auswirkungen auf Zyklus und Fruchtbarkeit
↘ Zyklusunregelmäßigkeiten ↘ herabgesetzte Fruchtbarkeit ↘ Impotenz
Haut und Haare
↘ warme, trockene Haut ↘ vermehrtes Schwitzen ↘ Haarausfall
Knochen und Muskeln
↘ Osteoporose ↘ Muskelschwäche
Weitere mögliche Symptome
↘ Basedow'sche Glotzaugen ↘ Kropf

Überfunktion ist nicht gleich Überfunktion

Eine Schilddrüsenüberfunktion kann durch die verschiedensten Erkrankungen hervorgerufen werden. Diese haben völlig unterschiedliche Ursachen und erfordern teilweise eine völlig unterschiedliche Behandlung.

Die Ursache kann einerseits in der Schilddrüse selbst liegen: Manche Schilddrüsenknoten produzieren ungebremst Schilddrüsenhormon. Andererseits können andere Organsysteme oder externe Faktoren die Schilddrüse krank machen: Antikörper des Immunsystems treffen auf gesunde Schilddrüsenzellen und bewirken eine krankhaft vermehrte Hormonproduktion. Andere Antikörper oder Medikamente können das Gewebe schädigen und zu einem Zellzerfall führen. Und wenn jemand zu hohe Dosen an Schilddrüsenhormon einnimmt, hat die Überfunktion ja wieder eine ganz andere Ursache.

Verschiedene Erkrankungen führen zu einer Überfunktion. Diese müssen auch unterschiedlich behandelt werden.

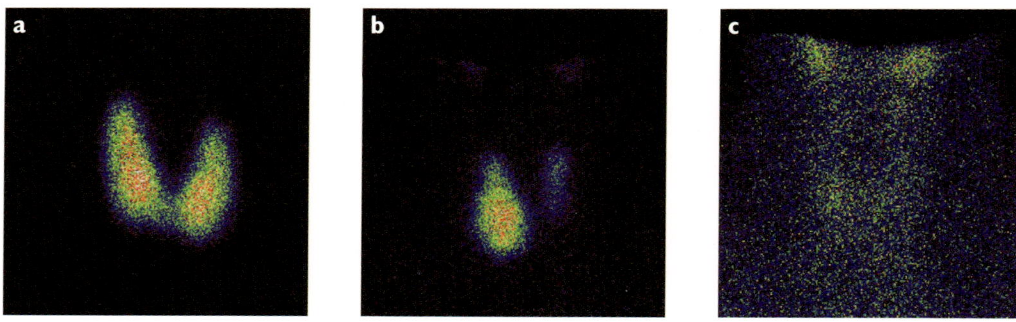

▲ **Verschiedene Erkrankungen, die eine Schilddrüsenüberfunktion hervorrufen, können in der Szintigrafie unterschieden werden:**

a) Morbus Basedow: Die gesamte Schilddrüse produziert zu viel Hormon.

b) Funktionelle Autonomie: Einzelne heiße Knoten produzieren ohne jeden Regelkreis Schilddrüsenhormon.

c) Überfunktion im Rahmen einer Schilddrüsenentzündung: Schilddrüsenhormon wird durch Zellzerfall ins Blut ausgeschwemmt.

Morbus Basedow

Carl Adolph von Basedow hat erstmals eine Erkrankung beschrieben, bei der es zu einer Schilddrüsenüberfunktion, einem Kropf und Glotzaugen kommt. Seitdem wird diese Form der Überfunktion im deutschsprachigen Raum als Morbus Basedow oder Basedow'sche Krankheit bezeichnet.

Der Morbus Basedow ist eine Autoimmunerkrankung. Die immunogene Überfunktion entsteht durch eine Fehlreaktion des körpereigenen Immunsystems. Dieses produziert „irrtümlich" vermehrt Antikörper gegen den TSH-Rezeptor der Schilddrüsenzelle. So kommt es zu einer Entzündung in der Schilddrüse. TSH-Rezeptorantikörper (TRAK) haben die gleiche Wirkung wie das TSH selbst und regen die Produktion und Ausschüttung von Schilddrüsenhormonen an. Dies führt zu einer massiven Überproduktion von Schilddrüsenhormon in praktisch allen Schilddrüsenzellen. Die Antikörper bei Morbus Basedow können zusätzlich auch zu Veränderungen im Auge und selten im Unterhautfettgewebe führen.

Psychische Belastungen spielen hier in der Anfangsphase eine große Rolle.

Ursachen der Erkrankung

Die Auslöser für einen Morbus Basedow sind nicht völlig klar. Es besteht jedoch eindeutig eine genetische Komponente: Viele Patienten mit Morbus Basedow haben Verwandte, die an Autoimmunerkrankungen der Schilddrüse oder anderer Organe leiden. Bekannt ist auch, dass starker emotionaler Stress oder Schicksalsschläge einen Morbus Basedow auslösen oder verschlechtern können. Jod in hoher Dosierung oder Nikotin können sich negativ auswirken. In Zeiten hormoneller Umstellung (Pubertät, Menopause, aber vor allem nach der Schwangerschaft) tritt der Morbus Basedow ebenso häufiger auf. Bei Zusammentreffen mehrerer dieser Faktoren erhöht sich das Risiko, am Morbus Basedow zu erkranken.

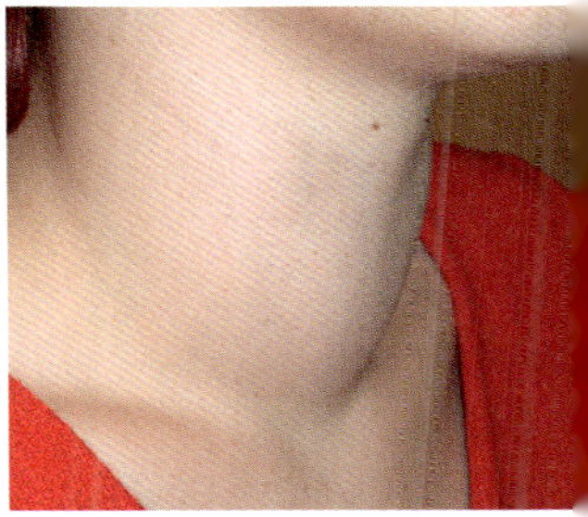

▲ Bei nach hinten überstrecktem Hals ist oft eine vergrößerte Schilddrüse zu erkennen.

Der Morbus Basedow in der Bevölkerung

Frauen erkranken ungefähr zehnmal häufiger an einem Morbus Basedow als Männer. Die Erkrankung kann in jedem Alter auftreten. Am häufigsten kommt sie zwischen dem 30. und dem 50. Lebensjahr vor.

Krankheitsverlauf

Anfangs wird ein Morbus Basedow oft als angenehm empfunden und die Beschwerden werden ignoriert.

Der Verlauf des Morbus Basedow ist unterschiedlich. Zu Erkrankungsbeginn besteht eine circa fünfzigprozentige Wahrscheinlichkeit auf eine Heilung innerhalb der nächsten ein bis eineinhalb Jahre. In dieser Zeit muss mit Medikamenten behandelt werden. Engmaschige, regelmäßige Kontrollen sind notwendig.
Unter einer medikamentösen Therapie können manchmal ausgeprägte Schwankungen der Schilddrüsenfunktion auftreten. So entwickelt ein kleiner Teil der Patienten durch die Medikamente sogar eine Schilddrüsenunterfunktion. Selten kann die Behandlung durch teilweise gefährliche Nebenwirkungen der Medikamente erschwert werden.
Es gibt aber auch andere Verlaufsformen: Diese erfordern nur eine milde Therapie, manchmal werden sie von den Betroffenen gar nicht bemerkt.
Bei einem Teil der Patienten führt die Therapie mit Medikamenten auch nach ein bis eineinhalb Jahren zu keiner Heilung. Wenn die Dosis reduziert oder abgesetzt wird, kann die Überfunktion wiederkommen. Bei diesen Patienten muss eine der beiden definitiven Therapieformen (Operation, Radiojodtherapie) durchgeführt werden.

Die Schilddrüsenüberfunktion

In der Überfunktion ist sowohl die körperliche als auch die emotionale Belastbarkeit eingeschränkt.

Die Schilddrüsenüberfunktion bei Morbus Basedow wird von den Betroffenen lange nicht bemerkt. Erst bei stark erhöhten Schilddrüsenhormonspiegeln im Blut sind die Beschwerden so ausgeprägt, dass die Patienten zum Arzt gehen. Manche Patienten suchen den Arzt auch wegen Augenbeschwerden auf.

Der TSH-Rezeptorantikörper (TRAK)

Dieser irrtümlich vom Immunsystem produzierte Antikörper spielt eine zentrale Rolle beim Morbus Basedow. Zu Beginn der Erkrankung ist er bei fast allen Patienten erhöht. Wenn er sich im Krankheitsverlauf normalisiert, ist das ein gutes Zeichen. Der Nachweis dieses Antikörpers kann allerdings schwierig sein.

TRAK: der wichtigste Antikörper beim Morbus Basedow

Behandlungsmöglichkeiten

Anfangs wird der Morbus Basedow meist mit Medikamenten behandelt. Diese werden, genauso wie die Beschwerden der Überfunktion, im weiteren Verlauf dieses Kapitels im Detail beschrieben.

Wirkung auf Körper und Psyche

Gerade zu Beginn der Basedow-Erkrankung werden Geist und Körper beeinflusst. Die erhöhten Schilddrüsenhormonspiegel belasten das Herz-Kreislauf-System. Dadurch ist die körperliche Leistungsfähigkeit eingeschränkt. Sportliche Betätigungen und vermehrte körperliche Belastungen müssen insbesondere in der Anfangsphase der Erkrankung vermieden werden. Nach Normalisierung der Schilddrüsenfunktion kann langsam wieder mit Sport begonnen werden.
Nicht nur die körperliche, sondern auch die seelische Belastbarkeit ist eingeschränkt. Zur Krankheitsbewältigung ist es wichtig, dies zu erkennen und zu akzeptieren.

Die Augen bei Morbus Basedow

Beim Morbus Basedow sind häufig auch die Augen betroffen. Oft bilden sich diese Beschwerden spontan wieder zurück. Schwere Formen einer Augenmitbeteiligung sind glücklicherweise selten.

Jeder kennt sie, keiner will sie: die Basedow'schen Glotzaugen

Die TSH-Rezeptor-Antikörper beim Morbus Basedow rufen nicht nur in der Schilddrüse eine Entzündung hervor, sondern können

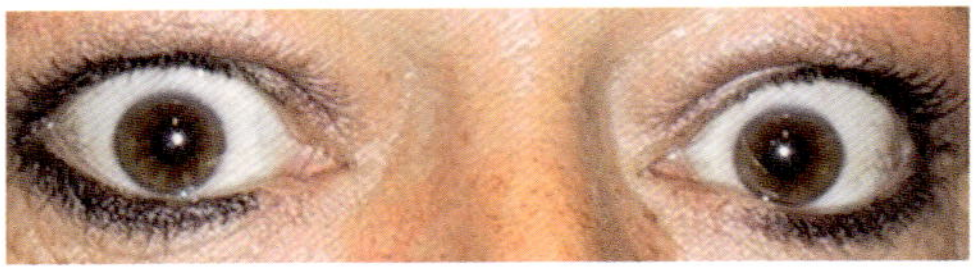

▲ **Derart ausgeprägte Glotzaugen sind zum Glück sehr selten.**

auch andere Organe betreffen. Die häufigste Komplikation ist ein Befall der Muskulatur und des Fettgewebes in der Augenhöhle. Hinter dem Auge ist nicht viel Platz: auf der einen Seite Knochen, auf der anderen Seite der Augapfel. Entzündliche Gewebsschwellungen in diesem engen Raum führen bald zu Beschwerden: den Basedow'schen Glotzaugen.

Endokrine Orbitopathie

Der Augenbefall beim Morbus Basedow wird endokrine Orbitopathie genannt.

In der Frühphase eines Morbus Basedow findet sich häufig ein gering ausgeprägter Augenbefall. Charakteristische Symptome sind geringgradige, vor allem morgens auftretende Schwellungen der Augenlider, Fremdkörpergefühl mit Kratzen und Reiben im Auge sowie vermehrter Tränenfluss. Meist bessert sich diese Symptomatik spontan nach einiger Zeit. Augentropfen mit künstlicher Tränenflüssigkeit bessern die Beschwerden, eine weitere Behandlung ist meist nicht erforderlich.

Nur selten ist der Augenbefall stärker ausgeprägt. Typische Symptome sind dann vermehrte Lichtempfindlichkeit, Druck hinter den Augen sowie Missempfindungen beim Blick zur Seite und nach oben. Hier müssen zusätzliche Maßnahmen ergriffen werden: Neben reichlicher Verwendung von Augentropfen sollte abends Augengel angewendet werden. Um die Augen vor übermäßigen Umweltreizen zu schützen, empfiehlt es sich, bei grellem Licht eine Sonnenbrille zu tragen und die Augen möglichst nicht Wind und Wetter auszusetzen. Brillen schonen die Augen besser als Kontaktlinsen.

In der Anfangsphase des Morbus Basedow ist eine geringgradige Augenmitbeteiligung häufig, eine Behandlung ist meist nicht erforderlich.

Ein charakteristisches Zeichen ist die so genannte Oberlidretraktion: Das obere Augenlid verzieht sich nach oben und ein schmaler weißer Rand zwischen der pigmentierten Regenbogenhaut und dem Lid kann entstehen. Dies führt dazu, dass das betroffene Auge größer wirkt. Spätestens zu diesem Zeitpunkt sollte ein erfahrener Augenarzt zu Rate gezogen werden.

Aktive endokrine Orbitopathie

Die sogenannte aktive endokrine Orbitopathie wird in verschiedene Stadien eingeteilt. Im Rahmen der augenärztlichen Untersuchung wird die Aktivität der Entzündung durch den Clinical Activity Score beurteilt. Die Tabelle unten listet die einzelnen Punkte, aus der dieser Score berechnet wird, auf. Ist der Score 0, liegt keine aktive Entzündung vor. Bei Werten bis 3 ist die Entzündung nur gering bis mäßig ausgeprägt, hier sind die zuvor beschriebenen Maßnahmen meist ausreichend. Höhere Werte weisen auf einen ausgeprägteren Entzündungsgrad hin, hier sind meist weitere Behandlungsmaßnahmen notwendig.

Die aktive endokrine Orbitopathie ist eine gefährliche Komplikation.

Clinical Activity Score

Zehn Punkte beschreiben die Aktivität der Entzündung hinter den Augen. Beim Vorliegen von mehr als vier Punkten besteht ein aktiver Entzündungszustand.

- spontaner Schmerz hinter dem Augapfel
- Schmerz bei Augenbewegungen
- Schwellung am nasenseitigen Lidwinkel
- entzündliche Rötung der ursprünglich weißen Bindehaut
- Schwellung der Bindehaut
- Lidrötung
- Lidschwellung

Die letzten drei Punkte können ausschließlich durch einen Augenarzt diagnostiziert werden:

- zunehmendes Hervortreten des Augapfels
- Sehverschlechterung
- geringere Beweglichkeit des Augapfels

In einem fortgeschrittenen Stadium kann es zu ausgeprägten Schwellungen der Lider, Rötung der Bindehäute und Hervortreten der Augäpfel kommen. Doppelbilder vor allem beim Blick nach oben oder zur Seite sind möglich, die je nach Ausprägungsgrad der Entzündung mehr oder weniger stark auftreten können. Sie müssen durch spezielle Brillen korrigiert werden, welche bei Änderungen des Entzündungsgrades immer wieder angepasst werden müssen. Selten kann es sogar zur Erblindung kommen.

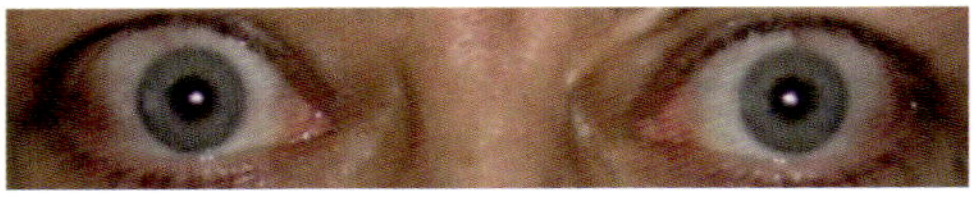

▲ **Massive Augenmitbeteiligung mit deutlichem Hervortreten des Augapfels.**

Die Behandlung dieser ausgeprägteren Formen erfolgt mit Kortison, das oft als Infusion verabreicht wird. Eine Bestrahlung des Gewebes hinter dem Auge ist nur in Einzelfällen sinnvoll. In der aktiven Phase der Entzündung ist eine Operation auch nur bei drohender Erblindung hilfreich.

Inaktive endokrine Orbitopathie

Bei der inaktiven endokrinen Orbitopathie hat sich der Entzündungsprozess zurückgebildet und Vernarbungen im Bindegewebe bleiben zurück. Wenn sichergestellt ist, dass keine aktive Entzündung mehr vorliegt, kann es sinnvoll sein, die Vernarbungen operativ zu korrigieren.

Was kann eine endokrine Orbitopathie verschlechtern?

↘ *Rauchen*

Rauchen verschlechtert die meisten Autoimmunerkrankungen, insbesondere auch den Morbus Basedow und hier vor allem die Augensymptome. Sie fragen sich, was Sie selbst zur Ihrer Genesung beitragen können: Reduzieren Sie das Rauchen oder hören Sie besser ganz damit auf!

↘ *Starke Schwankungen der Schilddrüsenfunktion*

Vor allem die Unterfunktion kann die Symptome deutlich verschlechtern. Regelmäßige Kontrollen der Schilddrüsenfunktion und rechtzeitiges Anpassen der Medikamente sind unbedingt erforderlich!

↘ *Äußerliche Reize*

Schützen Sie Ihre Augen vor grellem Licht, Staub und Wind. Versuchen Sie, übermäßige Beanspruchungen der Augen zu vermeiden.

Emotionaler Stress und Schicksalsschläge

Natürlich gibt es keinen einfachen und schnellen Ausweg aus Situationen, für die keine Lösung in Sicht ist. Es ist jedoch bekannt, dass auch emotionaler Stress einen Morbus Basedow auslösen oder verschlechtern kann. Versuchen Sie auch im Interesse Ihrer Gesundheit, Lösungen zu finden.

Funktionelle Autonomie: der heiße Knoten

Bei der funktionellen Autonomie unterliegen einzelne Schilddrüsenzellen nicht mehr der Steuerung durch die Hirnanhangdrüse (Hypophyse). Unabhängig von den Hormonbedürfnissen des Körpers produzieren diese Zellverbände Schilddrüsenhormon.

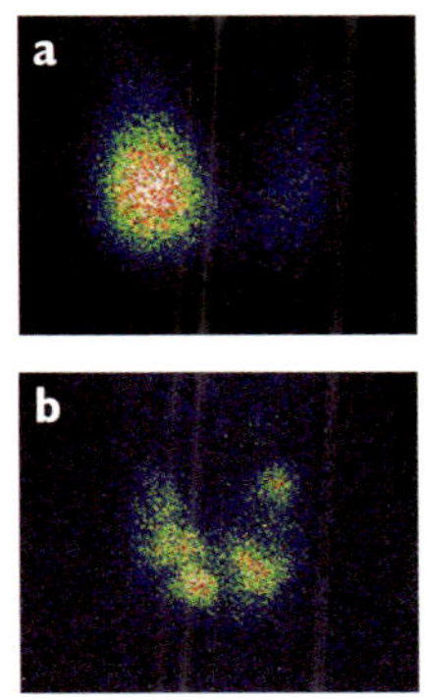

▲ Funktionell autonome heiße Knoten werden in der Szintigrafie dargestellt.

a) Unifokale funktionelle Autonomie: ein heißer Knoten

b) Multifokale funktionelle Autonomie: Die Schilddrüse ist von mehreren heißen Knoten durchsetzt.

Auch in der gesunden Schilddrüse kommt normalerweise eine gewisse Anzahl solcher funktionsautonomer Zellen vor. Dies gewährleistet eine Grundversorgung des Körpers mit Schilddrüsenhormonen. Nimmt nun die Anzahl dieser Zellen gleichmäßig über das gesamte Organ verteilt oder konzentriert in einem Knoten zu, kann dies zu einer Schilddrüsenüberfunktion führen. Am Anfang dieser Entwicklung werden jene Zellen, die auf die Regelung durch die Hypophyse noch reagieren, stillgelegt und produzieren weniger oder kaum mehr Hormon. Übersteigt jedoch die autonom produzierte Hormonmenge die für den Körper erforderlichen Hormonkonzentrationen, so kommt es unweigerlich zu einem Überschuss an Schilddrüsenhormon und somit zu einer Überfunktion.

Der Verlauf der funktionellen Autonomie

Es kann oft viele Jahre dauern, bis der heiße Knoten tatsächlich zu einer Überfunktion führt. Manchmal geht es allerdings auch ganz schnell: Große Mengen Jod können innerhalb weniger Wochen

Ob ein Knoten heiß ist, kann nur durch eine Szintigrafie festgestellt werden.

zu einer manifesten Überfunktion führen. Am häufigsten ist dies der Fall, wenn Patienten im Rahmen einer Röntgenuntersuchung jodhaltiges Kontrastmittel erhalten. Aber auch die meisten braunen Desinfektionsmittel enthalten große Mengen Jod. Das jodierte Speisesalz spielt diesbezüglich keine Rolle.

Keine Spontanheilung

Ein heißer Knoten bildet sich nicht zurück. Eine Dauertherapie mit Medikamenten ist daher nicht sinnvoll. Das Risiko von Nebenwirkungen ist einfach zu hoch und ungesunde Hormonschwankungen können den Körper zusätzlich schädigen. Hier muss möglichst bald definitiv behandelt werden: Das erkrankte Gewebe kann durch radioaktives Jod zerstört (Radiojodtherapie) oder vom Chirurgen entfernt werden.

Zellzerfall: Die Überfunktion dauert nur kurz

Im Anfangsstadium mancher Formen von Schilddrüsenentzündungen (vor allem der Hashimoto-Thyreoiditis, der subakuten Thyreoiditis de Quervain und der Postpartum-Thyreoiditis) kann es zu einem entzündlich bedingten Zellzerfall kommen.

Das Schilddrüsengewebe besteht aus kleinen Bläschen (Follikeln), in denen Hormon gespeichert wird. Wird das Gewebe zerstört, so platzen die Bläschen und die dort gespeicherten Hormone werden ins Blut freigesetzt. Bei ausgeprägter Gewebszerstörung übersteigen auch hier die Konzentrationen an Schilddrüsenhormon im Blut den täglichen Bedarf und es kommt zu einer Überfunktion. Im Gegensatz zum Morbus Basedow und zum heißen Knoten wird hier jedoch nicht mehr Hormon produziert, sondern das vorhandene Hormon durch Gewebszerfall unkontrolliert freigesetzt. Daher kann sich diese Überfunktion von selbst normalisieren.

Bei dieser Form der Schilddrüsenüberfunktion ist die Behandlung ganz anders als beim Morbus Basedow.

Was passiert nach dem Zellzerfall?

Eine Überfunktion, die durch entzündlich bedingten Zellzerfall ausgelöst wurde, dauert maximal einige Wochen. Manchmal normalisiert sich die Schilddrüsenfunktion dann wieder. War der Zellzerfall sehr ausgeprägt und wurden große Teile der Schilddrüse geschädigt, kann es allerdings zu einer Unterfunktion kommen. Dies ist auch dann der Fall, wenn nach Abbau der plötzlich freigesetzten Hormonmengen im Blut die entzündlich geschädigten Schilddrüsenzellen noch nicht ausreichend in der Lage sind, die Hormonproduktion wieder aufzunehmen.
Solche ausgeprägten Schwankungen der Schilddrüsenfunktion beeinflussen nicht nur die emotionale Befindlichkeit. Es können auch ganze Organsysteme aus dem Gleichgewicht kommen. So werden z. B. die Haarfollikel geschädigt. Einige Wochen später äußert sich dies durch einen vermehrten Haarausfall. Auch die Regulierung des Herz-Kreislauf-Systems kann ungünstig beeinflusst werden.

Die Überdosierung von Schilddrüsenhormon

Viele Schilddrüsenerkrankungen werden durch Einnahme von Schilddrüsenhormontabletten behandelt. Werden unkontrolliert zu hohe Hormondosierungen eingenommen, führt dies ebenfalls zu einer Überfunktion.

Eine gering ausgeprägte Schilddrüsenüberfunktion wird manchmal als durchaus angenehm empfunden und missbräuchlich als Hilfe zur Gewichtsreduktion verwendet. Nicht immer passiert die Einnahme von zu viel Schilddrüsenhormon daher irrtümlich: Manche Menschen nehmen bewusst Schilddrüsenhormone in zu hoher Dosie-

▼ Wie alle anderen Medikamente dürfen auch Schilddrüsenhormontabletten nur in der vorgeschriebenen Dosierung eingenommen werden.

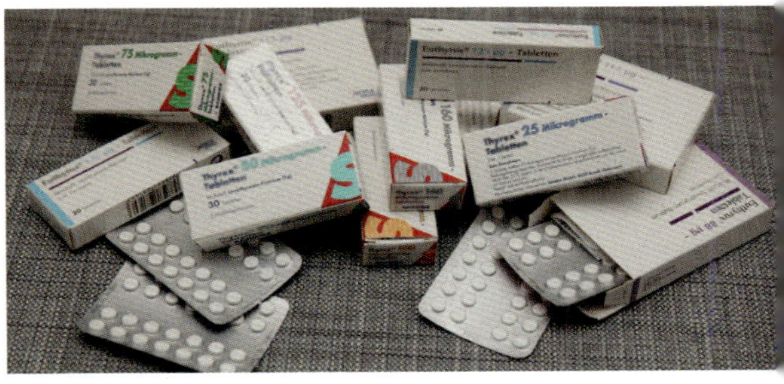

Die langjährige Einnahme von Schilddrüsenhormontabletten in zu hoher Dosis ist gefährlich.

rung ein. Dass sie damit ihr Herz-Kreislauf-System und ihre Knochen schädigen, ist ihnen meist nicht bewusst oder egal. Es muss ausdrücklich darauf hingewiesen werden, dass zu hohe Dosen an Schilddrüsenhormon die Gesundheit massiv schädigen können. Übrigens ist der Wirkstoff mancher im Internet erhältlicher dubioser Medikamente zur Gewichtsreduktion ebenfalls Schilddrüsenhormon.

Seltenere Ursachen einer Überfunktion

Verschiedene Medikamente, wie zum Beispiel das Herzmedikament Amiodaron, können eine Schilddrüsenüberfunktion hervorrufen. In sehr seltenen Fällen können auch Störungen in der Hirnanhangdrüse oder im Zwischenhirn zu einer Überfunktion führen.

Obwohl in vielen medizinischen Fachbüchern verschiedene Störungen im Regelkreis zwischen Hirnanhangdrüse und Schilddrüse beschrieben werden, sind solche Krankheitsbilder eine Rarität. Häufiger sind Erkrankungen, die durch Medikamente hervorgerufen werden: Das Herzmedikament Amiodaron etwa kann zu einer ausgeprägten und lange andauernden Schilddrüsenüberfunktion führen, welche gerade bei diesen bereits an einer Herz-Kreislauf-Erkrankung leidenden Menschen den Organismus zusätzlich belastet. Diese komplexen Krankheitsbilder müssen von einem erfahrenen Spezialisten in einem Zentrum behandelt werden.

Welche Beschwerden können auftreten?

Da sich eine Schilddrüsenüberfunktion im ganzen Körper auswirkt, können unterschiedlichste Beschwerden in vielen verschiedenen Organsystemen auftreten.

Es ist kaum zu glauben, welche unterschiedlichen Beschwerden eine Schilddrüsenüberfunktion auslösen kann. Oft dauert es lange, bis sie erkannt wird und die verschiedenen Symptome richtig zugeordnet werden können. Mit einer Schilddrüsenüberfunktion ist man sowohl körperlich als auch emotional weniger belastbar. Die Symptome können jedoch unterschiedlich stark ausgeprägt sein, und nicht jeder Mensch erlebt die Beschwerden gleich stark. Andere Erkrankungen können ähnliche oder gleiche Symptome hervorrufen, was die Diagnose der zugrunde liegenden Erkrankung nicht immer einfach macht. Festgestellt wird eine Schilddrüsenüberfunktion durch eine Blutuntersuchung. Das erste Anzeichen ist fast immer eine Abweichung des TSH-Wertes, erst später kommt es dann zu typischen Veränderungen der Schilddrüsenhormone im Blut.

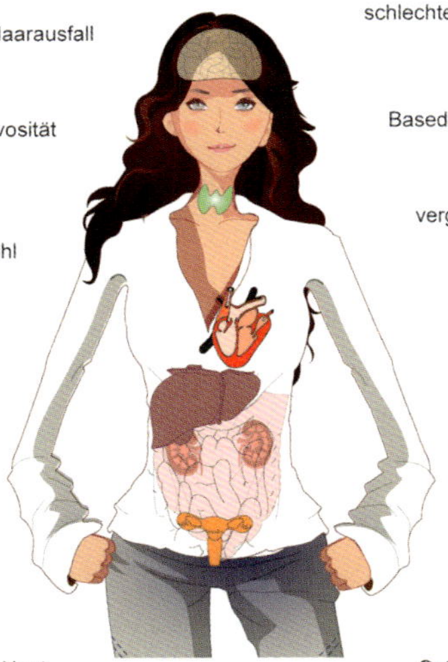

◂ Bei einer Schilddrüsenüberfunktion können verschiedenste Beschwerden auftreten.

Gewichtsverlust

Durch einen Überschuss an Schilddrüsenhormon werden der Zucker-, Eiweiß- und Fettstoffwechsel angekurbelt. Der Kalorienverbrauch steigt, es überwiegt der Abbau von Fettreserven und Protei-

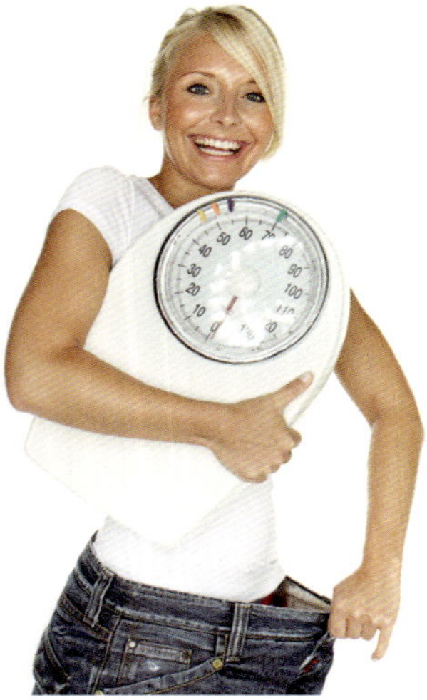

▲ **Jeder freut sich anfangs über die Gewichtsabnahme.**

nen und meist kommt es trotz vermehrter Nahrungszufuhr zu einer Gewichtsabnahme. Die betroffenen Patienten berichten häufig, dass das Abnehmen im Gegensatz zu vielen früher durchgeführten erfolglosen Versuchen plötzlich ganz einfach ging. Die Ursache ist jedoch nicht die neue Diät, sondern die Schilddrüsenüberfunktion!

Innere Unruhe, Nervosität und Verletzbarkeit

Eine der Auswirkungen der Schilddrüsenüberfunktion auf Gehirn und Nervensystem ist eine vermehrte innere Unruhe. Die Betroffenen spüren eine Rast- und Ruhelosigkeit, die sehr belastet. Psychische Veränderungen können sich entwickeln. Zu viel Schilddrüsenhormon führt manchmal auch zu einer vermehrten Reizbarkeit und Nervosität. Neben einer verminderten körperlichen Leistungsfähigkeit ist man auch emotional nicht so belastbar.

Starkes Herzklopfen

Der Überschuss an Schilddrüsenhormon wirkt sich auch direkt auf das Herz-Kreislauf-System aus: Ein typisches Symptom ist ein zu schneller Herzschlag. In Ruhe, ohne körperliche oder psychische Belastungen, kann bei einer ausgeprägten Überfunktion das Herz mit mehr als 100 Schlägen pro Minute pochen. Vor allem bei älteren Menschen schlägt das Herz nicht nur zu schnell, sondern auch unrhythmisch. Der plötzliche Wechsel des Herzrhythmus vom normalen sogenannten Sinusrhythmus zum arrhythmischen Vorhofflimmern kann ein Zeichen einer Schilddrüsenüberfunktion sein. Besonders unangenehm ist, dass der Herzschlag auch beim Einschlafen nicht langsamer wird.

Auch der Blutdruck kann erhöht sein. Es kommt meist zu einem Anstieg des ersten Werts (systolischer Wert).

Schwitzen und Hitzegefühl

Zu hohe Schilddrüsenhormonspiegel haben auch Auswirkungen auf die Haut und die Schweißdrüsen. Schwitzen am ganzen Körper tritt auf. Nicht zu verwechseln damit ist ein stärkeres Schwitzen unter den Achseln, an Händen und Füßen, das meist andere Gründe hat und nicht durch eine Schilddrüsenüberfunktion bedingt ist.

Schlechter Schlaf

Am Anfang einer Hyperthyreose, wenn die Veränderungen noch nicht so ausgeprägt sind, ist es meist sehr angenehm, mit weniger Schlaf auszukommen. In dieser Phase der Erkrankung besteht meist auch eine gesteigerte Leistungsfähigkeit. Im weiteren Verlauf ändert sich diese Situation jedoch meist grundlegend: Die Betroffenen finden immer weniger Schlaf und sind auch tagsüber vermehrt müde. Aus dieser Konstellation heraus nimmt die Leistungsfähigkeit meist rapide ab und auch der Allgemeinzustand verschlechtert sich rasch.

Eine Überfunktion kann viele verschiedene Beschwerden verursachen.

Atemnot

Durch die Auswirkungen auf das Herz-Kreislauf-System haben manche Patienten bereits in Ruhe die Herzfrequenz eines 100-Meter-Läufers. Wird das Kreislaufsystem mit körperlichen Tätigkeiten zusätzlich belastet, so gelangt das Herz rasch an die Grenzen seiner Leistungsfähigkeit und der erkrankte Mensch kommt schnell außer Atem.

Zittern und Muskelschwäche

Die Muskulatur und das Nervensystem zeigen durch erhöhte Schilddrüsenhormonkonzentrationen ebenfalls eine vermehrte Erregbarkeit. Dies äußert sich in einem typischen feinschlägigen Zittern. Bei länger bestehender unbehandelter Schilddrüsenüberfunktion kommt es zu Muskelschwäche und zu Muskelabbau.

Häufiger Stuhlgang

Die gesteigerte Stuhlfrequenz ist ein typisches Zeichen einer Schilddrüsenüberfunktion. Manchmal kann es auch zu Durchfällen kommen. Patienten berichten von der Normalisierung einer jahre- bis jahrzehntelang dauernden Stuhlverstopfung.

Zyklusunregelmäßigkeiten

Bei Frauen kann es sowohl zu verstärkten Blutungen als auch zum Ausbleiben der Regelblutung kommen. Weiters zeigen sich Zyklusunregelmäßigkeiten. Das Eintreten einer Schwangerschaft wird erschwert, ist jedoch nicht unmöglich. Bei Männern kann eine Hyperthyreose zu vorzeitigem Samenerguss und Impotenz führen.

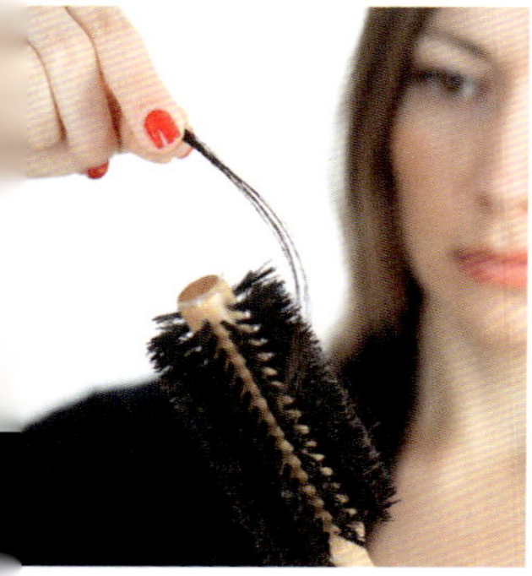

▲ Eine unangenehme Entdeckung: vermehrter Haarausfall

Veränderungen an Haut, Haaren und Nägeln

Bei schnellem Abfall der Schilddrüsenhormone, wie dies nach Behandlungsbeginn einer Schilddrüsenüberfunktion der Fall sein kann, wird immer wieder ein vermehrter Haarausfall beobachtet. Manche Patienten bringen das in Zusammenhang mit den Tabletten, die sie zur Behandlung der Überfunktion einnehmen. In Wirklichkeit ist der vermehrte Haarausfall jedoch ein Spätsymptom der Schilddrüsenüberfunktion: Erst viele Wochen, nachdem durch die Schwankungen der Schilddrüsenfunktion die Haarfollikel geschädigt wurden, kommt es zum Ausfall der Haare. Bei einer lange dauernden und stark ausgeprägten Überfunktion kann es auch zu brüchigen Nägeln kommen.

Gesteigerter Knochenabbau und Osteoporose

Eine lange dauernde, ausgeprägte Überfunktion kann durch den erhöhten Knochenstoffwechsel auch zu einem vermehrten Knochenabbau führen. Das Auftreten einer Osteoporose wird begünstigt und eine bereits bestehende Osteoporose verschlechtert sich. Wird eine Hyperthyreose allerdings rechtzeitig erkannt und therapiert, sodass sich der Schilddrüsenstoffwechsel kurzfristig normalisiert, kommt es zu keiner vermehrten Entkalkung und der Knochen wird nicht geschädigt.

Der Kropf

Beim Morbus Basedow ist die Schilddrüse häufig vergrößert, sie kann aber auch normal groß und in seltenen Fällen sogar verkleinert sein. Falls beim Patienten vor Beginn der Schilddrüsenüberfunktion schon ein Kropf vorhanden war, können auch Knoten in der Schilddrüse gefunden werden.

Bei jenen Formen der Überfunktion, die durch funktionell autonome Zellen hervorgerufen werden, findet man bei der Untersuchung meistens einen oder mehrere Knoten. Selten zeigt sich eine normal große oder gering vergrößerte Schilddrüse ohne Knoten.

Bei der dritten Gruppe der Überfunktionen, die durch einen entzündlich bedingten Zellzerfall hervorgerufen werden, besteht meist eine mehr oder weniger deutlich vergrößerte Schilddrüse. Nach Abklingen der Entzündung bildet sich der Kropf häufig wieder zurück.

Basedow'sche Glotzaugen

Bei der immunogenen Form der Schilddrüsenüberfunktion, also beim Morbus Basedow, kann es auch zu einer Mitbeteiligung der Augen kommen. Eine vermehrte Ansammlung von Lymphozyten (spezieller Entzündungszellen) in den Augenmuskeln und im Fettgewebe der Augenhöhle führt zu einem Hervortreten der Augen. Häufig ist dies nur ganz gering ausgeprägt und es bestehen kaum Symptome. Eine Therapie ist dann nicht erforderlich und die Beschwerden bilden sich innerhalb weniger Monate spontan wieder zurück. Nur in seltenen Fällen bedingen die Entzündungszellen zwischen der knöchernen Augenhöhle und dem Augapfel ein massives Hervortreten der Augen mit der Gefahr der Erblindung. Siehe ausführlicher Seite 35.

Beim Morbus Basedow denkt jeder an „hervortretende Augen“.

Diese Untersuchungen führt Ihr Arzt durch

Bei Verdacht auf eine Schilddrüsenüberfunktion wird eine Blutuntersuchung durchgeführt. Ist der TSH-Wert tatsächlich vermindert, muss die zugrunde liegende Erkrankung diagnostiziert werden.

Ideal ist es, wenn alle Untersuchungen aus einer Hand durchgeführt werden.

Wird eine Schilddrüsenüberfunktion durch eine Blutuntersuchung festgestellt, müssen weitere Tests durchgeführt werden. Nach genauer Befragung, Abtasten des Halses und Blutabnahme sind nun bildgebende Verfahren an der Reihe: Veränderungen der Struktur, die Größe des Organs, Knoten und eine Entzündung werden im Schilddrüsen-Ultraschall beurteilt. Die Schilddrüsen-Szintigrafie unterscheidet übermäßige Hormonproduktion, die im gesamten Organ oder in einzelnen Knoten auftreten kann, vom Zellzerfall.

Das Gespräch

Am Beginn der Untersuchung steht das Gespräch. Der Arzt versucht herauszufinden, ob die Beschwerdesymptomatik durch die Schilddrüse bedingt sein kann und welche Symptome im Vordergrund stehen. Besteht eine unerklärliche Gewichtsabnahme oder Gewichtszunahme?

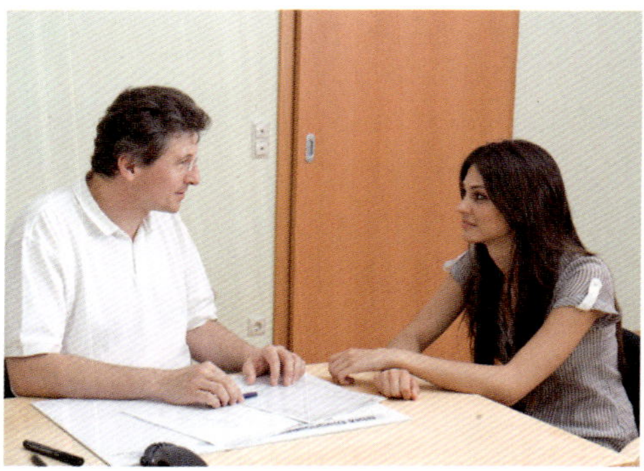

▲ **Das Arzt-Patienten-Gespräch steht am Beginn jeder Untersuchung.**

Bei Verdacht auf eine Schilddrüsenüberfunktion wird auch nach typischen Augensymptomen und dem Rauchverhalten gefragt, auch die Jodzufuhr ist ein Thema. Die Liste der derzeit eingenommenen Medikamente wird erstellt.

Bei Frauen erkundigt sich der Arzt, ob ein Kinderwunsch besteht, ob sie vor kurzem schwanger waren oder derzeit stillen.

Die klinische Untersuchung

Neben dem Abtasten des Halses wird bei der klinischen Untersuchung vor allem auf folgende Dinge geachtet:

- Ist die Herzfrequenz erhöht?
- Ist der Blutdruck verändert?
- Sind die Hände zittrig?
- Ist die Haut heiß und schweißig?
- Finden sich Auffälligkeiten an den Augen, insbesondere: Sind die Oberlider etwas nach oben gezogen?

Blutabnahme

Die Bestimmung der Schilddrüsenhormone und des TSH sind wichtig für die genaue Funktionszuordnung. Um eine Aussage über die Ursache der Überfunktion treffen zu können, müssen zusätzlich Schilddrüsen-Antikörper und Antikörper gegen den TSH-Rezeptor bestimmt werden. Bei Verdacht auf eine subakute Thyreoiditis de Quervain als Ursache der Überfunktion werden zusätzliche Entzündungswerte, wie die Blutsenkungsgeschwindigkeit, die Anzahl der weißen Blutkörperchen und die Konzentration des C-reaktiven Proteins (CRP), analysiert.

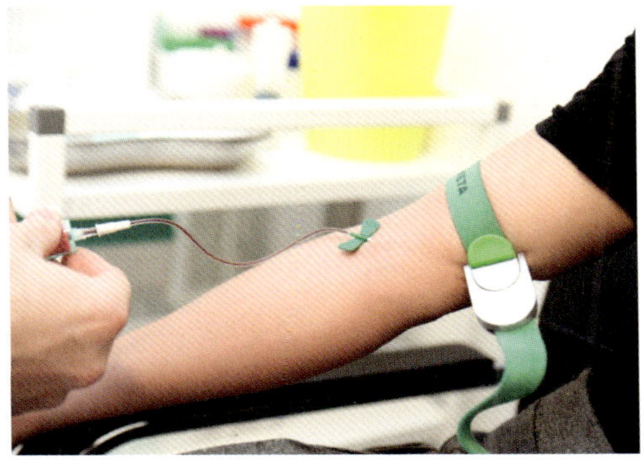

▲ **Eine Schilddrüsenüberfunktion wird durch eine Blutabnahme festgestellt. Zur Abklärung der zugrunde liegenden Ursache sind weitere Untersuchungen erforderlich.**

Schilddrüsen-Ultraschall

Auch die Schilddrüsen-Sonografie gibt wichtige Informationen über die Ursache der Überfunktion. Beim Morbus Basedow kann man das veränderte Gewebe im Ultraschall erkennen. Durch die Entzündungszellen verändert sich der Grauton des Schilddrüsengewebes. Die Form der Schilddrüse ist deutlich aufgetrieben, der Isthmus (die Verbindung zwischen den beiden Schilddrüsenlappen) verdickt. Wird mittels Dopplersonografie der Blutfluss gemessen, so zeigt sich charakteristischerweise eine massiv erhöhte Durchblutung des Organs.

Bei jenen Formen der Überfunktion, die durch eine funktionelle Autonomie hervorgerufen wurden, lassen sich in der Ultraschalluntersuchung meist Knoten nachweisen. Eine Entscheidung darüber, ob ein Knoten in der Schilddrüse heiß ist oder nicht, kann mit dem Ultraschall nicht getroffen werden. Dazu ist eine Szintigrafie erforderlich.

Bei den entzündlich bedingten Formen der Überfunktion sieht man, dass entweder das gesamte Gewebe oder einzelne Teile davon verändert sind.

Schilddrüsen-Szintigrafie

Bei der Schilddrüsen-Szintigrafie wird dem Patienten eine geringe Menge einer schwach radioaktiven Substanz, meist Technetium-99m, über eine Vene verabreicht. Diese Substanz lagert sich dann funktionsabhängig so wie Jod in der Schilddrüse ein. Diese Verteilung lässt sich mittels einer Gamma-Kamera aufzeichnen. Das Ergebnis ist ein Szintigramm der Schilddrüse.

Wenn das gesamte Schilddrüsengewebe zu viel Hormon produziert, speichert in der Schilddrüsen-Szintigrafie die gesamte Schilddrüse auffallend stark. Dieser Befund zeigt sich beim Morbus Basedow.

Bei Patienten mit Überfunktion spielt die Szintigrafie eine besonders wichtige Rolle in der Abklärung.

Einzelne Knoten, die vermehrt Schilddrüsenhormon produzieren, speichern das leicht radioaktive Medikament vermehrt. Im umgebenden Schilddrüsengewebe, das noch der Regulation durch die Hirnanhangdrüse unterliegt, ist die Hormonproduktion reduziert und somit auch die Anreicherung vermindert. Diese Kombination von vermehrt speichernden Knoten mit einer verminderten Aktivitätsaufnahme im umgebenden Gewebe ist der typische Untersuchungsbefund bei einem heißen Knoten (funktionelle Autonomie). Bei manchen Patienten wird nur ein heißer Knoten nachgewiesen (unifokale funktionelle Autonomie), bei anderen wiederum mehrere nebeneinander liegende heiße Knoten mit vermehrter Hormonproduktion (multifokale funktionelle Autonomie). Selten sind die autonomen schilddrüsenhormonproduzierenden Zellen diffus über das gesamte Organ verteilt. Dann stellt sich eine meist mäßig vermehrt speichernde Schilddrüse dar (disseminierte funktionelle Autonomie).

Bei jenen Formen der Überfunktion, die durch einen entzündlich bedingten Zellzerfall hervorgerufen werden, besteht ja keine vermehrte Hormonproduktion. Der Hormonstoffwechsel ist in den entzündlich veränderten Arealen herabgesetzt. Dementsprechend zeigt sich in der Szintigrafie oft eine verminderte, manchmal fleckige Anreicherung in der Schilddrüse.

Die Szintigrafie ist für die richtige Zuordnung der Ursache einer Überfunktion unerlässlich. Nur mittels Szintigrafie kann die Diagnose heißer oder kalter Knoten gestellt werden und eine vermehrte Hormonproduktion von gesteigertem Zellzerfall abgegrenzt werden.

Behandlung

Die verschiedenen Erkrankungen, die einer Überfunktion zugrunde liegen, müssen unterschiedlich behandelt werden. Manchmal reichen Medikamente; wenn definitiv behandelt werden muss, kommt eine Operation oder eine Radiojodtherapie zum Einsatz.

Generell muss bei allen Formen der Schilddrüsenüberfunktion Jod gemieden werden. Tritt die Schilddrüsenüberfunktion während einer Therapie mit Schilddrüsenhormonpräparaten auf, so muss die Hormondosis reduziert oder das Medikament abgesetzt werden. Die Schilddrüsenfunktion ist erst dann normal, wenn sowohl die freien Schilddrüsenhormone als auch das TSH im Normbereich sind.

Bei der durch Zellzerfall hervorgerufenen Form der Überfunktion kommt es nach einigen Wochen meist zu einer Normalisierung (und später dann oft zu einer Unterfunktion). In dieser Situation ist oft gar keine Behandlung notwendig. Bestehen Symptome, wie zum Beispiel ein zu schneller Herzschlag, sind Medikamente aus der Gruppe der Betablocker oft als symptomatische Therapie sinnvoll.

Meist jedoch muss eine ursächliche Therapie durchgeführt werden. Es gibt grundsätzlich drei Möglichkeiten:

- das Einnehmen von Medikamenten,
- die Durchführung einer Radiojodtherapie oder
- eine Operation.

Aus drei Behandlungsmöglichkeiten muss individuell die richtige gewählt werden.

Medikamente

Die Medikamente zur Behandlung der Schilddrüsenüberfunktion sind nicht mit Schilddrüsenhormontabletten zu vergleichen. Die Einstellung muss immer wieder kontrolliert werden, denn es können lebensbedrohliche Nebenwirkungen auftreten.

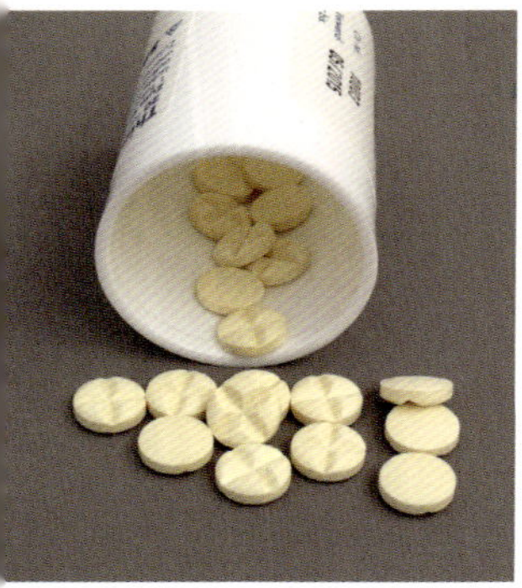

▲ Wenn Thyreostatika eingenommen werden, sind regelmäßige Kontrollen erforderlich.

Thyreostatika sind Medikamente, die die Schilddrüsenhormonproduktion hemmen. Wird eine vermehrte Hormonproduktion als Ursache der Überfunktion festgestellt (Morbus Basedow, funktionelle Autonomie), muss fast immer mit einer solchen Therapie begonnen werden. Beim Morbus Basedow wird ein bis eineinhalb Jahre mit Thyreostatika behandelt. Führt dies zu keiner Heilung, muss eine definitive Therapie durchgeführt werden. Bei der funktionellen Autonomie werden Medikamente nur überbrückend gegeben. Hier muss fast immer definitiv therapiert werden: Das gesamte kranke Gewebe wird durch eine Operation oder Radiojodtherapie entfernt.

Thyreostatika und ihre Nebenwirkungen

In Österreich stehen die beiden Medikamente Thiamazol und Propylthiouracil zur Verfügung, in Deutschland und der Schweiz zusätzlich auch noch Carbimazol. Diese werden von den meisten Patienten gut vertragen, selten kann es aber auch zu Nebenwirkungen kommen, über die man informiert sein muss. Die gefährlichste davon ist eine massive Verminderung der weißen Blutkörperchen (Leukozyten), Agranulozytose genannt. Tritt unter einer Behandlung mit Thyreostatika Fieber auf oder kommt es zu anginaartigen Beschwerden im Hals, muss durch eine Bestimmung der Leukozytenzahl im Blut diese gefährliche Nebenwirkung ausgeschlossen werden. Eine zweite, allerdings seltene gefährliche Nebenwirkung ist eine Schädigung der Leber. Daher sollte auch die Leberfunktion regelmäßig überprüft werden. Zeichen einer Leberschädigung ist

Thyreostatika: sehr gute Medikamente, die aber selten gefährliche Nebenwirkungen haben können

das Auftreten einer Gelbsucht, die zuallererst an einer gelblichen Verfärbung der Augen erkannt wird.
Viel häufiger sind allergische Reaktionen wie z.B. Juckreiz und Hautausschlag. Diese können große Teile der Haut betreffen und zu massiven Beschwerden führen. Nach Therapieumstellung bilden sie sich aber meist schnell wieder zurück.

Behandlungsdauer

Die Dauer der medikamentösen Behandlung richtet sich nach der zugrunde liegenden Erkrankung. Bei einer Überfunktion, die durch heiße Knoten bedingt ist, wird nur bis zum Erreichen einer normalen Schilddrüsenfunktion medikamentös behandelt. Dann sollte eine der unten angeführten endgültigen (definitiven) Therapieformen durchgeführt werden.

Von einer definitiven Therapie spricht man, wenn das kranke Gewebe endgültig entfernt wird. Das geschieht durch Operation oder Radiojodtherapie.

Beim Morbus Basedow ist bekannt, dass es bei circa der Hälfte der Patienten innerhalb von ein bis zwei Jahren zu einer Normalisierung der Schilddrüsenfunktion kommen kann, sodass Medikamente nicht mehr notwendig sind. Daher sollten Patienten mit Morbus Basedow die Thyreostatikamedikamente über einen längeren Zeitraum, zumindest ein Jahr, einnehmen. Kommt es schon vorher zu einer Normalisierung der Schilddrüsenfunktion, sollte das Medikament niedrig dosiert trotzdem weiter eingenommen werden.
Während der Therapie mit Thyreostatika müssen regelmäßige Kontrollen in teilweise engmaschigen Abständen durchgeführt werden. Durch Bestimmung der Schilddrüsenhormone im Blut passt der Arzt die Medikamentendosis optimal an. Zusätzlich werden weitere Laborparameter kontrolliert, um unerwünschte Nebenwirkungen nicht zu übersehen. Die Bestimmung der Schilddrüsen-Antikörper (insbesondere des TSH-Rezeptorantikörpers) sowie Ultraschall- und Szintigrafiekontrollen sind während des Behandlungzeitraums hilfreich.
Ist beim Morbus Basedow nach spätestens zwei Jahren noch immer keine Heilung eingetreten (normale Schilddrüsenfunktion ohne medikamentöse Therapie), sollte an eine definitive Therapie gedacht werden.

Patienten, die zur Behandlung von Herzrhythmusstörungen das stark jodhältige Medikament Amiodaron erhalten, können ebenfalls an einer Schilddrüsenüberfunktion erkranken. Dieses komplexe Krankheitsbild erfordert unterschiedliche Therapiestrategien und wird manchmal auch mit Kortison behandelt.
Manchmal ist es notwendig, die Aufnahme von Jod in die Schilddrüse kurzfristig zu blockieren. Dies ist mit Perchlorat-Tropfen möglich.

Operation

Ziel der Operation ist es, das gesamte krankhaft veränderte Schilddrüsengewebe endgültig zu entfernen und die umgebenden Strukturen und Organe zu erhalten. Dafür stehen verschiedene Operationsmöglichkeiten zur Verfügung.

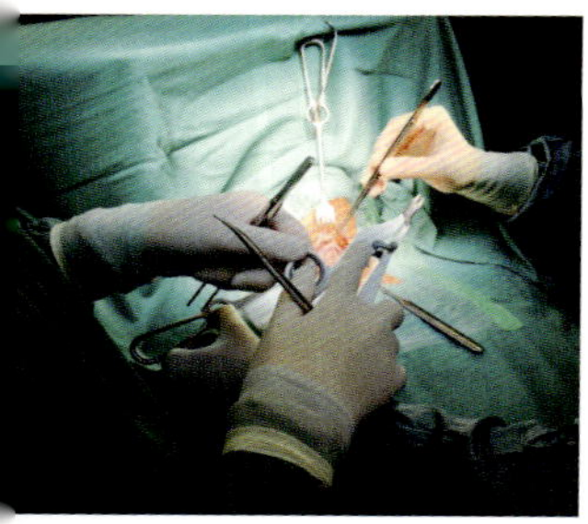

▲ Vor einer Schilddrüsenoperation sollte man gründlich die Vor- und Nachteile abwägen.

Eine Operation hat Vor- und Nachteile: Innerhalb kurzer Zeit wird das kranke Schilddrüsengewebe entfernt. Bei korrekter Durchführung kann eine Überfunktion nie wieder auftreten. Allerdings kann es Probleme geben: Der Stimmbandnerv kann bei der Operation beschädigt werden, was im schlimmsten Fall zu lebenslanger Heiserkeit führt. Gefährdet sind auch die kleinen Nebenschilddrüsen.

Verschiedene Operationsmethoden bei Patienten mit Überfunktion
Totale Thyreoidektomie: Entfernung der gesamten Schilddrüse
Subtotale Thyreoidektomie: Entfernung nahezu der gesamten Schilddrüse
Lobektomie: Entfernung eines gesamten Lappens
Subtotale Lobektomie: teilweise Entfernung eines Lappens

Verschiedene Krankheiten – verschiedene Operationsmethoden

Je nach zugrunde liegender Erkrankung wird die entsprechende Operationsmethode gewählt. Bei Morbus Basedow, der nicht

durch Medikamente geheilt werden konnte, muss die gesamte Schilddrüse entfernt werden. Es ist ja das gesamte Gewebe krankhaft verändert. Werden Teile der Schilddrüse belassen, kann die Überfunktion nach der Operation wieder auftreten.
Bei der funktionellen Autonomie müssen nur jene Teile der Schilddrüse entfernt werden, die zu viel Hormon produzieren. Meist wird jener Schilddrüsenlappen entfernt, in dem sich die heißen Knoten befinden. Ist die gesamte Schilddrüse knotig verändert, wird auch hier nahezu das gesamte Organ entfernt.

Komplikationen bei der Operation

Wenn das gesamte Gewebe entfernt werden muss, ist durch dieses radikalere Vorgehen das Komplikationsrisiko etwas höher: Der einzige Nerv (Nervus laryngeus recurrens), der das Stimmband versorgt, ist nur so dünn wie ein Haar und sehr empfindlich. Er liegt unmittelbar neben der Schilddrüse und kann durch die Operation geschädigt werden. Die Folge davon ist eine durch eine Stimmbandlähmung bedingte Atemnot oder heisere Stimme. Sie wird Recurrensparese genannt. Meist bilden sich diese Komplikationen bald nach der Operation wieder zurück. Routinemäßig wird daher vor und nach der Operation die Funktion des Stimmbandnervs von einem Hals-Nasen-Ohren-Arzt überprüft.
Die zweite mögliche Komplikation bei dieser Operation ist die Schädigung der Nebenschilddrüsen. Diese kleinen Drüsen liegen unmittelbar hinter der Schilddrüse und sorgen für einen ausreichenden Kalziumspiegel im Blut. Oft bestehen unmittelbar nach der Operation die typischen Symptome eines zu niedrigen Kalziumspiegels, wie Kribbeln in den Fingern und manchmal auch Krämpfe. Eine dauerhafte Schädigung der Nebenschilddrüsen (postoperativer Hypoparathyreoidismus) kann zu ausgeprägten Beschwerden führen. In diesem Fall müssen nach der Operation langfristig Kalziumtabletten und Vitamin D eingenommen werden. Selten treten gefährliche Nachblutungen auf, die sogar lebensbedrohlich sein können.

Bei einem erfahrenen Chirurgen ist die Rate an gefährlichen Nebenwirkungen gering.

Nach der Operation: Die Überfunktion ist weg

Nach Entfernung der gesamten Schilddrüse muss mit einer Schilddrüsenhormontherapie begonnen werden. Es ist wichtig, dass die für den Patienten optimale Dosierung gefunden wird und große Hormonschwankungen vermieden werden. Regelmäßige Kontrollen sind erforderlich.

Wurden nur Teile der Schilddrüse entfernt, muss nicht immer mit einer Hormontherapie begonnen werden. Im Einzelfall ist zu entscheiden, ob der verbleibende gesunde Schilddrüsenrest genügend Hormon produzieren kann. Meist ist es jedoch sinnvoll, mit einer Therapie zu beginnen: So wird die verbleibende Schilddrüse entlastet und dem Wachstum weiterer Knoten vorgebeugt.

Radiojodtherapie

Bei der Radiojodtherapie wird einmal eine Kapsel mit radioaktivem Jod geschluckt. Dieses wandert in die Schilddrüse und zerstört dort jene Zellen, die zu viel Schilddrüsenhormon produzieren.

▾ **Nuklearmedizinische Bettenstation. Manche haben sogar einen Garten, in dem Patienten während der Radiojodtherapie entspannen können.**

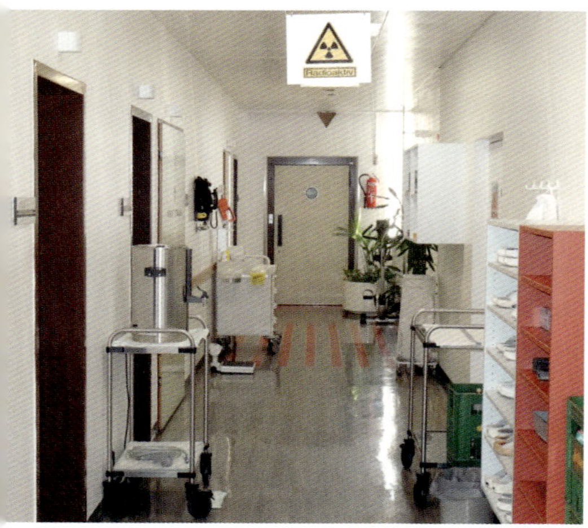

Auch nach der Radiojodtherapie tritt langfristig meist eine Unterfunktion auf, die mit Schilddrüsenhormontabletten behandelt werden muss. Der Weg dorthin ist jedoch komplett anders als bei der Operation: Radioaktives Jod wird meist einmal in Form einer Kapsel geschluckt, wandert in die Schilddrüse und wird dort in die Zellen eingelagert. Die radioaktive Betastrahlung zerstört das krankhafte Schilddrüsengewebe. Dies ist nicht gefährlich und kann in vielen Ländern auch ambulant durchgeführt werden. Nebenwirkungen sind selten. Trotzdem müssen unmittelbar nach der Radiojodtherapie gewisse Verhaltensregeln eingehalten werden.

Nach der Radiojodtherapie: Die Überfunktion verschwindet nur langsam

Auch nach der Radiojodtherapie sind regelmäßige Kontrollen der Schilddrüsenfunktion erforderlich. Obwohl das radioaktive Jod nach spätestens zwei Monaten zur Gänze aus dem Körper ausgeschieden ist, wirken die Effekte der Therapie noch nach. Die endgültige Wirkung der Behandlung entfaltet sich im Gegensatz zur Operation erst nach Monaten. Meist normalisiert sich die Überfunktion schon nach Wochen und innerhalb von Monaten tritt eine Unterfunktion auf. Dies ist oft ein erwünschter Therapieeffekt. Denn diese Unterfunktion kann gut mit Schilddrüsenhormontabletten behandelt werden, die im Gegensatz zu Thyreostatika keine gefährlichen Nebenwirkungen haben. Kontrolluntersuchungen sind viel seltener erforderlich und das Risiko einer neuerlichen Überfunktion ist äußerst gering.

Was bei der Radiojodtherapie zu beachten ist

Radiojodtherapie: klingt gefährlich, ist es aber nicht

Die Radiojodtherapie wird seit mehr als 60 Jahren erfolgreich weltweit angewendet. Da der Strahlenschutz im deutschsprachigen Raum sehr ernst genommen wird, sind die gesetzlichen Bestimmungen äußerst streng. Bis zu einer gewissen Grenze kann die Radiojodtherapie in den meisten Ländern ambulant durchgeführt werden. Andernfalls müssen die Patienten auf einer nuklearmedizinischen Bettenstation aufgenommen werden.
Nachdem die Kapsel mit radioaktivem Jod eingenommen wurde, verteilt sich das Medikament im Körper und wird vor allem in der Schilddrüse angereichert. In dieser kurzen Zeit strahlt der Patient leicht radioaktiv und gewisse Verhaltensregeln sind zu beachten: In der ersten Woche nach der Therapie sollte die meiste Zeit ein Abstand von mindestens zwei Metern zu den anderen Familienmitgliedern gehalten werden. Engerer Kontakt soll auf möglichst kurze Zeit beschränkt werden. Dies gilt vor allem für Kinder, Jugendliche und schwangere Familienmitglieder. Auch Menschenansammlungen sollen gemieden werden.

Die Radiojodtherapie ist seit mehr als 60 Jahren etabliert.

Die Ausscheidung erfolgt über die verschiedensten Körpersäfte, vor allem über den Harn. Daher sollte vor allem auf der Toilette auf besondere Sauberkeit geachtet werden. Das verwendete Besteck und die Wäsche müssen gesondert gereinigt werden.

Wann die Radiojodtherapie nicht durchgeführt wird

Bei schwangeren und stillenden Frauen darf eine Radiojodtherapie nicht durchgeführt werden. Es ist darauf zu achten, dass die ersten sechs Monate nach der Radiojodtherapie eine Empfängnis verhütet wird. Bei Kindern und Jugendlichen ist man ebenfalls zurückhaltend. Allerdings ist bei kleinen Kindern eine Operation ebenfalls sehr problematisch. Bei einer Augenmitbeteiligung besteht das Risiko, dass eine Radiojodtherapie die Augensymptomatik weiter verschlechtert.

Zusammenfassung: Welche Behandlung ist für mich die beste?

Einer Schilddrüsenüberfunktion können verschiedene Erkrankungen zugrunde liegen, die unterschiedliche Behandlungen erfordern.

Beim Morbus Basedow wird ein bis zwei Jahre medikamentös behandelt. Bei ungefähr der Hälfte der Patienten kommt es in diesem Zeitraum zur Heilung. Wenn die Überfunktion bestehen bleibt, ist eine Radiojodtherapie oder Operation erforderlich. Im Gegensatz dazu kommt es bei der funktionellen Autonomie durch Zuwarten oder eine medikamentöse Therapie nie zu einer Heilung. Deshalb ist hier frühzeitig eine der beiden definitiven Therapieformen (Radiojodtherapie oder Operation) durchzuführen. Nur in ganz besonderen Situationen wird von diesen Therapieprinzipien abgewichen.

Operation oder Radiojodtherapie?

Beide Methoden haben Vor- und Nachteile. Nach einer erfolgreichen Operation kommt es schnell zu einer Normalisierung der Schilddrüsenfunktion. Da das operierte Gewebe anschließend unter dem Mikroskop untersucht wird, werden auch eventuell vorhandene bösartige Zellen erkannt. Neben dem allgemeinen Operationsrisiko besteht allerdings selbst in den Händen eines geübten Chirurgen das Risiko einer Stimmbandlähmung oder einer Schädigung der Nebenschilddrüsen.

Die Radiojodtherapie wird seit über 60 Jahren erfolgreich bei Patienten mit Überfunktion eingesetzt und es ist klar erwiesen, dass durch diese Strahlenbelastung kein erhöhtes Krebsrisiko besteht. Da sich die Wirkung des radioaktiven Jods über Monate entwickelt, kann es zu Schwankungen der Schilddrüsenfunktion kommen. Symptome einer Augenmitbeteiligung bei Patienten mit Morbus Basedow können sich nach einer Radiojodtherapie verschlechtern. Daher wird bei diesen Patienten eine Radiojodtherapie unter Kortisonschutz durchgeführt.

Jede Behandlungsmethode hat ihre Vor- und Nachteile.

Bei massiv vergrößerten Schilddrüsen sowie bei Verdacht auf Bösartigkeit muss operiert werden.

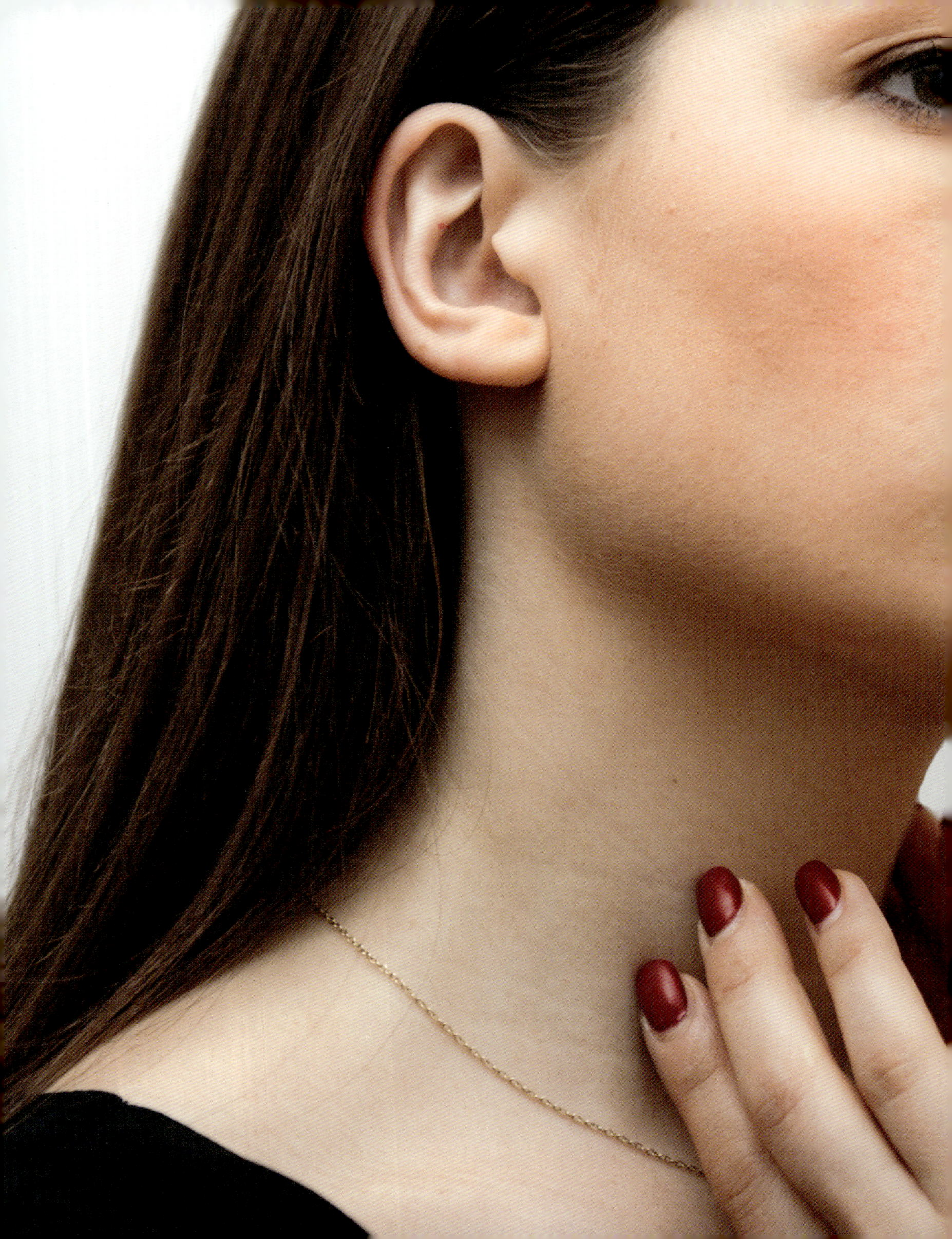

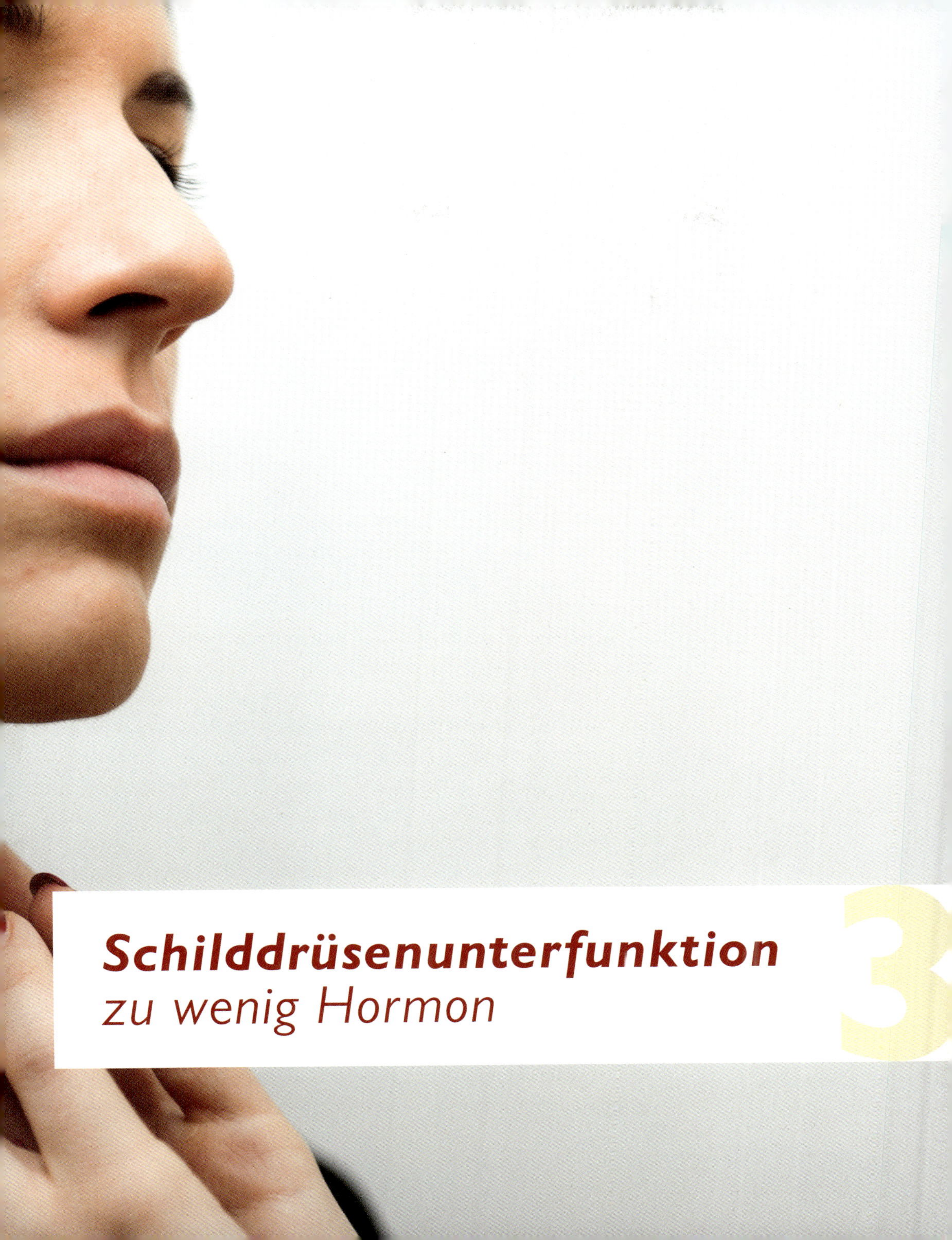

3 Schilddrüsenunterfunktion
zu wenig Hormon

Bei einer Schilddrüsenunterfunktion wird der Körper nicht ausreichend mit Schilddrüsenhormon versorgt. Ist die Menge an Schilddrüsenhormon im Blut zu niedrig, laufen viele Stoffwechselvorgänge langsamer ab.

Die Schilddrüsenhormone regulieren viele Stoffwechselvorgänge. Stimmt etwas nicht, können verschiedenste Beschwerden auftreten: Antriebslosigkeit, Abgeschlagenheit bis hin zu einer bleiernen Müdigkeit, traurige Verstimmung und verminderte emotionale Belastbarkeit lassen an eine Depression denken. Es kann zu einer Gewichtszunahme kommen. Auch bei normaler Raumtemperatur ist Patienten mit einer Schilddrüsenunterfunktion häufig kalt. Durch die träge Darmtätigkeit kann der Stuhlgang langsamer sein. Bei Frauen sind Zyklusunregelmäßigkeiten bis zum Ausbleiben der Regelblutung möglich. Auch die Fruchtbarkeit kann beeinträchtigt sein.

Hypothyreose

Eine Schilddrüsenunterfunktion wird auch Hypothyreose genannt. Fast immer entwickelt sich eine Schilddrüsenunterfunktion langsam und schleichend. Die Ursache ist ein Mangel an Schilddrüsenhormon.
Als Gegenregulation schüttet die Hirnanhangdrüse vermehrt das schilddrüsenstimulierende Hormon TSH aus. So versucht der Körper, die Produktion und Ausschüttung von Schilddrüsenhormon anzuregen. Gelingt dies nicht mehr, kommt es zu einem dauerhaften Anstieg des TSH-Spiegels. Dies ist das erste Zeichen einer Schilddrüsenunterfunktion im Blut und wird subklinische (latente) Unterfunktion genannt (siehe auch Tabelle S. 20).
Die Schädigung der Schilddrüse ist oft durch Entzündungen bedingt. Auch nach einer Operation oder Radiojodtherapie kann das verbleibende Schilddrüsengewebe den Bedarf an Schilddrüsenhormon durch Eigenproduktion nicht mehr decken.
Spätestens dann ist eine Behandlung mit Schilddrüsenhormontabletten notwendig, um den Körper wieder ausreichend mit diesen wichtigen Botenstoffen zu versorgen.

Eine Schilddrüsenunterfunktion wird Hypothyreose genannt.

Symptome der Schilddrüsenunterfunktion

Unten stehende Tabelle listet mögliche Symptome einer Unterfunktion im Detail auf. Es ist wichtig zu betonen, dass diese zahlreichen und unspezifischen Beschwerden auch durch viele andere Krankheiten hervorgerufen werden können. Wie auch bei der Überfunktion kommt es bei der Schilddrüsenunterfunktion zu einer sehr unterschiedlichen Ausprägung von Beschwerden.

Bei einem einzelnen Patienten tritt nur sehr selten die Kombination aller hier aufgelisteten Beschwerden auf. Meistens stehen nur einige wenige im Vordergrund. Manchmal sind Patienten mit einer ausgeprägten Unterfunktion lange Zeit sogar vollkommen beschwerdefrei.

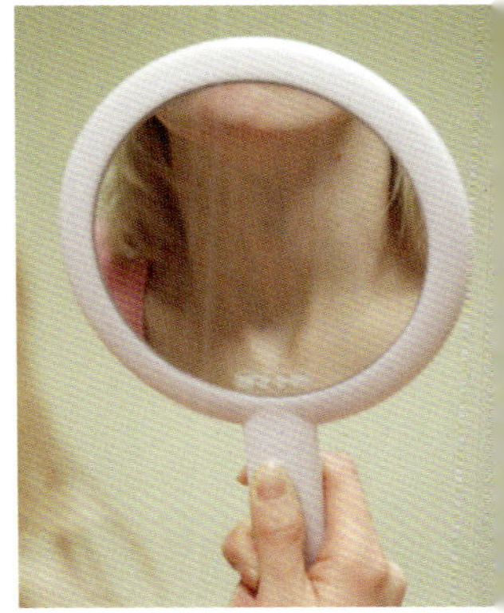

▲ Bei der Schilddrüsenunterfunktion kann der Körper nicht ausreichend mit Schilddrüsenhormon versorgt werden.

Eine Schilddrüsenunterfunktion kann die verschiedensten Beschwerden hervorrufen. Diese können allerdings auch durch ganz andere Erkrankungen bedingt sein und nichts mit der Schilddrüse zu tun haben.

Mögliche Symptome einer Schilddrüsenunterfunktion
Auswirkungen auf den Stoffwechsel
↘ Kältegefühl ↘ Gewichtszunahme auch bei wenig Essen ↘ Stuhlverstopfung
Auswirkungen auf Psyche und Antrieb
↘ Müdigkeit ↘ Antriebslosigkeit ↘ depressive Verstimmung
Auswirkungen auf Herz und Kreislauf
↘ langsamer Herzschlag ↘ Bluthochdruck
Auswirkungen auf Zyklus und Fruchtbarkeit
↘ bei Frauen Zyklusstörungen, fehlender Eisprung, herabgesetzte Fruchtbarkeit ↘ in der Schwangerschaft verminderte körperliche und geistige Entwicklung des Babys ↘ erhöhte Rate an Fehlgeburten ↘ bei Männern Impotenz
Haut und Haare
↘ kühle und trockene Haut ↘ brüchige Nägel ↘ vermehrter Haarausfall ↘ teigige Konsistenz der Haut durch vermehrte Wassereinlagerungen

Die häufigste Schilddrüsenentzündung: chronische Immunthyreoiditis Hashimoto

Die chronische Immunthyreoiditis Hashimoto ist eine ausgesprochen häufige Erkrankung. Eine Fehlreaktion des Immunsystems führt zu einer chronischen Schädigung der Schilddrüse, die zu einer Unterfunktion führen kann. Sie wird auch Hashimoto-Thyreoiditis genannt.

Der Japaner Hakaru Hashimoto beschrieb 1912 in Deutschland zum ersten Mal die chronische Immunthyreoiditis.

Der japanische Arzt Hakaru Hashimoto (1881–1934) entdeckte die chronische Entzündung der Schilddrüse: Das körpereigene Immunsystem erkennt die Schilddrüse „irrtümlicherweise" als fremd und bildet Antikörper gegen Teile von Schilddrüsenzellen. So kommt es zu einer schmerzlosen Entzündung in der Schilddrüse, die zu einer Funktionsstörung führen kann. Oft dauert es viele Jahre, bis es nach einer kurzen Phase des Zellzerfalls zu einer Unterfunktion kommt. Diese Entzündung ist nicht mit dem sonst üblichen Eiterherd vergleichbar. Sie kann lediglich zu einer Funktionseinschränkung der Schilddrüse führen, die manchmal einer Behandlung bedarf.

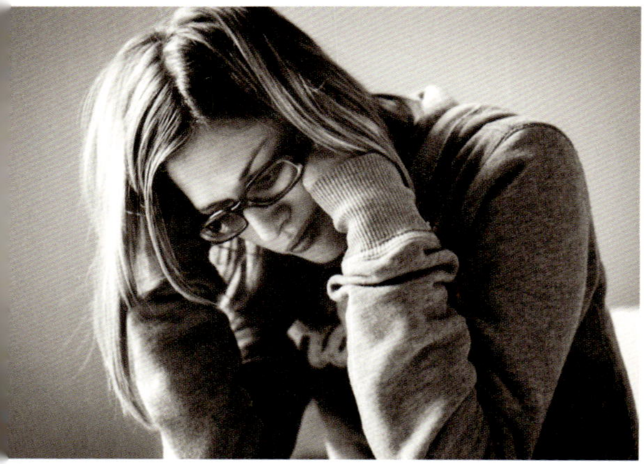

▲ **Eine Hashimoto-Thyreoiditis kann zu zahlreichen unangenehmen Beschwerden führen.**

Die verschiedenen Formen der Hashimoto-Thyreoiditis

Die chronische Immunthyreoiditis Hashimoto kann grundsätzlich in zwei unterschiedlichen Formen auftreten. Die sogenannte hypertrophe Form ist charakterisiert durch eine entzündliche Schwellung: Die Schilddrüse bläht sich auf und vergrößert sich, trotzdem kann nicht genügend Hormon produziert werden. Im Gegensatz dazu wird sie bei der atrophischen Form ganz klein. Zum Zeitpunkt der Diagnosestellung ist die Schilddrüse allerdings häufig normal groß.

Ursachen der Erkrankung

Die Hashimoto-Thyreoiditis hat als Autoimmunerkrankung der Schilddrüse ähnliche Auslöser wie der Morbus Basedow. Auch hier gibt es einen genetischen Faktor und eine familiäre Häufung. Autoimmunerkrankungen der Schilddrüse oder anderer Organe kommen in der Verwandtschaft häufiger vor und es ist gering wahrscheinlicher, dass beim Patienten selbst eine weitere Autoimmunerkrankung auftritt (siehe S. 135, polyglanduläres Autoimmunsyndrom).

Starker emotionaler Stress und Schicksalsschläge spielen keine so große Rolle wie beim Morbus Basedow. Allerdings fördert auch hier Jod in großer Menge das Fortschreiten des Entzündungsprozesses. Das jodierte Speisesalz spielt hier keine Rolle, jedoch sollten große Mengen Jod z.B. in Nahrungsergänzungsmitteln oder speziellen Mineralwässern gemieden werden.

Zeiten hormoneller Umstellung begünstigen die Entwicklung der Erkrankung. Bei bestehender Hashimoto-Thyreoiditis kommt es nach einer Geburt häufig zu einem Krankheitsschub mit oft ausgeprägten Funktionsschwankungen. Oft tritt eine Hashimoto-Thyreoiditis nach einer Schwangerschaft erstmals in Erscheinung. Diese Spezialformen werden auch als Postpartum-Thyreoiditis bezeichnet.

Verschiedene Ursachen begünstigen den Ausbruch der Erkrankung.

Wie verläuft eine Schilddrüsenentzündung?

Nahezu alle Schilddrüsenentzündungen verlaufen nach demselben Muster. Lediglich die Schwere der Erkrankung und die zeitliche Dauer der einzelnen Phasen können variieren. Im Endstadium der Erkrankung entwickelt sich meist eine Schilddrüsenunterfunktion.

Die Schilddrüse selbst enthält einzelne Bläschen, in denen Hormon gespeichert ist. Diese werden Follikel genannt. Im Rahmen einer Schilddrüsenentzündung kommt es zur Zerstörung des Schilddrüsengewebes. Dabei platzen die mit Hormon gefüllten

Follikel und die Schilddrüsenhormonspeicher werden ins Blut ausgeschwemmt. So kommt es oft zu einer kurzen Phase einer Überfunktion, die meist nur wenige Wochen dauert. In dieser Zeit wird das übermäßig ausgeschwemmte Schilddrüsenhormon vom Körper wieder abgebaut. Nach einem meist kurzen Intervall mit regelrechter Schilddrüsenfunktion ist die Drüse in ihrer Funktion so stark eingeschränkt, dass sich eine Unterfunktion entwickelt.

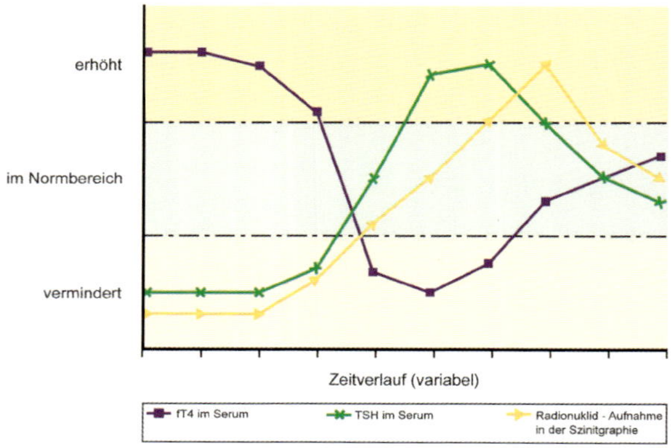

▲ So verläuft eine Schilddrüsenentzündung: TSH, freies T4 und Radionuklidaufnahme in der Szintigrafie im Zeitverlauf.

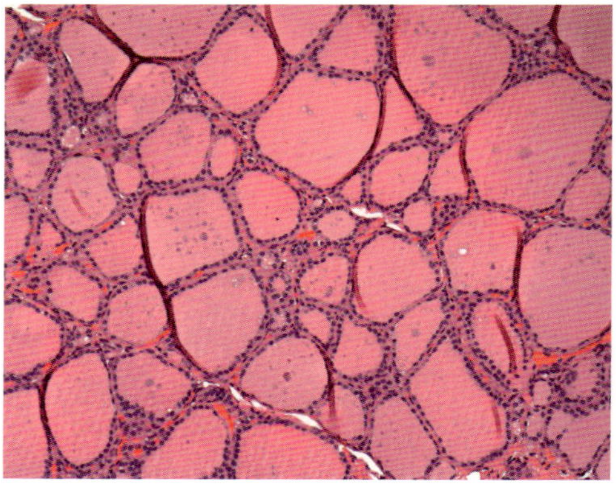

a) Der feingewebliche Aufbau einer normalen Schilddrüse in 100-facher Vergrößerung: Die Bläschen, in denen das Schilddrüsenhormon gelagert wird, werden Follikel genannt. Sie sind unter dem Mikroskop klar erkennbar.

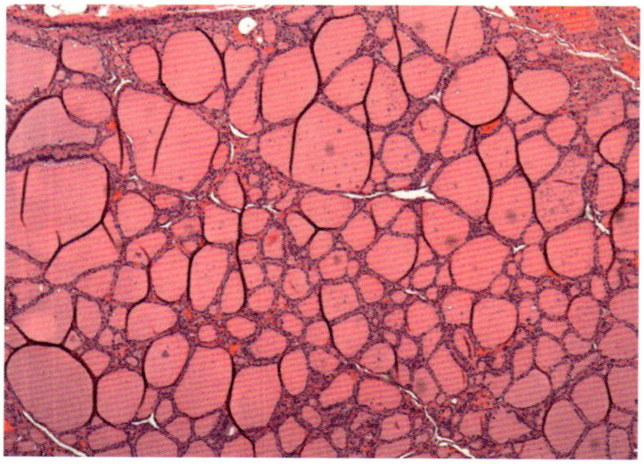

b) Auch schon bei 40-facher Vergrößerung erkennt man unter dem Mikroskop die mit Schilddrüsenhormon gefüllten Follikel.

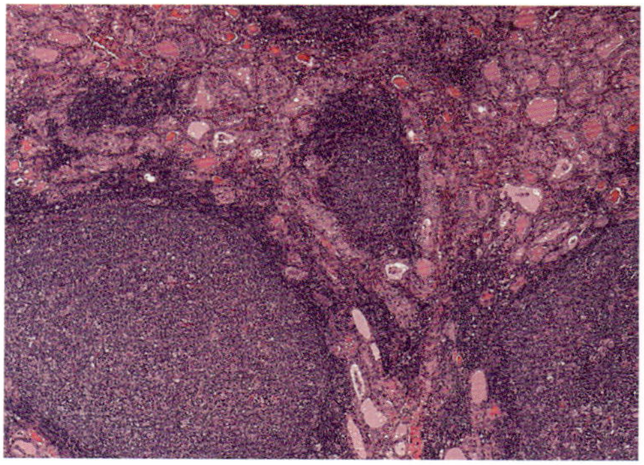

c) Bei einer chronischen Immunthyreoiditis Hashimoto ist die gesamte Schilddrüse von Entzündungszellen durchsetzt. Die Follikel werden dadurch teilweise zerstört (40-fache Vergrößerung).

Wenn die Schilddrüsenfunktion wechselt

Bei wenigen Patienten kommt es im Anfangsstadium einer Schilddrüsenentzündung immer wieder zu leicht schwankenden Hormonspiegeln im Blut. Auch nach Therapiebeginn können durch neuerlichen Zellzerfall kurze Phasen einer Überfunktion auftreten, die eine Anpassung der Schilddrüsenhormontabletten erfordern. Selbst erfahrene Spezialisten können insbesondere in der Anfangsphase den genauen Verlauf nicht immer vorhersehen. Daher sind regelmäßige Kontrollen erforderlich, um eventuell die Therapie anzupassen.

Durch ausgeprägte Schwankungen der Schilddrüsenfunktion können sich verschiedene bereits vorhandene Erkrankungen verschlechtern oder erstmals in Erscheinung treten. Ein beginnender Bluthochdruck oder eine Gemütserkrankung, z.B. eine Depression, können lange vom Körper ausgeglichen werden. Nun gelingt dies nicht mehr.

Ist die Schilddrüsenunterfunktion jedoch gut behandelt, hat dies auch positiven Einfluss auf die Erkrankungen anderer Organsysteme. Bei Autoimmunerkrankungen der Schilddrüse können andere Autoimmunerkrankungen etwas häufiger auftreten (siehe S. 134).

Alle Schilddrüsenentzündungen verlaufen nach einem ähnlichen Schema.

Welche Beschwerden können auftreten?

Eine Schilddrüsenunterfunktion entwickelt sich meist langsam und schleichend. Die Stoffwechselvorgänge laufen verzögert ab. Die einzelnen Symptome sind individuell unterschiedlich stark ausgeprägt.

Nahezu alle Organsysteme im menschlichen Körper benötigen Schilddrüsenhormon. Ein Mangel kann zu vielfältigen Beschwerden führen. Meist sind nur einzelne Organsysteme betroffen, das Vollbild der Beschwerden entwickelt sich selten. Durch den schleichenden Beginn wird eine Schilddrüsenunterfunktion oft erst spät erkannt. Oft wird allerdings bei Routine-Laboruntersuchungen ein erhöhter TSH-Wert festgestellt, der ja das erste Zeichen einer Unterfunktion ist. Unter Behandlung mit Schilddrüsenhormon bilden sich die Beschwerden bald wieder zurück. Allerdings haben auch andere Erkrankungen, wie z. B. eine Depression, ähnliche Symptome wie die Schilddrüsenunterfunktion.

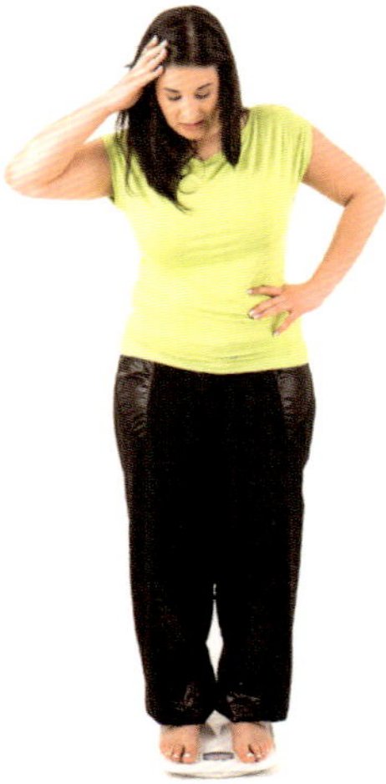

▲ **Oft macht der Blick auf die Waage keinen Spaß.**

Gewichtszunahme

Die Gewichtszunahme trotz wenig Essen ist ein häufiges Phänomen in unserer Zeit. Tatsächlich ist es so, dass in der Schilddrüsenunterfunktion der Kalorienbedarf sinkt und es zu einer Gewichtszunahme kommen kann. Dies ist aber individuell sehr unterschiedlich ausgeprägt. Bei einzelnen Personen verändert sich auch in der manifesten Unterfunktion das Gewicht gar nicht. Andere können aber schon bei grenzwertiger Unterfunktion mehrere Kilo zunehmen. Bei ungeklärter Gewichtszunahme beziehungsweise schwieriger Gewichtsabnahme ist daher immer an eine Schilddrüsenunterfunktion zu denken. Allerdings gibt es für diese Problematik auch viele andere Ursachen.

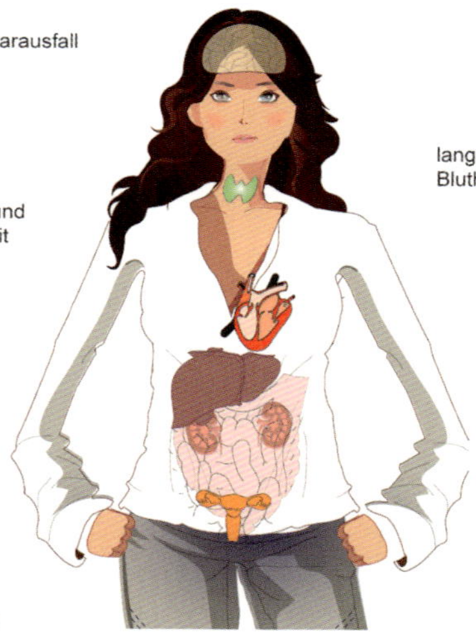

▸ **Bei einer Schilddrüsenunterfunktion sind die meisten Vorgänge im Körper verlangsamt.**

Ständiges Frieren und Kälteempfindlichkeit

Durch Herunterschrauben des Energiestoffwechsels kann ein unangenehmes Kältegefühl an Händen und Füßen oder im ganzen Körper entstehen. Dies wird von vielen Patienten als störend empfunden und kann dazu führen, dass sie sich auch an warmen Tagen nur mit einem dicken Pullover bekleidet wohlfühlen.

Träge Verdauung

Der langsame Stoffwechsel begünstigt Stuhlverstopfungen, die neu auftreten oder sich verschlechtern können.

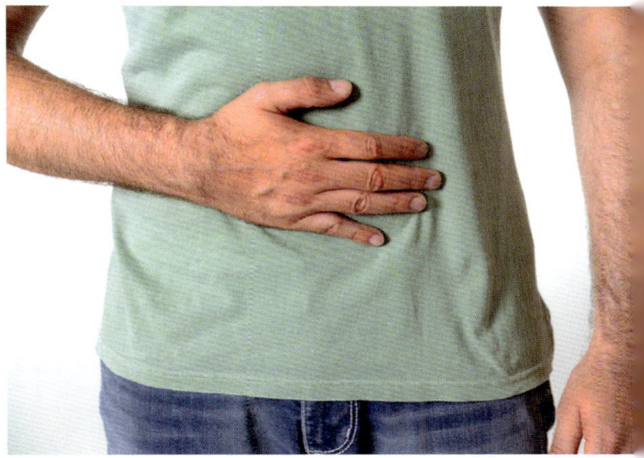

▲ **Stuhlverstopfung kann sehr unangenehm sein.**

Antriebslosigkeit und vermehrte Müdigkeit

Schilddrüsenhormone regen den Stoffwechsel an. Ein Mangel kann deswegen verschiedenste Beschwerden hervorrufen; man kommt einfach nicht in die Gänge: bleierne Müdigkeit, vermehrtes Schlafbedürfnis, Leistungsabfall, verminderter Antrieb, Lustlosigkeit. Manche Leute fühlen sich nur „etwas weniger frisch".

Herz und Kreislauf

Der Herzschlag wird langsamer und der Blutdruck steigt.

Zyklusunregelmäßigkeiten

Das Schilddrüsenhormon steuert auch den weiblichen Zyklus. Ein Mangel an Schilddrüsenhormon kann den Eisprung verzögern oder sogar ganz ausfallen lassen. Die Monatsblutung kann unregelmäßig werden, ausbleiben oder verstärkt auftreten. Selbst bei nur geringer Unterfunktion ist bei manchen Frauen die Fruchtbarkeit herabgesetzt.

Haut und Nägel

Die Haut kann bei einer Schilddrüsenunterfunktion trocken, rau und schuppig werden. Auch brüchige Nägel können auftreten.

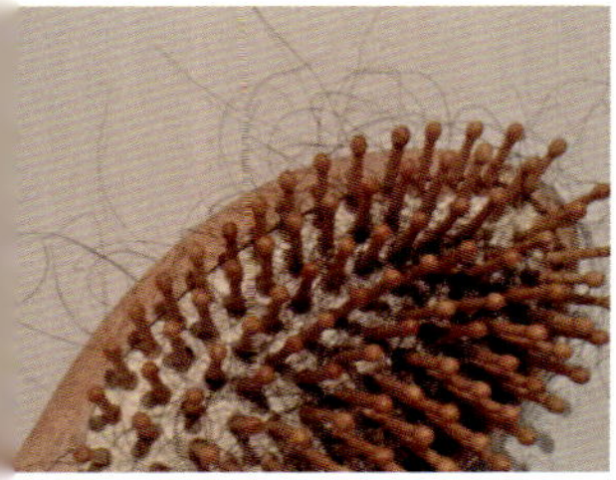

▲ **Schwankungen der Schilddrüsenfunktion schädigen die Haarfollikel, gefolgt von vermehrtem Haarausfall.**

Haare

Schwankungen der Schilddrüsenfunktion schädigen die Haarfollikel. Erst Wochen später kommt es zu vermehrtem Haarausfall. Dadurch ist es oft schwierig, die auslösende Ursache zu identifizieren. Die gute Nachricht: Ist der Haarausfall durch eine Funktionsschwankung der Schilddrüse bedingt, bildet sich dieser nach Normalisierung der Schilddrüsenfunktion wieder zurück.

Diese Untersuchungen führt Ihr Arzt durch

Das erste Zeichen einer Schilddrüsenunterfunktion ist ein Anstieg des TSH-Wertes im Blut. Dies geschieht meist langsam über Monate bis Jahre. In dieser Zeit können auch Schwankungen des TSH-Wertes um den oberen Grenzwert beobachtet werden.

Eine Unterfunktion beginnt meist langsam und schleichend. Dies kann dazu führen, dass die Symptome über längere Zeit unbemerkt bleiben. Die Beschwerden sind auch nicht bei jedem Menschen gleich ausgeprägt. Daher wird im Gespräch versucht, Hinweise auf eine Schilddrüsenunterfunktion zu finden. Ob sich diese meist uncharakteristischen Symptome tatsächlich auf eine Schilddrüsenunterfunktion zurückführen lassen, wird durch eine Blutabnahme bestimmt. Oft findet sich auch bei beschwerdefreien Patienten im Rahmen einer Durchuntersuchung ein erhöhter TSH-Wert. Ergänzend wird eine Ultraschalluntersuchung der Schilddrüse durchgeführt, um weitere Informationen über die zugrunde liegende Erkrankung zu erhalten. Eine Szintigrafie ist nur selten erforderlich.

Das Gespräch

Die unspezifischen Beschwerden, die bei einer Schilddrüsenunterfunktion auftreten können, finden sich auch bei vielen anderen Erkrankungen, wie z. B. einem Eisenmangel oder einer Depression. Im Gespräch versucht der Arzt, die verschiedenen Beschwerden zu differenzieren und auch Hinweise auf etwaige andere Erkrankungen zu finden. Wichtig ist, über alle Beschwerden zu sprechen, da es dann dem Arzt leichter fällt, als Ursache des Leidens eventuell auch andere Erkrankungen in Betracht zu ziehen.

Bei unspezifischen Beschwerden sollte vom Spezialisten beurteilt werden, ob eine Schilddrüsenerkrankung vorliegt oder nicht.

Es wird ermittelt, welche Beschwerden im Vordergrund stehen und seit wann diese Symptomatik besteht. Dies ist manchmal gar nicht so einfach, da sich das Krankheitsbild langsam und schleichend entwickeln kann.

Punkte, die besprochen werden, sind unerklärliche Gewichtszunahme, Müdigkeit, Konzentrationsschwäche und Antriebslosigkeit, Kältegefühl, Verstopfung und weitere Symptome, die auf eine Schilddrüsenunterfunktion hindeuten können.

Bei Frauen gibt es neben der Frage nach Zyklusstörungen noch ganz spezielle Themen: Besteht ein Kinderwunsch oder liegt eine Schwangerschaft vor? Wann war die letzte Schwangerschaft?

Die klinische Untersuchung

Das Wichtigste bei der klinischen Untersuchung ist der Griff an den Hals. Ist eine Schilddrüsenvergrößerung erkennbar? Ist die Konsistenz des Schilddrüsengewebes verändert?

Blutabnahme

Ein Anstieg des TSH-Wertes im Blut ist das erste Zeichen einer Unterfunktion. Daher ist die TSH-Bestimmung die wichtigste Untersuchung, um eine Schilddrüsenunterfunktion zu erkennen. Mithilfe des freien T4 und des freien T3 kann zwischen subklinischer und manifester Unterfunktion unterschieden werden. In der manifesten Unterfunktion ist zusätzlich zur TSH-Erhöhung auch das freie T4 und bei schweren Verlaufsformen das freie T3 vermindert.

Gering erhöhte Schilddrüsen-Antikörper finden sich auch bei Gesunden.

Meist vor Veränderungen der Schilddrüsenfunktion lassen sich bereits erhöhte Schilddrüsen-Antikörperwerte im Blut nachweisen. TPO-Antikörper (Antikörper gegen Thyreoperoxidase) werden irrtümlich vom Immunsystem produziert und können auf sehr hohe Werte ansteigen. Oft finden sich auch Antikörper gegen Thyreoglobulin, ein spezielles Eiweiß, das sich in der Schilddrüse befindet. Sind klar erhöhte Antikörpertiter nachgewiesen, ist eine Verlaufskontrolle dieser Antikörper-Werte nur in Einzelfällen sinnvoll. Die Antikörper gegen Schilddrüsenperoxidase und Thyreoglobulin wirken spezifisch gegen die Schilddrüse und haben auf andere Organe keinen Effekt.

Nur selten kommt es auch zu einer Erhöhung des TSH-Rezeptorantikörpers (TRAK).

Ultraschall

Oft finden sich im Ultraschall die ersten Zeichen einer Schilddrüsenentzündung, die dann erst Jahre später zu einer Schilddrüsenunterfunktion führen kann. Anfangs ist die Gewebsstruktur im Ultraschall nur ganz gering verändert. Durch die zunehmende Ansammlung von Entzündungszellen werden diese Veränderungen ausgeprägter: Dieses Muster wird echoarm oder hypoechogen genannt. Der Grauwert der Schilddrüsenstruktur im Ultraschallbild wird dunkler und nähert sich dem der Halsmuskulatur an.

▾ Eine Ultraschalluntersuchung ist meist die beste Methode, um eine beginnende Schilddrüsenentzündung festzustellen.

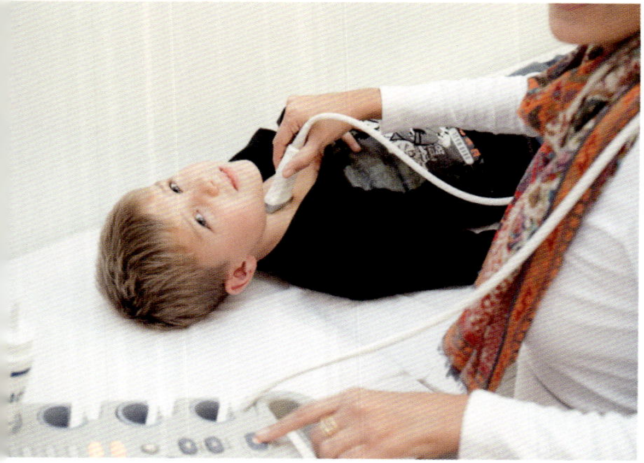

Auch die Bestimmung des Schilddrüsenvolumens ist wichtig. Durch die Entzündung kann das Schilddrüsengewebe zunehmend zerstört werden, beide Lappen werden kleiner. Im Extremfall ist die Schilddrüse bei der Untersuchung kaum mehr zu finden. Die Schilddrüse kann sich allerdings auch aufblähen und trotzdem zunehmend funktionslos werden.

Zusätzlich kann man im Schilddrüsen-Ultraschall natürlich auch andere Erkrankungen, wie Knoten, erkennen.

Im Ultraschall sind die ersten Anzeichen einer Entzündung oft schon sehr früh zu erkennen.

Szintigrafie

Bei Schilddrüsenentzündungen ist nicht immer eine Szintigrafie erforderlich. Wenn aus Ultraschall und Blutabnahme alle relevanten Informationen für Diagnostik und Therapie gewonnen werden können, kann auf die Durchführung einer Szintigrafie verzichtet werden.

Die Interpretation meiner Untersuchungsergebnisse

Bei Vorliegen einer Schilddrüsenunterfunktion werden die Schilddrüsen-Antikörper bestimmt und eine Ultraschalluntersuchung durchgeführt. Erst nach Vorliegen aller dieser Befunde kann die zugrunde liegende Erkrankung diagnostiziert werden.

Eine beginnende Schilddrüsenentzündung, insbesondere eine chronische Immunthyreoiditis Hashimoto, kann man oft jahrelang nur am veränderten Ultraschallmuster erkennen. Erst später lassen sich erhöhte Antikörper im Blut nachweisen. Wieder kann es Jahre dauern, bis sich die Schilddrüsenfunktion zu ändern beginnt. Die Natur hält sich allerdings nicht immer an diesen typischen Ablauf. Manchmal kann alles ganz schnell gehen und die Unterfunktion entwickelt sich innerhalb von wenigen Monaten. Es ist auch möglich, dass erhöhte Antikörper das erste Zeichen der Entzündung sind. Manchmal findet sich auch bereits eine milde TSH-Erhöhung, bevor erhöhte Antikörperwerte im Blut nachweisbar sind.

Meine Befunde im Zeitverlauf

Abhängig vom Zeitpunkt der Blutabnahme kann in der frühen Phase einer Schilddrüsenentzündung eine Über- oder eine Unterfunktion festgestellt werden. Allerdings kann die Schilddrüsenfunktion auch noch normal sein.

Zu Erkrankungsbeginn tritt häufig für kurze Zeit eine Schilddrüsenüberfunktion auf. Sie ist meist nur mild ausgeprägt und bildet sich von selbst wieder zurück. Diese kurzzeitige Überfunktion wird manchmal überhaupt nicht oder nur als Zufallsbefund diagnostiziert. Die Beschwerden sind meist nur gering ausgeprägt und unspezifisch. Niemand denkt daher an die Schilddrüse als Ursache. Anschließend normalisiert sich die Schilddrüsenfunktion wieder. Diese Zeit mit wieder normaler Schilddrüsenfunktion kann unterschiedlich lange dauern. Manchmal schon nach Wochen, manchmal erst nach Jahren tritt die meist bleibende Unterfunktion auf, die mit Schilddrüsenhormon behandelt wird.

Eine Schilddrüsenentzündung entwickelt sich oft über viele Jahre.

Laborwerte

Bei den oben beschriebenen Schwankungen der Schilddrüsenfunktion kommt es auch zu entsprechenden Veränderungen der Laborwerte. Anfangs, während der Überfunktionsphase, sinkt der TSH-Spiegel gegen null, es kann sogar zu einem Anstieg der Schilddrüsenhormone kommen. Ist das übermäßig ausgeschüttete Hormon verbraucht, normalisieren sich die Schilddrüsenhormonspiegel wieder und es kommt dann auch wieder zu einer Normalisierung des TSH-Wertes. Nach einem variablen Zeitraum mit normaler Schilddrüsenfunktion kommt es zur Unterfunktion. Wie bereits beschrieben, ist der erste Hinweis dafür ein Anstieg des TSH-Spiegels im Blut. Erst später kommt es zu einem Absinken des T4-Wertes und nur bei schweren Verlaufsformen auch des T3-Wertes.

Die TPO-Antikörper und Thyreoglobulin-Antikörper können auf sehr hohe Werte ansteigen. Sie sind Ausdruck der entzündlichen Aktivität in der Schilddrüse und für die Diagnosestellung wichtig. Regelmäßige Verlaufskontrollen der Schilddrüsen-Antikörperwerte sind allerdings nur selten erforderlich, da der Zeitverlauf nur wenig Aussagekraft hat. Die Höhe der Schilddrüsen-Antikörperwerte im Blut hat auch keinen direkten Einfluss darauf, wie viel Schilddrüsenhormon eingenommen werden muss. Die TPO-Antikörper und Thyreoglobulin-Antikörper richten sich nur gegen Schilddrüsenzellen. Es kommt zu keinen Schädigungen anderer Organe im Körper.

Erhöhtes TSH – keine Beschwerden

Nicht alle Patienten reagieren gleich empfindlich auf Veränderungen der Schilddrüsenfunktion. Manche Menschen sind sogar bei deutlich erhöhten TSH-Werten wie zum Beispiel über 30 mU/l oder gar noch höher subjektiv beschwerdefrei. Trotzdem ist ab einem TSH über 10 mU/l eine Therapie mit Schilddrüsenhormonen erforderlich. Manchmal wird auch das umgekehrte Phänomen beobachtet: Bei nur gering erhöhten TSH-Werten können bereits einzelne Symptome einer Unterfunktion deutlich ausgeprägt sein. Auch hier ist ein Behandlungsversuch – von dem viele Patienten profitieren – gerechtfertigt. Kommt es durch die Behandlung jedoch zu keiner Verbesserung der Beschwerdesymptomatik, muss nach anderen Ursachen gesucht werden.

Auch andere Erkrankungen können ähnliche Beschwerden hervorrufen.

Trotz Beschwerden normales TSH

Häufig leiden Patienten an Beschwerden, die an eine Unterfunktion denken lassen. Bei unauffälligen Untersuchungsergebnissen kann die Schilddrüse als Ursache jedoch ausgeschlossen werden. Eine Schilddrüsenhormontherapie ist nicht erforderlich und führt im Endeffekt zu keiner Verbesserung der Beschwerden. So muss nach anderen Gründen gesucht werden. Häufige Erkrankungen mit ähnlichen Symptomen sind zum Beispiel Eisenmangel oder eine Depression.

▾ Der TSH-Wert im Blut ist der empfindlichste Parameter zur Beurteilung der Schilddrüsenfunktion.

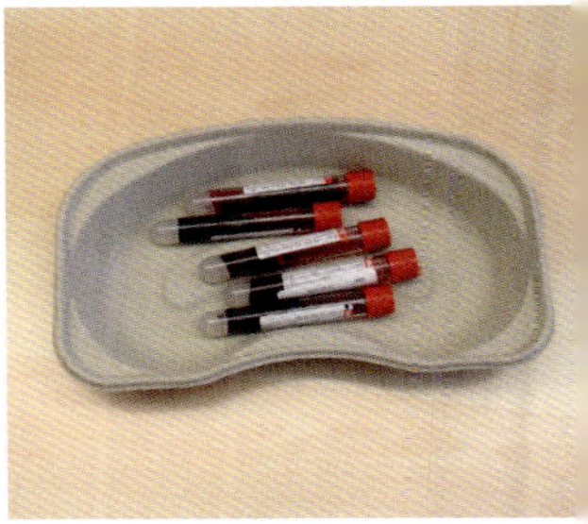

Es sind verschiedene Untersuchungen wichtig, um die korrekte Diagnose zu stellen.

Erhöhte Schilddrüsen-Antikörper

Häufig sind im Anfangsstadium einer Hashimoto-Thyreoiditis die Schilddrüsen-Antikörper (TPO-Antikörper, Thyreoglobulin-Antikörper) erhöht. Die Schilddrüsenfunktion ist noch normal. Es kann Jahre dauern, bis die Erkrankung weiter fortschreitet, Symptome auftreten und eine Behandlung erforderlich ist. Die Antikörpererhöhung alleine führt zu keiner Beschwerdesymptomatik. Da diese Antikörper spezifisch gegen Teile von Schilddrüsenzellen gerichtet sind und sonst nirgends im Körper reagieren, verursachen sie keine weiteren Probleme. Erhöhte Antikörper alleine erfordern keine Behandlung. Die Gabe von Selen bei nachgewiesenem Mangel kann die Antikörperkonzentrationen senken.

Ultraschall bei der Schilddrüsenentzündung

Lange vor dem Ansteigen der Antikörper im Blut können Veränderungen des entzündeten Schilddrüsengewebes im Ultraschall sichtbar sein: Durch die Ansammlung von Entzündungszellen (Lymphozyten) im Schilddrüsengewebe verändern sich die Grautöne im Ultraschallbild.

Auf der Suche nach der wirklichen Ursache meiner Beschwerden

Eine Therapie mit Schilddrüsenhormon ist nur sinnvoll, wenn im Rahmen einer genauen Schilddrüsenabklärung festgestellt wurde, dass die Beschwerden tatsächlich durch eine Unterfunktion bedingt sind. Wenn das nicht eindeutig festgestellt werden kann, kann ein Therapieversuch über mehrere Monate durchgeführt werden. Verbessern sich die Beschwerden dauerhaft, setzt man die Therapie fort. Andernfalls muss die Behandlung beendet und nach anderen Erkrankungen gesucht werden. Ist die Schilddrüsenuntersuchung unauffällig, ist keine Behandlung erforderlich.

Behandlung der Schilddrüsenunterfunktion

Eine Schilddrüsenunterfunktion wird durch Einnahme von Schilddrüsenhormontabletten behandelt. So kann die Funktionsstörung gut ausgeglichen werden. Es handelt sich um eine Dauertherapie, die oft lebenslang erforderlich ist.

Die Behandlung einer Schilddrüsenunterfunktion erfolgt meist mit Thyroxin (T4). Dies ist ident mit jenem Hormon, das von der Schilddrüse selbst ins Blut ausgeschüttet wird. Thyroxin hat kaum eine Wirkung auf den Stoffwechsel. Es wird sehr langsam abgebaut (Halbwertszeit im Blut acht Tage) und dient als Depot. Daraus wird in verschiedenen Organen exakt jene Menge an wirksamem Schilddrüsenhormon Trijodthyronin (T3) gebildet, die für den Stoffwechsel erforderlich ist. Nur selten funktioniert diese Umwandlung von T4 in T3 im Körper nicht ausreichend. In dieser Situation ist eine Behandlung mit einem Kombinationspräparat sinnvoll, das neben T4 auch eine geringe Menge an T3 enthält.

Schilddrüsenhormontabletten und andere Darreichungsformen

Schilddrüsenhormone werden in der Früh mit einem Glas Wasser meist in Tablettenform eingenommen. Sie sind gut verträglich und belasten den Magen-Darm-Trakt nicht. Dann muss bis zum Frühstück eine halbe Stunde gewartet werden.

Schilddrüsenhormon ist ein Medikament, das sehr gut vertragen wird. Bei richtiger Dosierung sind Nebenwirkungen auszuschließen. Das Konzept ist ja gänzlich anders als bei der Einnahme der meisten anderen Hormone: Bei der Antibabypille zum Beispiel

Für viele eine morgendliche Selbstverständlichkeit: die Schilddrüsenhormontablette

wird dem Körper eine Dauerschwangerschaft vorgetäuscht, was zu Nebenwirkungen führen kann. Zur Behandlung einer Unterfunktion wird allerdings nur exakt jene Menge an Schilddrüsenhormon ersetzt, die das Organ selbst nicht produzieren kann. Nebenwirkungen treten erst dann auf, wenn zu viel Schilddrüsenhormon eingenommen wird. Dann kommt es zu einer künstlichen Schilddrüsenüberfunktion mit all ihren Beschwerden.

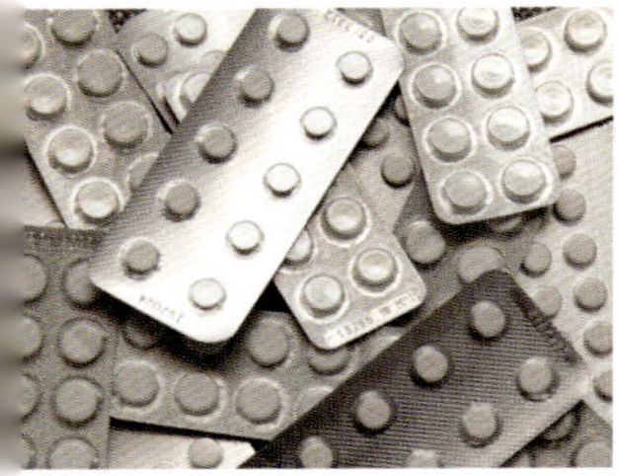

▲ Jeder Schilddrüsenpatient kennt sie: die Schilddrüsenhormontabletten.

Unterschied zwischen den einzelnen Medikamenten

Es gibt verschiedene Firmen, die unter verschiedenen Namen reines Thyroxin (T4) anbieten. In diesen Präparaten wird die enthaltene Menge an T4 in Mikrogramm angegeben. Alle Hersteller bieten verschiedene Stärken an. So kann jeder Patient die notwendige Menge an Schilddrüsenhormon meist in einer Tablette einnehmen. In Jodmangelgebieten werden auch Tabletten verschrieben, die sowohl T4 als auch Jod enthalten. Diese können sowohl in der Schwangerschaft und der Stillperiode als auch zur Kropfvorsorge sinnvoll sein.

Neben den reinen T4-Präparaten gibt es auch Medikamente, die neben T4 auch eine geringe Menge des stoffwechselaktiven Hormons T3 enthalten. Diese Medikamente werden nur selten eingesetzt und sind nur bei jenen Patienten sinnvoll, bei denen eine Konversionsstörung von T4 in T3 vorliegt.

Reine T3-Präparate sind nur bei Patienten mit Schilddrüsenkrebs angezeigt, bei denen im Rahmen der Nachsorgeuntersuchungen damit eine notwendige Periode der Unterfunktion verkürzt wird. In dieser speziellen Situation können sie kurzfristig für mehrere Wochen verschrieben werden. Keinesfalls sind reine T3-Präparate und ebenso flüssige Schilddrüsenhormonpräparate in Tropfenform als Dauertherapie einer Schilddrüsenunterfunktion geeignet.

In Einzelfällen kann es sinnvoll sein, das Schilddrüsenhormon in Form von Gelkapseln anstelle von Tabletten einzunehmen. Diese werden in speziellen Situationen besser über den Magen-Darm-Trakt aufgenommen.

Alle bisher beschriebenen Medikamente werden unter kontrollierten Bedingungen hergestellt. Die Dosierung ist exakt bekannt und die Aufnahme in den Körper genau getestet.
Neben den unter kontrollierten Bedingungen hergestellten synthetischen Schilddrüsenhormonen werden auch Extrakte aus tierischen Schilddrüsen (meist von Schwein oder Rind) angeboten. Das Verhältnis von T4 zu T3 entspricht hier nicht dem menschlichen Stoffwechsel und eine exakte Hormondosierung ist nicht möglich.

Faustregel:
Schilddrüsenhormone in der Früh mit einem Glas Wasser. Nach 30 Minuten können Sie Ihr Frühstück, Heißgetränke oder andere Medikamente einnehmen.

Bei der Einnahme beachten

Schilddrüsenhormontabletten werden im Magen-Darm-Trakt aufgenommen. Verschiedene Faktoren beeinflussen die Aufnahme negativ und führen dazu, dass ein Großteil der Schilddrüsenhormone unresorbiert wieder ausgeschieden wird.
Wenn innerhalb der ersten 30 Minuten nach Tabletteneinnahme gegessen wird, kann dies die Aufnahme der Schilddrüsenhormone vermindern. Auch Kaffee hat ähnliche Wirkung. Daher muss bei allen verschiedenen Schilddrüsenhormonpräparaten nach der Einnahme 30 Minuten bis zum Frühstück gewartet werden.
Es ist daher wichtig, das Schlucken der Schilddrüsenhormone in die tägliche Routine zu integrieren. So wird gleich nach dem Aufwachen die morgendliche Tabletteneinnahme zur Selbstverständlichkeit und eine Regelmäßigkeit ist gewährleistet.
Nach dieser 30-minütigen Wartezeit kann gefrühstückt werden, eine Nahrungsaufnahme ist jedoch nicht unbedingt erforderlich. Auch ein längerer Abstand zwischen Tabletteneinnahme und Frühstück ist möglich.
Es ist bekannt, dass neben Kaffee auch Soja die Resorption der Schilddrüsenhormone besonders stark hemmt. Daher ist insbesondere bei morgendlichem Verzehr von Sojaprodukten darauf zu achten, dass ein entsprechender zeitlicher Abstand zur Medikamenteneinnahme eingehalten wird.

▾ Auch ein Kaffee reduziert die Aufnahme der Schilddrüsenhormontabletten. Es muss zur Selbstverständlichkeit werden, in den ersten 30 Minuten nach Einnahme der Schilddrüsenhormontabletten weder Heißgetränke noch ein Frühstück einzunehmen.

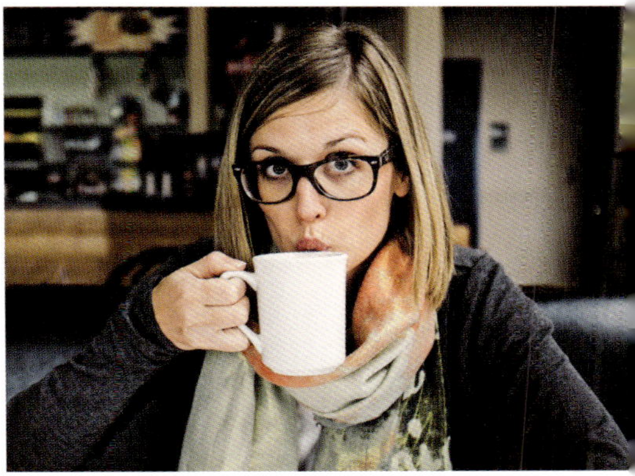

Schilddrüsenhormontabletten und andere Medikamente

Bei manchen Medikamenten ist das Zeitintervall zur Einnahme der Schilddrüsenhormone besonders wichtig. Hierzu zählen Eisentabletten, Magenschutzmedikamente und Kalzium.

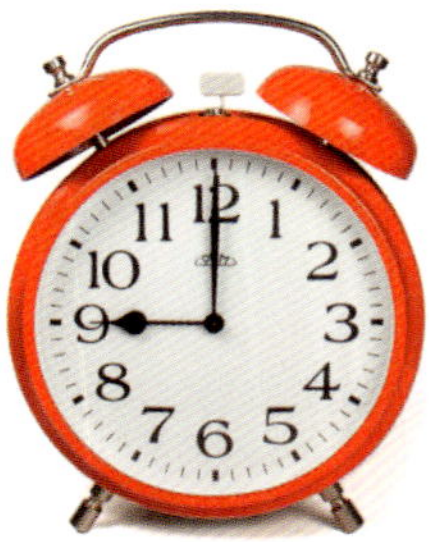

▲ **Ein regelmäßiger Ablauf erleichtert das Leben.**

Zeitpunkt der Einnahme

Bei Menschen mit unregelmäßigem Schlafrhythmus (Arbeit in der Nacht) sollte darauf geachtet werden, dass die Tablette einmal täglich mit entsprechendem Abstand zur Nahrungsaufnahme eingenommen wird. Der Zeitpunkt muss nicht immer exakt der gleiche sein.
Bei einem regelmäßigen Tagesablauf sollte die Tablette allerdings schon jeden Tag nach dem Aufwachen eingenommen werden. So wird die Therapie zur Routine.
Wenn einmal auf die Tablette vergessen wurde, ist es besser, sie ausnahmsweise zum Frühstück einzunehmen als gar nicht. Eine noch bessere Lösung wäre zu warten und das Medikament eine halbe Stunde vor dem Mittagessen einzunehmen.

Am Tag der Blutabnahme

Am Tag der Blutabnahme: keine Schilddrüsenhormontablette

Am Tag der Blutabnahme soll keine Schilddrüsenhormontablette eingenommen werden. In den ersten Stunden nach der Tabletteneinnahme wird die Tablette im Blut mitgemessen und der fT4-Wert ist meist erhöht. Dies kann zu Interpretationsschwierigkeiten der Laborergebnisse führen. Falls an diesem Tag irrtümlicherweise trotzdem die Tablette eingenommen wurde, muss dies dem Arzt mitgeteilt werden. Wenn dies bei der Interpretation berücksichtigt wird, kann die Untersuchung trotzdem durchgeführt werden.
Der TSH-Wert spiegelt das Gleichgewicht der letzten sechs Wochen wider und wird durch eine eintägige Tablettenpause nicht beeinflusst.

Andere Schilddrüsenentzündungen

Auch zahlreiche andere Schilddrüsenentzündungen führen längerfristig zu einer Unterfunktion. Auch diese Erkrankungen können dazu führen, dass eine lebenslange Behandlung mit Schilddrüsenhormonen erforderlich ist.

Bei allen Schilddrüsenentzündungen kommt es im Zeitverlauf zu ähnlichen Veränderungen der Schilddrüsenfunktion: Durch entzündlich bedingten Zellzerfall kommt es anfangs zu einer meist kurz dauernden Phase der Überfunktion, anschließend normalisiert sich die Schilddrüsenfunktion wieder. Oft tritt in weiterer Folge eine Schilddrüsenunterfunktion auf. Diese einzelnen Phasen dauern unterschiedlich lang. Die schnelle Veränderung der Schilddrüsenfunktion kann manchmal zu diagnostischen Schwierigkeiten führen. Die Funktionsschwankungen beeinflussen die Befindlichkeit unterschiedlich stark.

Subakute Thyreoiditis de Quervain

Die subakute Thyreoiditis de Quervain ist eine relativ seltene Erkrankung, die verschiedene Organsysteme im gesamten Organismus befällt. Vor allem die Schilddrüse ist betroffen. Plötzlich auftretende grippeartige Symptome können manchmal ein ausgeprägtes Krankheitsgefühl verursachen.

Die Entzündung tritt vor allem im Frühling und im Herbst auf. Charakteristisch ist ein meist stark ausgeprägter Schmerz im Bereich der Schilddrüse, der häufig bis in den Unterkiefer und das Ohr ausstrahlt. Schon geringe Berührungen am Hals verursachen starke Beschwerden. Außerdem findet sich ein unterschiedlich ausgeprägtes

allgemeines Krankheitsgefühl: Grippeähnliche Symptome wie Fieber, Muskelschmerzen und ausgesprochene Müdigkeit treten auf. Durch die Entzündung zerfällt das Schilddrüsengewebe. Die daraus entstehende Überfunktion belastet den Organismus zusätzlich.
Zum Zeitpunkt des Erscheinens dieses Buches verdeutlichen sich die Hinweise, dass auch eine SARS-Cov2-Infektion Auslöser einer subakuten Thyreoiditis sein könnte.

Der typische Krankheitsverlauf

Es dauert meist, bis eine subakute Thyreoiditis korrekt diagnostiziert wird. Oft werden die Beschwerden anfangs mit Antibiotika behandelt, die zu keiner Besserung führen. Eine Symptomlinderung bringen meist entzündungshemmende Schmerzmittel, allerdings nur für kurze Zeit.

Eine seltene Erkrankung mit teilweise ausgeprägtem Krankheitsgefühl: die subakute Thyreoiditis.

Manche verzweifelte Patienten suchen nach dem Hausarzt und dem HNO-Arzt aufgrund der Kieferschmerzen sogar den Zahnarzt auf, bis endlich die Schilddrüsenentzündung als Ursache der Beschwerden erkannt wird.

Typische Befunde

Charakteristische Untersuchungsergebnisse sind eine massiv erhöhte Blutsenkungsgeschwindigkeit (siehe S. 192). Durch den Zellzerfall findet sich anfangs häufig eine Überfunktion, die zu zusätzlichen Beschwerden führt. In der Schilddrüsen-Szintigrafie zeigt sich typischerweise zum Zellzerfall eine verminderte Hormonproduktion. Auch im Ultraschall sind für die Erkrankung typische Veränderungen sichtbar.

Behandlung

Die Einnahme von entzündungshemmenden Schmerzmitteln reicht meist nicht aus. Oft ist die Gabe von Kortison über mehrere Wochen bis Monate die einzig wirksame Therapie. Damit tritt schnell eine Schmerzfreiheit ein. Diese Therapie muss unbedingt durch einen erfahrenen Arzt begleitet werden.

Es dauert meist Monate, bis sich eine Schilddrüsenunterfunktion ausbildet. Diese heilt manchmal von selbst wieder aus. Oft ist jedoch eine langjährige Therapie mit Schilddrüsenhormon erforderlich.

Postpartum-Thyreoiditis

Die Postpartum-Thyreoiditis ist eine Sonderform der Hashimoto-Thyreoiditis, die nach einer Entbindung auftritt. Sie wird im Kapitel Schwangerschaft genauer besprochen.

Die Postpartum-Thyreoiditis tritt Monate nach einer Entbindung auf.

In den ersten Monaten nach einer Entbindung treten Autoimmunerkrankungen gehäuft auf. Die Schwangerschaft war ja eine besondere Situation. Das im Mutterleib heranreifende Kind durfte nicht abgestoßen werden und es kam zu Veränderungen im Immunsystem. Bestehende Autoimmunerkrankungen besserten sich in dieser Zeit. Nach der Entbindung ist die Situation eine ganz andere: Jetzt treten Autoimmunerkrankungen bei der Mutter häufiger auf und bestehende Erkrankungen können sich verschlechtern. Wie bei vielen anderen Schilddrüsenentzündungen kann auch nach der Entbindung eine mehrere Wochen dauernde Überfunktion auftreten, die von einer Unterfunktion abgelöst werden kann.

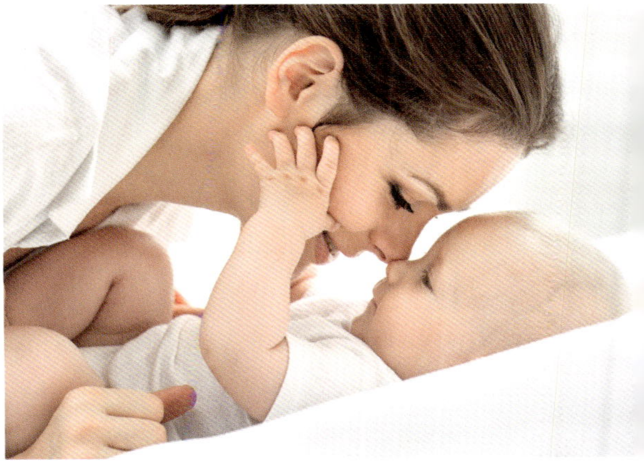

▲ **Die hormonelle Umstellung nach der Entbindung begünstigt Schilddrüsenentzündungen.**

Durch Medikamente hervorgerufene Schilddrüsenentzündungen

Verschiedene Medikamente können eine Schilddrüsenentzündung hervorrufen. Auch hier kann es im Lauf der Erkrankung zu Funktionsschwankungen kommen, die meist in einer Unterfunktion enden. Die zeitliche Abfolge der einzelnen Phasen variiert.

Das Herzmedikament Amiodaron kann besonders stark ausgeprägte Schilddrüsenentzündungen verursachen. Besonders problematisch ist hierbei die Phase der Schilddrüsenüberfunktion, die lange dauern kann und das Herz-Kreislauf-System zusätzlich belastet. Diese Erkrankung muss von erfahrenen Schilddrüsen-Spezialisten behandelt werden. Immunmodulierende Medikamente wie Interferon können ebenfalls eine Schilddrüsenentzündung mit begleitender Funktionsstörung auslösen. Medikamente zur Behandlung gewisser bösartiger Erkrankungen wie Tyrosinkinase-Hemmer und Checkpoint-Inhibitoren können zu einer Unterfunktion führen.

Andere Ursachen der Unterfunktion

Nach Schilddrüsenentzündungen sind medizinische Eingriffe die häufigste Ursache für eine Unterfunktion: Wenn durch einen Chirurgen die Schilddrüse entfernt wird, ist ja kein Gewebe mehr da, das Schilddrüsenhormon produzieren könnte.

Eine Schilddrüsenoperation, eine Radiojodtherapie und auch Medikamente können zu einer Schilddrüsenunterfunktion führen. Hier muss Schilddrüsenhormon in der richtig dosierten Menge die Unterfunktion wieder ausgleichen. Die exakte Dosierung wird immer wieder durch Kontrollen der Schilddrüsenfunktion im Blut überprüft. Liegt eine angeborene Schilddrüsenunterfunktion vor, so müssen ebenfalls lebenslang Schilddrüsenhormontabletten eingenommen werden. In all diesen Fällen haben die Betroffenen selbst ja kaum (mehr) funktionsfähiges Schilddrüsengewebe.

Wenn zu wenig funktionierendes Schilddrüsengewebe vorhanden ist, muss lebenslang Schilddrüsenhormon eingenommen werden. Im Lauf der Jahrzehnte kann die Dosis variieren, ein Absetzen führt jedoch immer zu einer Unterfunktion.

Angeborene Fehlbildungen

Einzelne Babys kommen ohne Schilddrüse zur Welt. Diese kleinen Patienten müssen unbedingt sofort mit einer Schilddrüsenhormontherapie beginnen. Daher wird bei jedem in einem Krankenhaus geborenen Kind am fünften Lebenstag eine Blutabnahme durchgeführt.

Weitere sehr seltene angeborene Schilddrüsenerkrankungen können ebenfalls zu einer Unterfunktion führen.

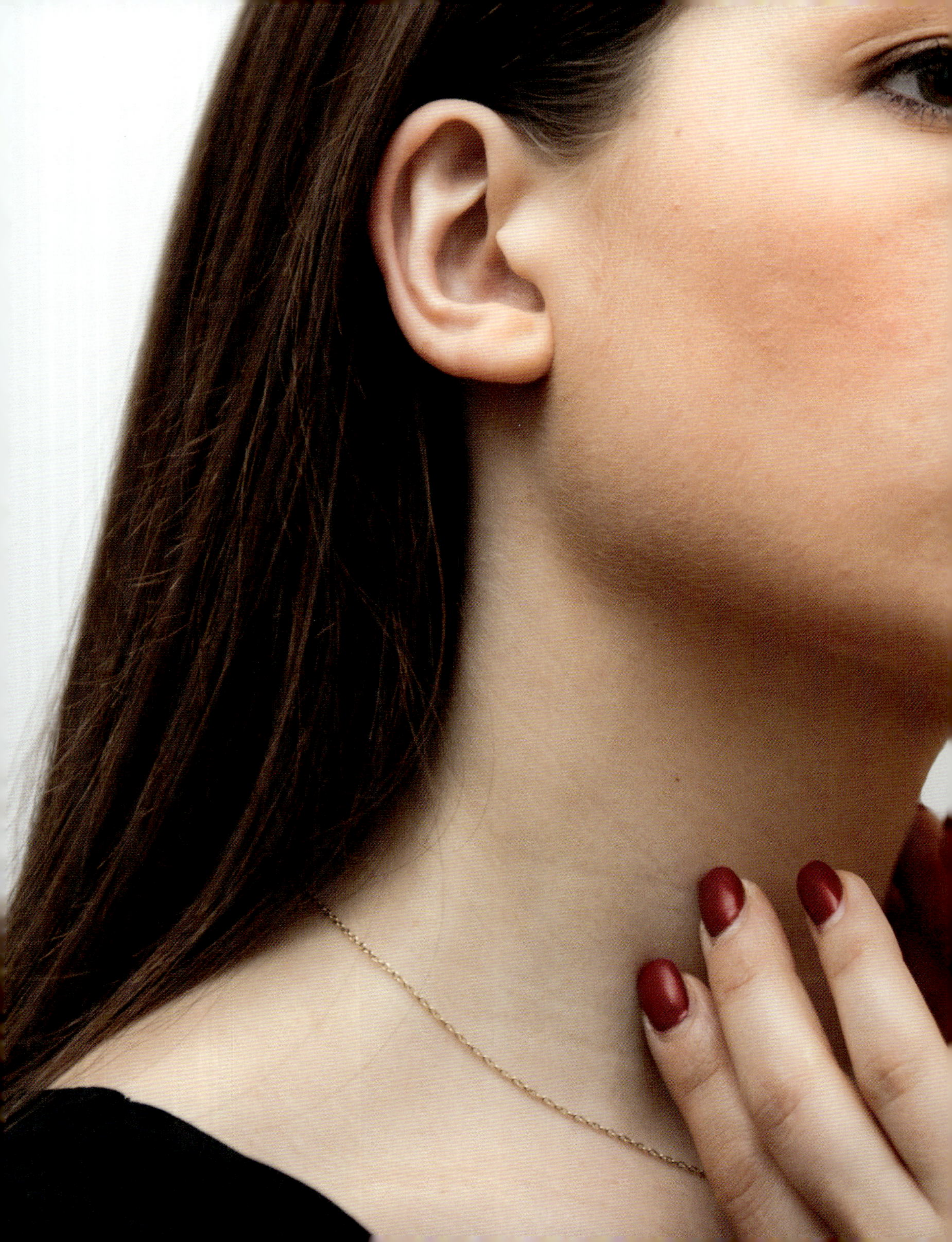

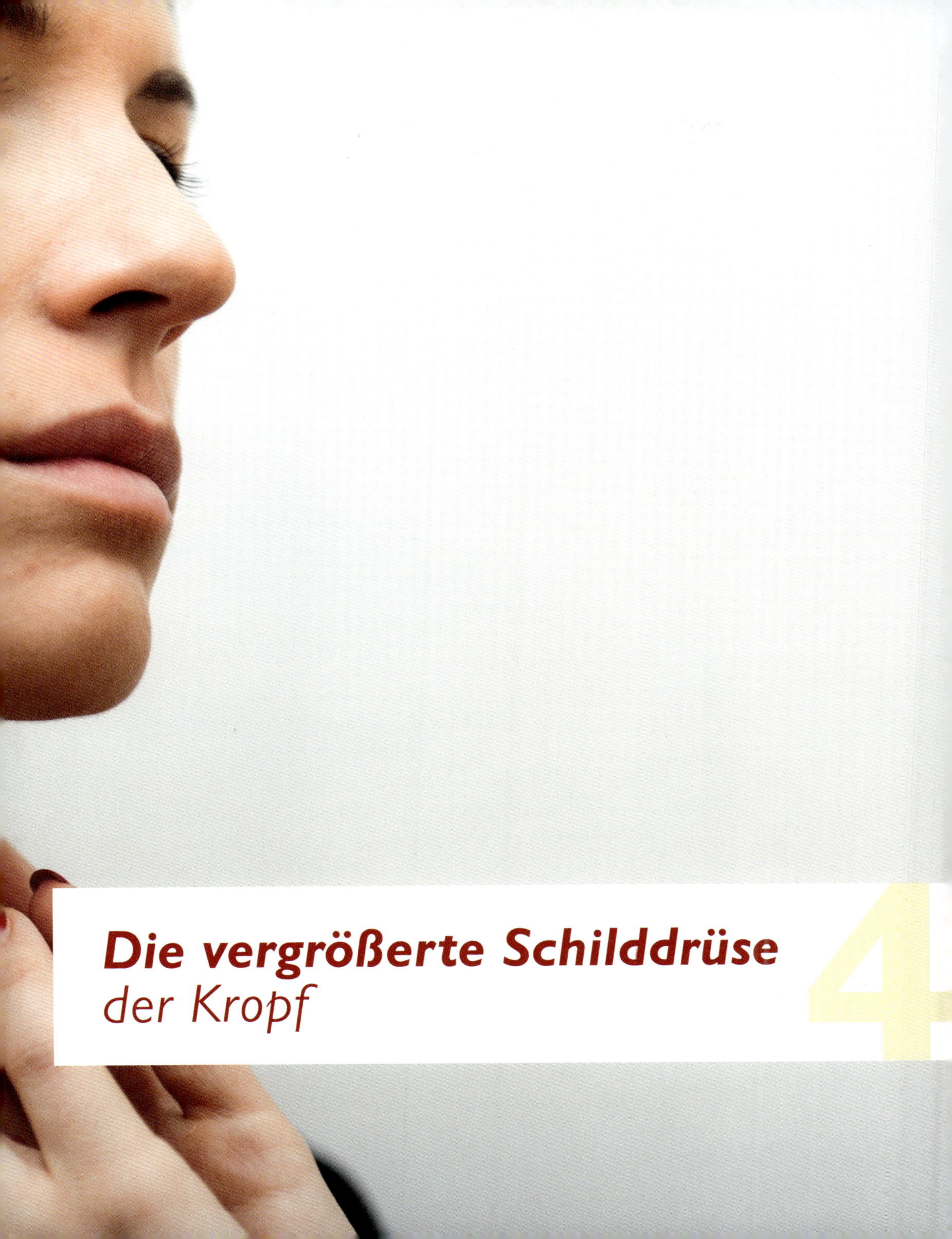

4 Die vergrößerte Schilddrüse
der Kropf

Der Kropf war früher einmal eine Volkskrankheit. Durch die Verbesserung der Jodversorgung sind die großen Kröpfe von früher heute eine Rarität. Als Kropf (lateinisch Struma) wird eine vergrößerte und/oder knotig umgeformte Schilddrüse bezeichnet.

Die heutigen Kröpfe engen den Hals meist nicht mehr ein. Kleinere und einzelne größere Knoten in der Schilddrüse sind jedoch immer noch sehr häufig. Hier stellen sich zwei Fragen: 1. Ist der Knoten bösartig? 2. Produziert der Knoten ungehemmt Schilddrüsenhormon und kann er somit zu einer Überfunktion führen? Werden Schilddrüsenknoten festgestellt, müssen diese beiden Fragen durch die Abklärung beantwortet werden. Bei den meisten Knoten reicht es aus, sie zu beobachten. Bei Schilddrüsenknoten bleiben die Blutwerte auch dann normal, wenn sie bereits bösartig sind. Es gilt, jene wenigen Knoten zu erkennen, bei denen eine weitere Therapie erforderlich ist.

Normalwerte des Schilddrüsenvolumens:
Frauen < 18 ml
Männer < 25 ml

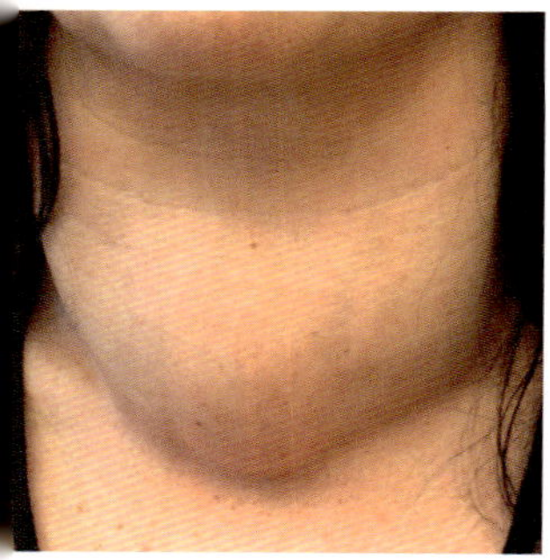

▲ **Eine so ausgeprägt vergrößerte Schilddrüse ist heutzutage selten.**

Was ist ein Kropf?

Die Schilddrüse ist ein sehr kleines Organ. Das normale Volumen ist nicht größer als ein Stamperl Schnaps. Die Schilddrüse kann sich diffus vergrößern (diffuser Kropf, Struma diffusa). Knoten können sowohl in einer normal großen als auch einer vergrößerten Schilddrüse entstehen (Knotenkropf, Struma nodosa). Bei den meisten Patienten ist der Kropf von außen nicht mehr sichtbar und kaum tastbar. Am besten lässt sich ein Kropf durch die Ultraschalluntersuchung vermessen.

Warum entwickelt sich ein Kropf?

Noch vor wenigen Jahrzehnten war der Jodmangel die häufigste Ursache für einen Kropf. Seit der Speisesalzjodierung sind die großen und von weitem sichtbaren Kröpfe drastisch zurückgegangen. Daher ist bei Jugendlichen vor allem in Österreich und der Schweiz der Jodmangelkropf heute sehr selten. Schilddrüsenknoten können allerdings auch andere Ursachen haben: Vererbung, einseitige Ernährung, Schadstoffe im Zigarettenrauch. Manchmal entwickeln sich jedoch auch spontan bösartige Zellen im Knoten (Schilddrüsenkrebs, siehe S. 108).

Der Faktor Alter

Bei Jugendlichen und Kindern sind Schilddrüsenknoten sehr selten und müssen ganz genau abgeklärt werden. Auch bei jungen Erwachsenen müssen sie sehr ernst genommen werden, um bösartige Veränderungen nicht zu übersehen.

Im Alter nehmen Knoten in der Schilddrüse zu und sind eine sehr häufige Erkrankung. Hier ist neben der Bösartigkeit vor allem die autonome Produktion von Schilddrüsenhormon ein Problem. Meist bedürfen Knoten im Alter keiner Therapie. Über die Hälfte aller Pensionisten, die ihre Kindheit ja noch während einer Jodmangelzeit verbracht haben, haben einen oder mehrere Knoten.

Im Alter sind Knoten immer noch sehr häufig.

Welche Beschwerden können auftreten?

Eine lokale Beschwerdesymptomatik durch einen Knoten in der Schilddrüse ist eine Rarität. Bei den meisten Kröpfen besteht eine normale Schilddrüsenfunktion im Blut; die allgemeine Befindlichkeit wird durch die Schilddrüsenknoten nicht beeinflusst.

Ein Kropf verursacht heutzutage nur selten Beschwerden, da er die Schilddrüsenfunktion nicht beeinträchtigt. Die meisten Knoten sind viel zu klein, um an den Hals zu drücken. Die normale Schilddrüsenfunktion erklärt auch keine Allgemeinbeschwerden. Symptome am Hals sind allerdings häufig und können verschiedene Ursachen haben. Im Rahmen der Abklärung sollte auf jeden Fall eine genaue Schilddrüsenuntersuchung durchgeführt werden. Es ist selten, dass solche Beschwerden nach einer Schilddrüsenoperation zurückgehen: Operiert wird bei Kropfpatienten ja, um bösartiges Gewebe zu entfernen oder um eine Überfunktion zu behandeln.

Atemnot

Atemnot kann nur durch einen wirklich großen Kropf verursacht werden. Andere Ursachen sind viel häufiger: Atemnot bei körperlicher Belastung (z. B. beim Bergaufgehen oder Stiegensteigen) kann das erste Symptom einer gefährlichen Herzerkrankung sein. Auch Lungenerkrankungen und eine Blutarmut machen häufig Atemnot.

Schluckstörung

Auch Schluckstörungen sind selten durch einen Kropf bedingt. Oft liegen die Ursachen hierfür im Bereich des Rachens oder der Speiseröhre. Beim sogenannten Reflux kann saurer Magensaft nach oben in die Speiseröhre und den Rachen gepresst werden.

Das Globusgefühl

Der Volksmund sagt: „Das Leben drückt sich an den Hals." Und das ist wahr. Emotionaler Stress kann zum berühmten Kloß im Hals führen. Natürlich müssen organische Ursachen zuallererst ausgeschlossen werden. Hals-Nasen-Ohren-Arzt, Reflux, Herz-Lungen-Abklärung, Wirbelsäule, muskuläre Verspannungen. Sind alle erhobenen Befunde unauffällig, kann die Beschwerdesymptomatik auch emotionale Ursachen haben. Es heißt ja nicht umsonst, „etwas schnürt einem die Kehle zu".

Druckgefühl im Hals kann neben einer Schilddrüsenerkrankung auch verschiedenste andere Ursachen haben.

Wie bereits in den vorherigen Kapiteln erwähnt, kann die Schilddrüse nur bei gestörter Funktion allgemeine Beschwerden wie Müdigkeit oder Gewichtszunahme hervorrufen. Beim Kropf ist die Schilddrüsenfunktion im Blut allerdings fast immer normal.

Die diffus vergrößerte Schilddrüse

Ist die Schilddrüse gleichmäßig vergrößert, so spricht man von einer Struma diffusa. Neben der klassischen Jodmangelstruma findet sich auch bei Autoimmunerkrankungen, vor allem in der Anfangsphase, häufig eine diffus vergrößerte Schilddrüse.

Eine diffus vergrößerte Schilddrüse ist manchmal sogar sichtbar. Am ehesten kann man ihre Kontur bei schlanken Menschen erkennen, wenn diese den Hals zurückbeugen. Eine Jodmangelstruma führt fast nie zu lokalen Beschwerden. Wenn sich zu Beginn einer Autoimmunerkrankung die Schilddrüse entzündlich aufbläht, kann ein Druckgefühl am Hals auftreten. Unter der richtigen Therapie normalisiert sich eine Jodmangelstruma gerade bei jungen Patienten rasch wieder: Neben ausreichender Jodgabe kann auch durch Schilddrüsenhormontabletten die Gewebsstruktur wieder verbessert werden. Bei einer Struma diffusa im Rahmen eines Autoimmungeschehens wird die Grunderkrankung behandelt.

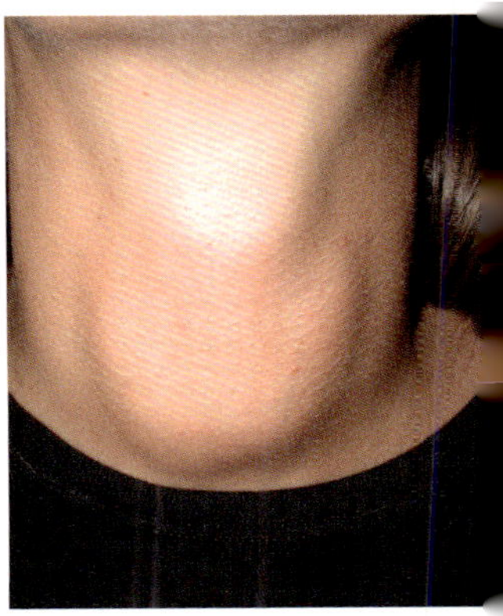

▲ Bei nach hinten überstrecktem Hals sieht man deutlich die Konturen der vergrößerten Schilddrüse.

Die knotig veränderte Schilddrüse

Das Spektrum des Knotenkropfes reicht von einem einzelnen kleinen Knoten in einer normal großen Schilddrüse bis zu einem kürbisgroßen knotigen Gewächs am Hals. Auch kleine Knoten können gefährlich sein und sind abklärungsbedürftig.

Mit zunehmendem Alter werden Knoten in der Schilddrüse häufiger. Ziel der Untersuchung ist es, jene Knoten zu finden, in denen sich bösartige Zellen entwickeln oder die ungehemmt Schilddrüsenhormon produzieren können. Hier muss behandelt werden. Bei vielen Knoten ergibt die Abklärung allerdings, dass sie nur beobachtet werden müssen und keiner Therapie bedürfen. Diese harmlosen Knoten verändern sich über Jahre und Jahrzehnte kaum und fallen fast unter die Kategorie „altersbedingte Veränderungen". In jedem Fall sind regelmäßige Kontrollen erforderlich, um jene Knoten zu identifizieren, bei denen man etwas unternehmen muss.

Der deutlich sichtbare Kropf

Durch die Verbesserung der Jodversorgung sind die wirklich großen Kröpfe heute kaum mehr anzutreffen. Viele kennen aber noch Kropfbänder, mit denen unsere Urgroßmütter ihren Kropf geschmückt oder versteckt haben.

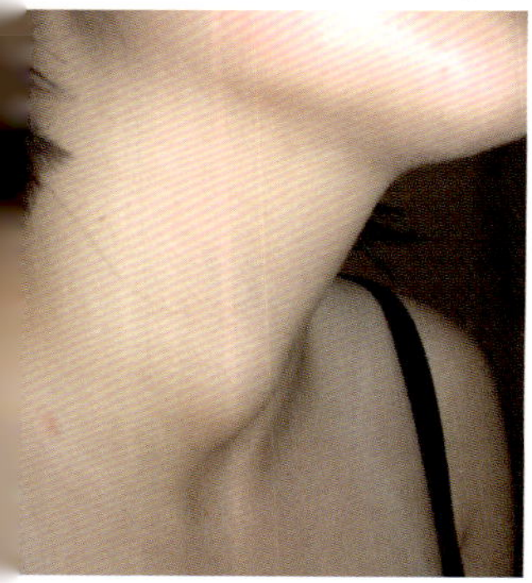

▲ Man erkennt deutlich eine Raumforderung im linken Schilddrüsenlappen.

Der tastbare Knoten

Manchmal bemerken Patienten beim Abtasten des Halses, beim Eincremen oder beim Rasieren einen Knoten. So kann ein Kropf erstmals auffallen. Auch bei Vorsorgeuntersuchungen kann ein Arzt beim Abtasten des Halses einen Knoten feststellen.

Der nur im Ultraschall sichtbare Knoten

Mit Ultraschall werden heute die meisten Schilddrüsenknoten festgestellt. Sie können ein Zufallsbefund bei Untersuchungen der Halsgefäße sein oder bei Routineuntersuchungen der Schilddrüse gefunden werden. Die Ultraschalluntersuchung der Schilddrüse ist die genaueste Möglichkeit, um Knoten festzustellen und zu vermessen.

Wann ist ein Knoten abklärungsbedürftig?

In den letzten Jahren wurden immer bessere Ultraschallgeräte entwickelt. So ist es heute möglich, nur wenige Millimeter große Veränderungen genau nachzuweisen. Diese kleinen Umbauzonen bilden sich oft spontan wieder zurück und haben meist keine wesentliche Bedeutung. Auch bei sehr kleinen knotigen Veränderungen bis 1 cm Durchmesser sind Ultraschallkontrollen meist ausreichend.

Schilddrüsenzyste

Innerhalb von nur wenigen Stunden oder über die Nacht kann sich ein tischtennisballgroßer, schmerzhafter Knoten am Hals bilden, was sowohl Patient als auch Hausarzt verunsichert. Viele Zysten bilden sich jedoch langsamer und ohne Beschwerdesymptomatik.

Zysten sind mit Flüssigkeit gefüllte Hohlräume unterschiedlicher Größe. In der Schilddrüse entstehen sie meistens durch Platzen eines Blutgefäßes. Sie können sich plötzlich ausbilden und durch die rasche Größenzunahme Schmerzen verursachen. Manchmal dauert die Entstehung jedoch längere Zeit. Oft entstehen Zysten in kleinen Knoten, die bis dahin unbemerkt waren. Diese Veränderungen können nur aus Flüssigkeit bestehen, aber auch unterschiedlich große Anteile an knotigem Gewebe enthalten. Es stellen sich zwei Fragen: Ist die Gewebsveränderung bösartig? Besteht aufgrund der Größe akuter Handlungsbedarf?

Eine Zyste kann sich schnell bilden und verunsichert Patient und Hausarzt.

Wie Zysten entstehen

Durch Platzen eines Blutgefäßes in der Schilddrüse wühlt sich das Blut durch das Gewebe. Ein flüssigkeitsgefüllter Hohlraum, die Zyste, entsteht. Erst durch den Gegendruck des Gewebes bildet sich eine natürliche Barriere aus.

Dies kann sehr schnell gehen und führt dann meist zu plötzlich auftretenden Schmerzen am Hals. Manchmal sind Druckerhöhungen, wie zum Beispiel durch schweres Heben oder einen plötzlichen Schlag auf den Hals die Ursache. In weiterer Folge saugt das Gewebe die Flüssigkeit teilweise wieder auf. Die Raumforderung wird wieder kleiner.

Häufiger sickert Flüssigkeit langsam ins Gewebe. So kann über Monate eine flüssigkeitsgefüllte Blase entstehen, die sich inmitten des gesunden Schilddrüsengewebes oder auch in Knoten bilden kann.

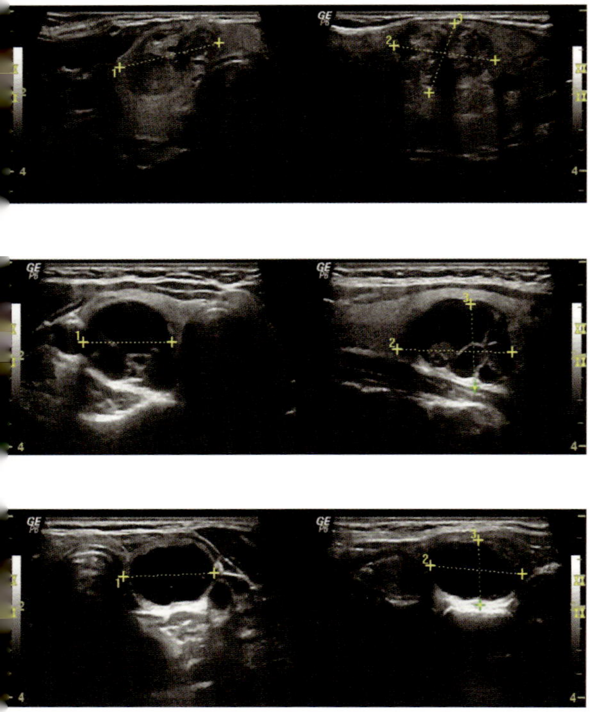

▲ Bei allen drei Patienten ist am Hals ein Knoten tastbar. Im Ultraschall zeigt sich oben ein solider Knoten, in der Mitte ein teilweise zystischer Knoten und unten eine mit Flüssigkeit gefüllte Zyste.

Der zystische Knoten – die knotige Zyste

Der Flüssigkeitsanteil kann verschieden ausgeprägt sein. Auf der einen Seite gibt es die glattwandige Zyste, das andere Extrem ist ein Knoten mit einer kleinen Flüssigkeitsblase.

Was tun?

Mit einer dünnen Nadel kann die Zyste punktiert und Flüssigkeit aus der Zyste herausgesaugt werden. So werden die Zellen unter dem Mikroskop beurteilt. Im Idealfall ist die Zyste anschließend weg. Das funktioniert allerdings nicht immer: Manchmal ist die Zystenflüssigkeit so zäh, dass sie nicht abpunktiert werden kann, und häufig füllt sich die Zyste nach der Punktion wieder. Ist die Zyste in kleine Kammern unterteilt, kann sie meist nicht zur Gänze abpunktiert werden.

Oft ist auch nur abwarten angesagt. Plötzlich auftretende Zysten werden oft ganz von allein wieder kleiner. Manchmal saugt das Gewebe die Flüssigkeit von selbst wieder auf.

Bei Zysten, die sich immer wieder füllen, ist an eine Operation zu denken. Sehr große Zysten können durch ihren Platzbedarf die Organe am Hals verdrängen und die Luftröhre einengen. Auch bei konkretem Verdacht auf Bösartigkeit muss operiert werden.

Der heiße Knoten

Heiße Knoten können ausschließlich durch eine Szintigrafie erkannt werden. Sie produzieren unkontrolliert Schilddrüsenhormon, und die Überfunktion kann verschiedene Organssysteme stark beeinflussen, vor allem das Herz-Kreislauf-System und die Knochen.

Ein heißer Knoten bildet sich von selbst nicht mehr zurück.

Auch in der gesunden Schilddrüse finden sich Zellen, die unabhängig vom TSH-Regelkreis (funktionell autonom) Schilddrüsenhormon produzieren. Bildet sich aus solchen Zellen ein Knoten, kommt es längerfristig zu einem Problem. Dieser Knoten produziert nämlich unkontrolliert immer mehr Schilddrüsenhormon. Übersteigt diese krankhafte Überproduktion den Hormonbedarf, so entwickelt sich eine Schilddrüsenüberfunktion. Große Mengen Jod, wie z. B. in Röntgenkontrastmittel enthalten, können dies beschleunigen. Heiße Knoten sind sehr selten bösartig, die Schilddrüsenüberfunktion kann allerdings vor allem im Alter zu großen Problemen führen.

Jod und heißer Knoten

Heiße Knoten betreffen vor allem ältere Menschen. Das lebensnotwendige Spurenelement Jod spielt hier eine Rolle. Jahrzehntelanger Jodmangel begünstigt die vermehrte Ausbildung von Zellen, die unabhängig Schilddrüsenhormon produzieren. Werden nun größere Mengen an Jod aufgenommen, reagiert die Schilddrüse nicht mehr adäquat und eine Überfunktion kann entstehen. Sind heiße Knoten bekannt, muss daher Jod gemieden werden: Jodhaltige Desinfektionsmittel und Röntgenkontrastmittel können plötzlich eine Überfunktion auslösen.

Ein einzelner heißer Knoten: unifokale funktionelle Autonomie

Funktionell autonome Zellen können sich inmitten einer gesunden Schilddrüse in einem einzelnen Knoten bilden. Dieser szintigrafisch heiße Knoten wird unifokale funktionelle Autonomie genannt.

▸ Verschiedene szintigrafische Befunde bei funktioneller Autonomie:

a) heißer Knoten links

b) neben dem großen heißen Knoten links ein zweiter kleiner funktionell autonomer Knoten

c) und d) multifokale funktionelle Autonomie

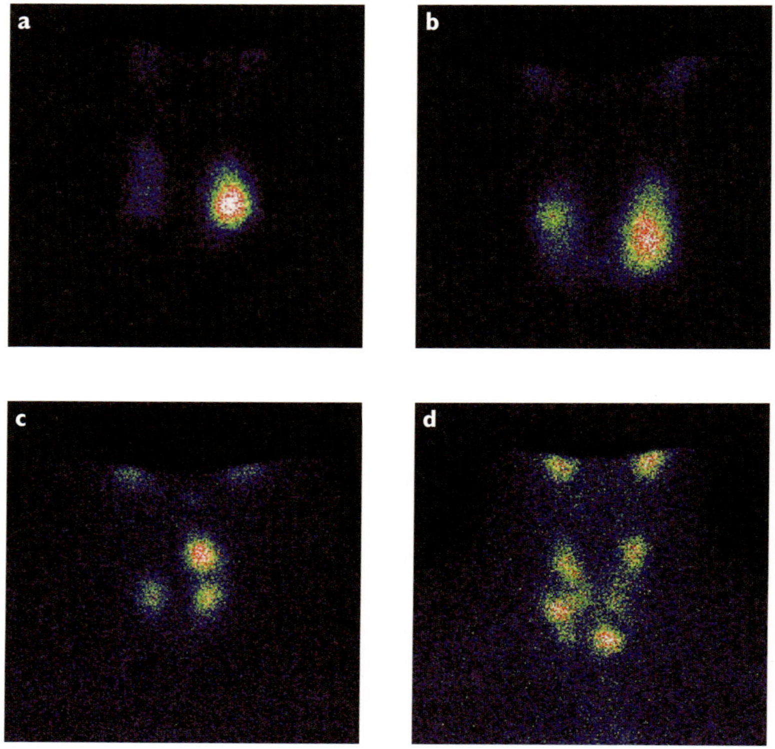

▸ Heiße Knoten (Schilddrüsenszintigrafie im Zeitverlauf): bei der Erstuntersuchung sind die heißen Knoten an beiden unteren Schilddrüsenpolen kaum zu erkennen (siehe Pfeile). Drei Jahre später kommen sie deutlich zur Darstellung, das restliche Schilddrüsengewebe produziert nun fast gar kein Hormon mehr.

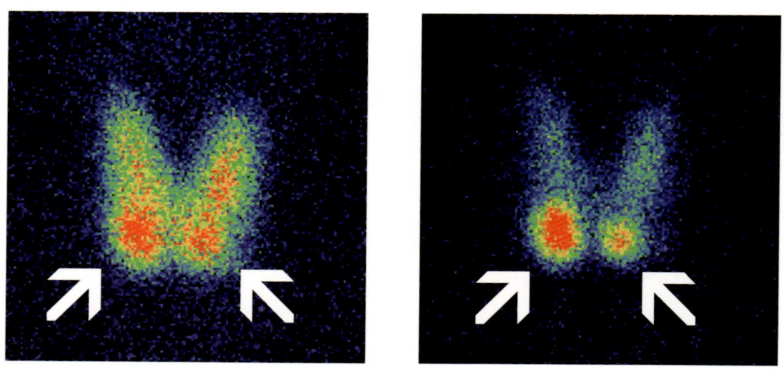

Erstuntersuchung **Kontrolle nach drei Jahren**

Viele heiße Knoten: multifokale funktionelle Autonomie

Vor allem in großen Knotenkröpfen können sich auch mehrere heiße Knoten unabhängig voneinander bilden. In der Szintigrafie stellen sich diese heißen Knoten als multifokale funktionelle Autonomie dar.

Regulation im Gleichgewicht und Entgleisung der Überfunktion

Nimmt die Hormonproduktion im heißen Knoten zu, drosselt das gesunde Schilddrüsengewebe seine Arbeit. So bleibt der Hormonhaushalt oft jahrelang in einem labilen Gleichgewicht. Irgendwann funktioniert das dann nicht mehr. Übersteigt die Hormonproduktion im heißen Knoten den täglichen Bedarf, entwickelt sich eine Überfunktion. Eine vermehrte Jodaufnahme kann diesen Vorgang beschleunigen.

Oft tut sich jahrelang nichts, plötzlich können sie „entgleisen“: die heißen Knoten.

Das Problem ist die Überfunktion

Heiße Knoten sind sehr selten bösartig und es kann auf die Feinnadelpunktion verzichtet werden. Allerdings kann die Überfunktion vor allem bei alten Menschen zu schweren Komplikationen führen. Häufig entstehen Herzrhythmusstörungen, die im Extremfall zu einem Schlaganfall führen können. Auch eine grenzwertige Überfunktion muss daher schon behandelt werden, wenn sie über einen längeren Zeitraum besteht.

Die definitive Behandlung

Ein funktionell autonomer Knoten bildet sich von selbst nicht mehr zurück. Medikamente, die die Schilddrüsenhormonproduktion hemmen, können nicht über Jahre eingenommen werden. Das Risiko von Nebenwirkungen wäre zu groß. Eine definitive Behandlung muss durchgeführt werden: Operation oder Radiojodtherapie.

Beim heißen Knoten macht eine Dauertherapie mit Medikamenten nur ganz selten Sinn.

Der kalte Knoten

Die Diagnose „kalter Knoten" kann nur durch die Szintigrafie gestellt werden. Diese Knoten bestehen aus nicht normal funktionierendem Schilddrüsengewebe. Karzinome kommen vor allem in kalten Knoten vor.

Wird in der Szintigrafie ein kalter Knoten festgestellt, muss dieser genau untersucht werden. Ist dieser Knoten bösartig oder können sich bösartige Zellen entwickeln? Um zu entscheiden, welche Knoten operiert werden müssen, kommt neben dem Ultraschall die Feinnadelpunktion zum Einsatz. Nur bei einer speziellen Form des Schilddrüsenkarzinoms (medulläres Schilddrüsenkarzinom) zeigen sich Veränderungen im Blut. Auch bei fehlenden Hinweisen auf Bösartigkeit müssen auf jeden Fall regelmäßige Kontrollen durchgeführt werden. Manchmal kann eine wachstumshemmende Therapie mit Schilddrüsenhormon sinnvoll sein.

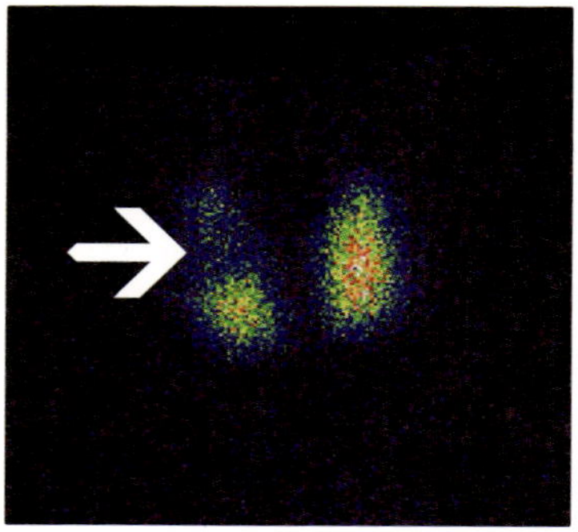

Der Knoten im oberen Bereich des rechten Schilddrüsenlappens speichert nicht: ein kalter Knoten.

Müssen alle kalten Knoten operiert werden?

Nicht jeder Knoten, der in der Szintigrafie kalt ist, muss operiert werden. Ultraschall und Punktion liefern weitere Entscheidungshilfen. Die Befunde im Zeitverlauf und das Alter des Patienten müssen ebenfalls berücksichtigt werden. Ergibt die Summe aller Untersuchungen Hinweise auf Bösartigkeit, ist eine Operation angezeigt. Bei nachgewiesener Bösartigkeit muss operiert werden.

Der kalte Knoten hat manches von seinem Schrecken verloren.

Weder heiß noch kalt: der szintigrafisch unauffällige Schilddrüsenknoten

Die meisten Schilddrüsenknoten sind szintigrafisch weder heiß noch kalt. Sie bestehen zum Zeitpunkt der Untersuchung aus ganz normal funktionierendem Schilddrüsengewebe. Auch diese Knoten müssen weiter abgeklärt und kontrolliert werden.

Es führt oft zur Verwirrung, wenn die Szintigrafie ergibt, dass ein Schilddrüsenknoten weder heiß noch kalt ist. Der Großteil der Knoten produziert ja gleich viel Hormon wie das umgebende Schilddrüsengewebe. In der Szintigrafie findet sich dann ein unauffälliges Speichermuster. Ganz kleine Knoten können szintigrafisch noch nicht weiter charakterisiert werden. Durch eine Ultraschalluntersuchung können heiße und kalte Knoten nicht voneinander unterschieden werden. Das geht nur mit der Szintigrafie.

Diese Untersuchungen führt Ihr Arzt durch

Schilddrüsenknoten sind sehr häufig, aber nur wenige sind gefährlich. Aus der großen Menge der Knoten müssen jene herausgefiltert werden, die einer Behandlung bedürfen. Dies geht nicht mit einer einzigen Untersuchungsmethode.

Wenn ein Knoten gefunden wurde, ist es sinnvoll, die weitere Abklärung durch denselben Spezialisten durchführen zu lassen. In einem Schilddrüsenzentrum werden alle erforderlichen Untersuchungen gemacht und anschließend ein Befund mit einer genauen Therapieempfehlung erstellt. Nur wenn neben Gespräch und klinischer Untersuchung auch alle weiteren Untersuchungsergebnisse wie Blutwerte, Ultraschall und eventuell Szintigrafie und Feinnadelpunktion berücksichtigt werden, ist eine optimale Betreuung des Patienten möglich. Wenn die Knoten in weiterer Folge an derselben Untersuchungsstelle kontrolliert werden, ist der Verlauf am besten abzuschätzen.

Das Gespräch

Da die Schilddrüsenfunktion bei Knoten meist normal ist, kann die allgemeine Befindlichkeit nicht beeinflusst sein. Es stellen sich andere Fragen: Wann und wie wurde der Knoten entdeckt? Besteht der Eindruck einer Größenzunahme? Gibt es lokale Beschwerden am Hals?

In einem ausführlichen Gespräch werden auch noch weitere Fragen behandelt: Wurde die Schilddrüse schon einmal untersucht und behandelt? Wurde eventuell vor Jahren eine Strahlentherapie am Hals durchgeführt? Gibt es weitere Familienmitglieder mit einem Schilddrüsenknoten oder gar einem Schilddrüsenkarzinom?

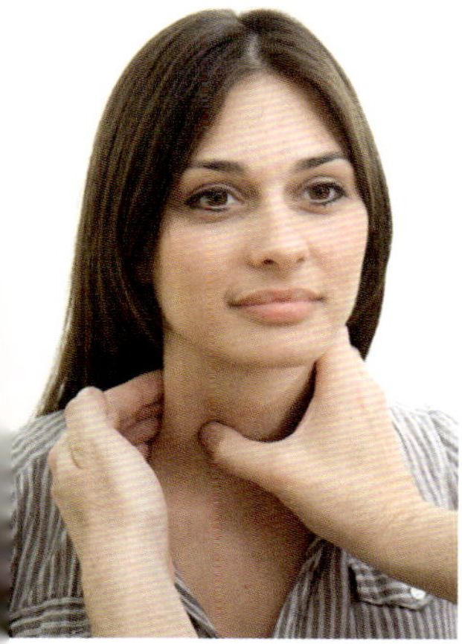

▲ Nicht alle Knoten können getastet werden. Viele sind erst im Ultraschall zu erkennen.

Die klinische Untersuchung

Der erfahrene Arzt erkennt einen Kropf oft schon beim Blick auf den Hals. Anschließend wird ermittelt, ob Knoten im Bereich des Halses tastbar sind und ihre Beschaffenheit wird beurteilt.

Blutabnahme

Bei Schilddrüsenknoten besteht in den allermeisten Fällen eine normale Schilddrüsenfunktion. Trotzdem werden die Blutwerte ermittelt. So kann festgestellt werden, ob durch eine begleitende Unterfunktion das Wachstum der Knoten zusätzlich stimuliert wird, oder ob sich durch funktionell autonome Knoten eine Schilddrüsenüberfunktion entwickelt.

Bei Verdacht auf Knoten ist eine Blutabnahme allein nicht ausreichend. Sie zeigen sich im Ultraschall.

Ein Schilddrüsenkarzinom kann bis auf eine spezielle Ausnahme durch eine Blutabnahme nicht erkannt werden. Nur das selten vorkommende medulläre Schilddrüsenkarzinom gibt krankhaft erhöhte Mengen Kalzitonin ins Blut ab und kann so bereits vor der Operation durch eine Blutabnahme erkannt werden.

Ultraschall

Die Ultraschalluntersuchung (Sonografie) ist die wichtigste Basisuntersuchung zur Beurteilung von Knoten. Mit dieser Untersuchung wird nicht nur die Größe der gesamten Schilddrüse, sondern auch die Größe jedes einzelnen Knotens beurteilt. Weiters erhält der Arzt genaue Informationen über die Anzahl, die Lage und das Aussehen der Knoten. Auch die Durchblutung der Knoten kann beurteilt werden.

Im Ultraschall kann der Arzt einzelne charakteristische Muster erkennen, die auf Bösartigkeit hinweisen. Die Methode ist auch ausgezeichnet für Verlaufskontrollen von Knoten geeignet. Neben der Schilddrüse können Veränderungen in den angrenzenden Organen des Halses beurteilt werden.

Szintigrafie

Die Szintigrafie untersucht das Gewebe auf völlig andere Weise als die Ultraschalluntersuchung: Es wird ein leicht radioaktives Medikament in das Schilddrüsengewebe eingelagert. So kann die regionale Hormonproduktion einzelner Knoten beurteilt werden. Die Szintigrafie ist die einzige Untersuchungsmethode, mit der man heiße Knoten von kalten Knoten unterscheiden kann.

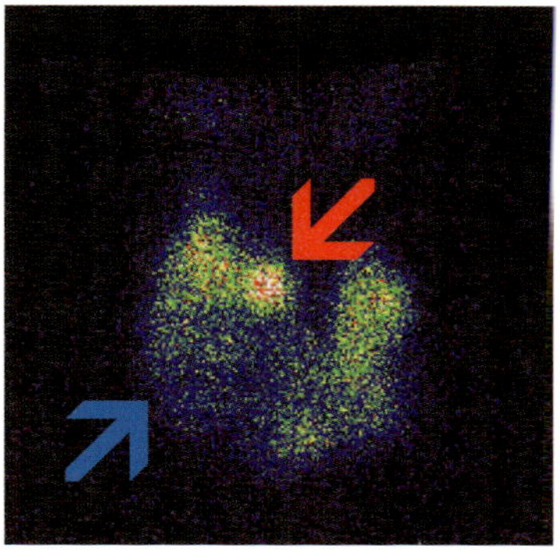

◂ Szintigrafisches Bild von einem großen Kropf: Neben dem kleinen heißen Knoten (roter Pfeil) befindet sich ein großer kalter Knoten (blauer Pfeil).

Daher müssen größere Knoten auf jeden Fall auch szintigrafisch abgeklärt werden. Die diagnostische Genauigkeit ist wesentlich höher, wenn sowohl Szintigrafie als auch Ultraschall vom selben Arzt durchgeführt werden.

Feinnadelpunktion

Die Vorstellung ist dramatischer als die Untersuchung selbst. Sie tut auch nicht besonders weh, der Schmerz ist vergleichbar mit einer Blutabnahme.

▼ **Knoten können zur weiteren Diagnose schnell und relativ schmerzlos punktiert werden.**

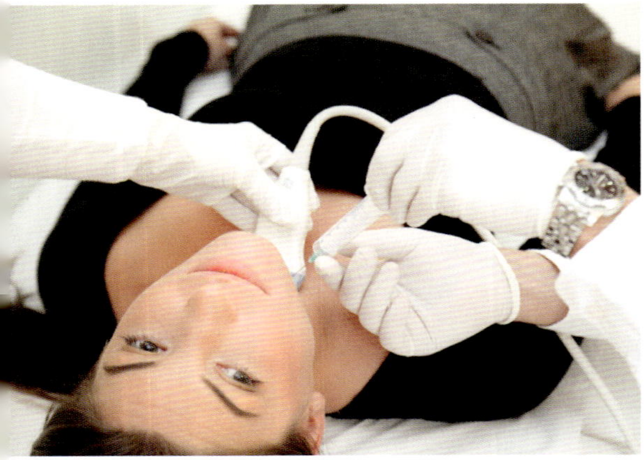

Unter Ultraschallsicht wird eine dünne Nadel vorsichtig in den suspekten Knoten geschoben. Einzelne Zellen werden entnommen und anschließend unter dem Mikroskop untersucht.
So kann noch exakter zwischen gutartigen und bösartigen Veränderungen unterschieden werden.

Weitere Untersuchungen

In bestimmten Situationen sind weitere Untersuchungen erforderlich. Eine beginnende Verengung der Luftröhre zeigt charakteristische Veränderungen in der Atemfunktionsmessung. Bei sehr großen Kröpfen muss mit weiteren bildgebenden Untersuchungen wie Röntgen oder Computertomografie eine Einengung der Luftröhre ausgeschlossen werden.
Eine mögliche Ausdehnung des Kropfes bis in den Brustkorb kann mit einer Magnetresonanztomografie beurteilt werden. Zur weiteren Abklärung von Schluckstörungen kann ein Schluckaktröntgen hilfreich sein.
Vor allem im Rahmen einer Kropfoperation muss eine genaue Untersuchung durch den Hals-Nasen-Ohren-Arzt erfolgen. Der Kehlkopf und die Funktion der Stimmbänder werden vor und nach der Operation beurteilt.

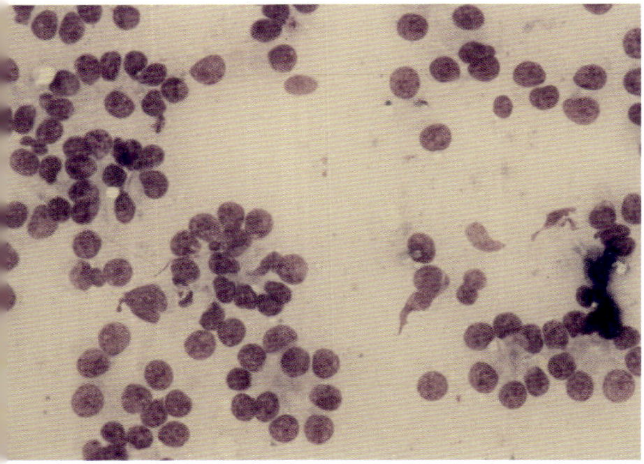

▲ **So sehen Schilddrüsenzellen unter dem Mikroskop aus.**

Behandlung

Bei vielen Knoten reichen regelmäßige Kontrollen aus. Andere müssen mit wachstumshemmenden Medikamenten behandelt werden. Manchmal ist eine Operation oder eine Radiojodtherapie notwendig. Die Aufgabe des Arztes ist es, jene Knoten herauszufiltern, die einer Behandlung bedürfen.

Nach einer genauen Abklärung wird entschieden, welche Therapieform individuell die beste ist. Hier fließen verschiedene Überlegungen ein. Neben Patientenalter und Wachstumsverhalten der Knoten müssen weitere individuelle Faktoren berücksichtigt werden. Regelmäßige Kontrollen sind bei jeder Therapieform erforderlich. Knotenkröpfe können sich nämlich über die Jahre in ihrer Beschaffenheit ändern. Kommt es im Lauf der Jahre zu Veränderungen, so muss die Therapie überdacht und angepasst werden. Nicht immer ist bei Schilddrüsenknoten eine Operation sinnvoll. Man darf nie vergessen, dass Komplikationen bei einer Operation aus einem vorher gesunden Menschen einen kranken machen können.

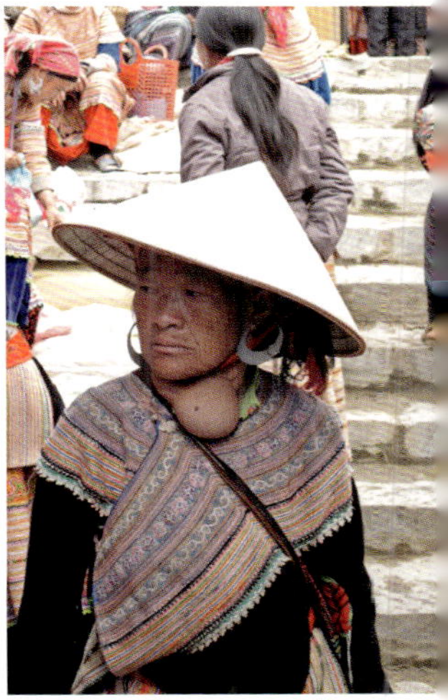

▲ **Der Kropf ist auf der ganzen Welt verbreitet.**

Abwarten

Vor allem bei älteren Patienten ist Abwarten meist die Therapie der Wahl. Schon lang bekannte Knoten, die sich in ihrer Größe nicht ändern, und auch im Ultraschall unauffällig erscheinen, werden nur kontrolliert.

Medikamente

Schilddrüsenhormontabletten können ein Knotenwachstum hemmen. Das von der Hirnanhangdrüse produzierte Hormon TSH stimuliert das Knotenwachstum und bei höheren TSH-Werten wird mit Schilddrüsenhormon behandelt.

Nach Ausschluss einer begleitenden Autoimmunerkrankung ist es sinnvoll, einen grenzwertigen Jodmangel auszugleichen. Bei Schilddrüsenknoten im hohen Alter kann eine regelmäßige Jodgabe allerdings eine funktionelle Autonomie auslösen und zu einer Überfunktion führen.

Operation

Die gesamte knotig veränderte Schilddrüse muss entfernt werden. Umgebende Strukturen dürfen nicht verletzt werden.

Absolute Operationsindikationen sind: Vorliegen eines Schilddrüsenkarzinoms bei der Punktion, durch eine Punktion bestätigte Absiedelung von Schilddrüsenzellen in einem krankhaft vergrößerten Halslymphknoten, eindeutig erhöhte Kalzitoninwerte im Blut. Eine tatsächliche, ausgeprägte Verengung der Luftröhre oder der anderen Halsweichteile ist sehr selten. Auch hier muss unbedingt operiert werden. Die sogenannte follikuläre Neoplasie ist ein Befund in der Feinnadelpunktion, der ein erhöhtes Risiko für Bösartigkeit aufweist. Auch in diesem Fall wird fast immer operiert.
Zeigen sich im Ultraschall mehrere konkrete Muster, die auf Bösartigkeit hindeuten, ist über eine Operation nachzudenken. Auch große kalte Knoten ohne weitere Hinweise auf Bösartigkeit sollten eher operiert werden.

▾ Dieser Knotenkropf wird operativ entfernt.

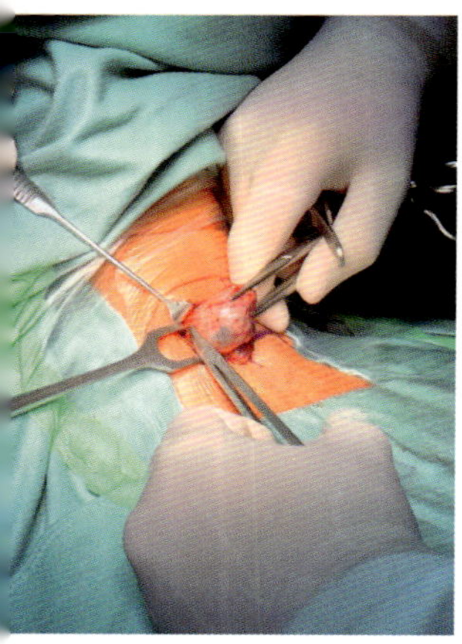

Weitere relative Operationsindikationen sind sehr große Knoten ohne weitere Kriterien auf Bösartigkeit, vor allem bei jungen Patienten, sowie ein deutliches Knotenwachstum insbesondere unter Schilddrüsenhormontherapie. Erfahrene Schilddrüsenchirurgen lassen meist während der Operation das Gewebe unter dem Mikroskop beurteilen (siehe S. 109).
Bei einer Operation muss der gesamte Schilddrüsenlappen, in dem sich der Knoten befindet, entfernt werden. Nur so kann verhindert werden, dass sich nach Jahren und Jahrzehnten in bereits voroperierten Schilddrüsenlappen neuerlich Knoten bilden. Bei neuerlichen Operationen im selben Schilddrüsenlappen ist das Nebenwirkungsrisiko viel höher.
Die Kropfoperation geht mit zwei spezifischen Risiken einher: Der Stimmbandnerv ist so dünn wie ein Haar und verläuft direkt hinter

der Schilddrüse. Wird er durch die Operation geschädigt oder gar durchtrennt, kann lebenslange Heiserkeit die Folge sein. Die kleinen Nebenschilddrüsen, die hinter der Schilddrüse liegen, können ebenfalls der Operation zum Opfer fallen. Die Folge ist ein Absinken des Kalziumspiegels im Blut. Die dadurch hervorgerufenen Beschwerden können von Kribbeln in den Fingern über Muskelkrämpfe bis hin zu Herzrhythmusstörungen reichen (siehe S. 124).

Radiojodtherapie

Heiße Knoten, die funktionell autonom zu einer Überfunktion führen, können durch die Gabe von radioaktivem Jod außer Gefecht gesetzt werden. Im Idealfall wird das restliche Schilddrüsengewebe nicht beeinträchtigt.

Bei vielen heißen Knoten ist die Radiojodtherapie eine gute Alternative zur Operation.

Bei großen Knotenkröpfen ist die Chirurgie allerdings im Vorteil. Hier wird nicht nur der heiße Knoten entfernt, sondern auch alle anderen. Das gesamte Schilddrüsengewebe kann anschließend genau untersucht werden.

Radiofrequenzablation und hochinvasiver fokussierter Ultraschall

In speziellen Situationen kann es sinnvoll sein, Schilddrüsenknoten durch hohe Energie (Hitze oder hochenergetische Ultraschallwellen) zu verkleinern.

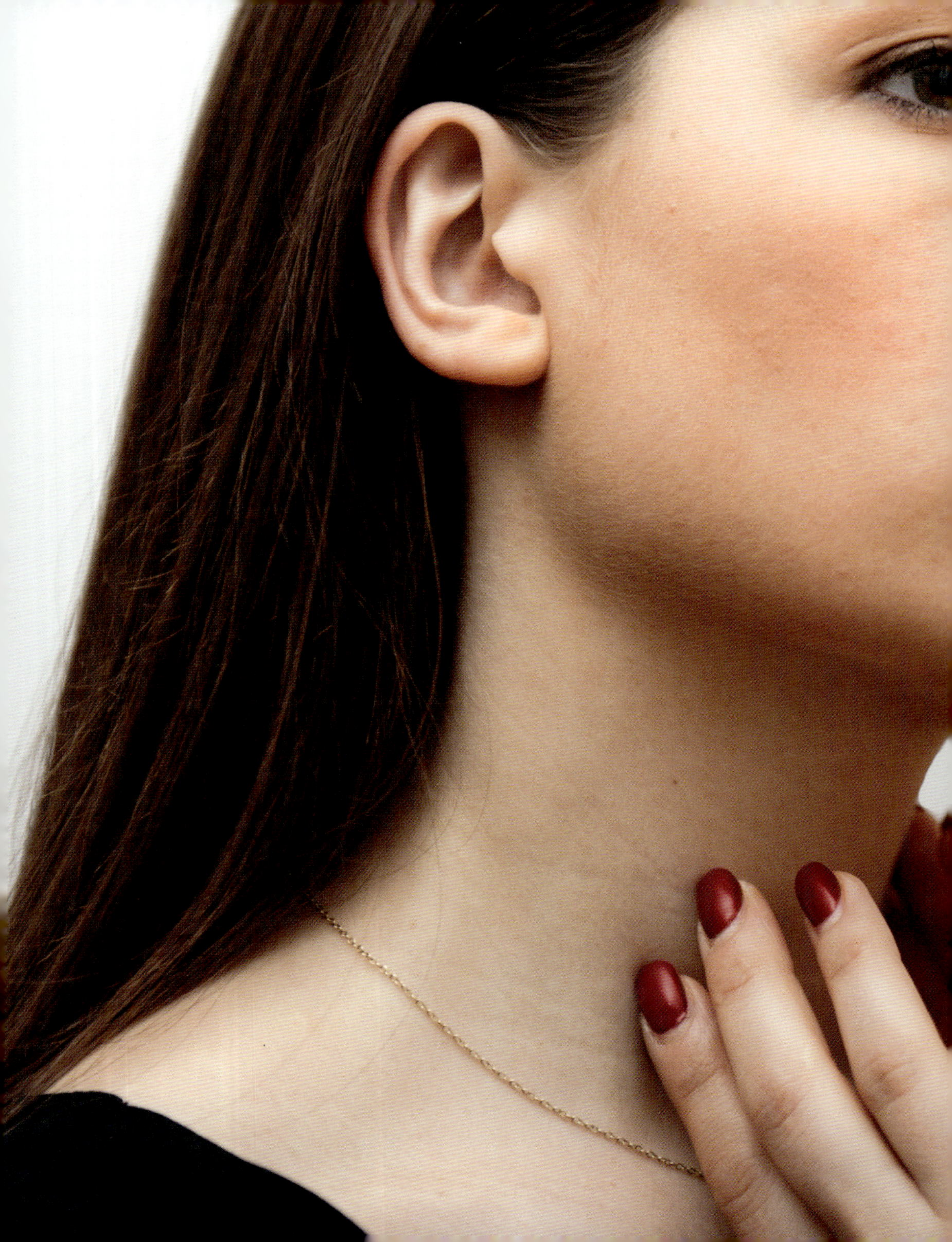

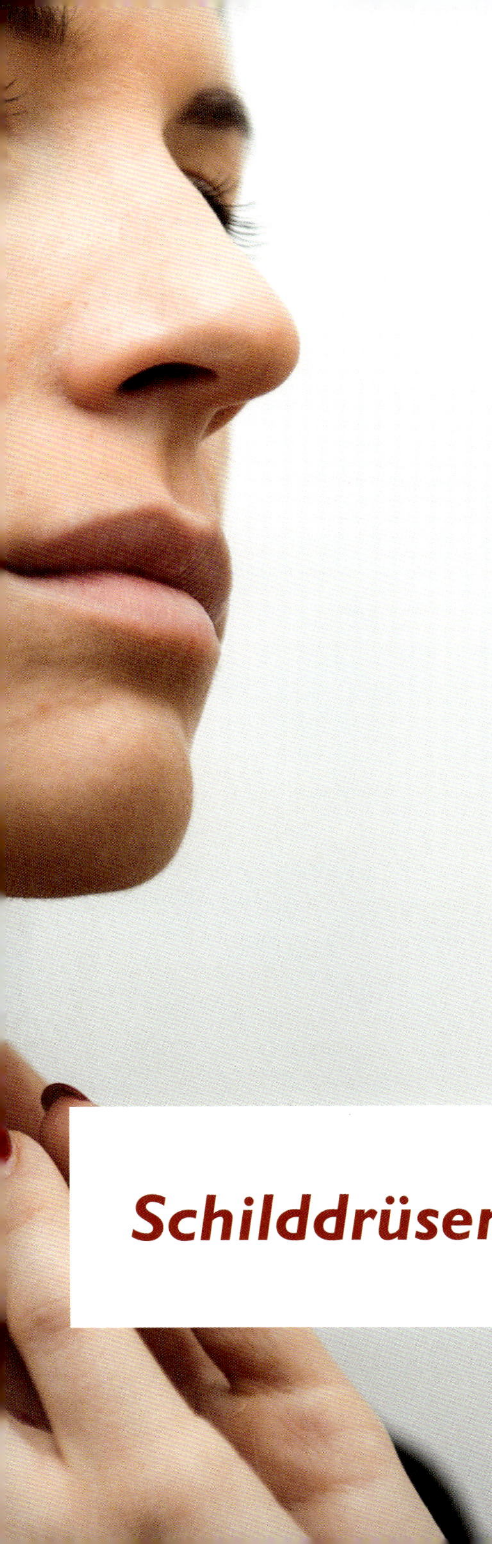

5 Schilddrüsenkrebs

Das Schilddrüsenkarzinom ist heute eine der zehn häufigsten bösartigen Krebsarten in Österreich. Die gute Nachricht: Die Prognose ist bei den meisten Betroffenen exzellent. Auf die richtige Therapie kommt es an.

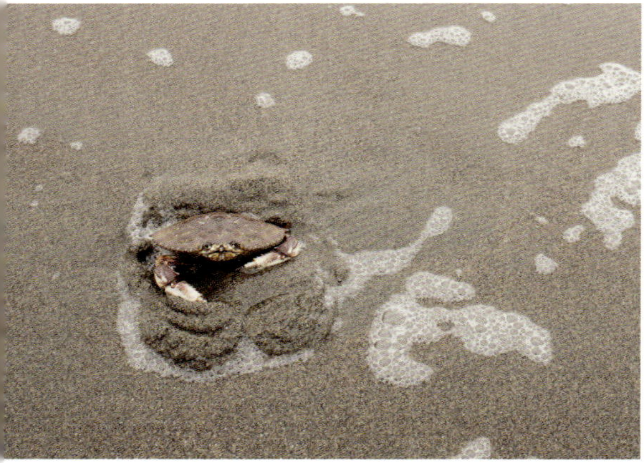

▲ Davon hat die Krankheit ihren Namen: Der Krebs verbeißt sich in seine Umgebung.

Schilddrüsenkarzinome werden heute wesentlich häufiger diagnostiziert als noch vor Jahrzehnten. Der Hauptgrund dafür liegt in der besseren Diagnostik. Die Reaktorkatastrophen von Tschernobyl und Fukushima haben diesbezüglich auf Mitteleuropa keine Auswirkungen. Die Therapie besteht aus einer Operation und einer anschließenden Nachbehandlung mit radioaktivem Jod. Dann sind zwar lebenslange Kontrollen erforderlich, die allermeisten Patienten sind nach dieser Therapie jedoch geheilt. Die nach der Erstbehandlung erforderliche Schilddrüsenhormoneinnahme erfolgt in einer etwas anderen Dosierung als nach einer normalen Kropfoperation und muss exakt eingehalten werden.

Vom Knoten zum Karzinom

Das Schilddrüsenkarzinom wird häufiger.

Knoten in der Schilddrüse sind ein häufiger Befund bei Routineuntersuchungen. Bei einem kleinen Teil entwickelt sich im Rahmen der genauen Abklärung der konkrete Verdacht auf Bösartigkeit – und dann ist plötzlich alles anders.

Trotzdem soll nicht überstürzt gehandelt werden. Folgende Fragen müssen mit dem Arzt besprochen werden: Ist eine vollständige Abklärung bereits erfolgt, die ja zur Planung des genauen operativen Vorgehens unerlässlich ist? Wo soll operiert werden? Selbst bei einem gesicherten Schilddrüsenkarzinom kann in Ruhe alles geplant werden – die Operation muss nicht möglichst schnell, sondern möglichst gut durchgeführt werden. Erfahrenen Schilddrüsenchirurgen stehen in einem Zentrum alle technischen Möglichkeiten, wie zum Beispiel die intraoperative Schnellschnittdiagnostik, zur Verfügung.

Diagnose des Karzinoms

Ein Karzinom wird durch den gestörten feingeweblichen Aufbau unter dem Mikroskop diagnostiziert. Bereits während der Operation wird das entfernte Gewebe eingefroren und sofort in hauchdünne Scheibchen geschnitten. So ist bereits zu diesem Zeitpunkt eine Beurteilung des Gewebes möglich und der Chirurg kann sein weiteres Vorgehen danach richten. Nach der Operation wird das gesamte entfernte Gewebe noch einmal genau unter dem Mikroskop untersucht. Das dauert meist einige Tage. Bei ungefähr jedem 50. Patienten ändert sich die Diagnose dann noch und macht möglicherweise eine weitere Operation notwendig.

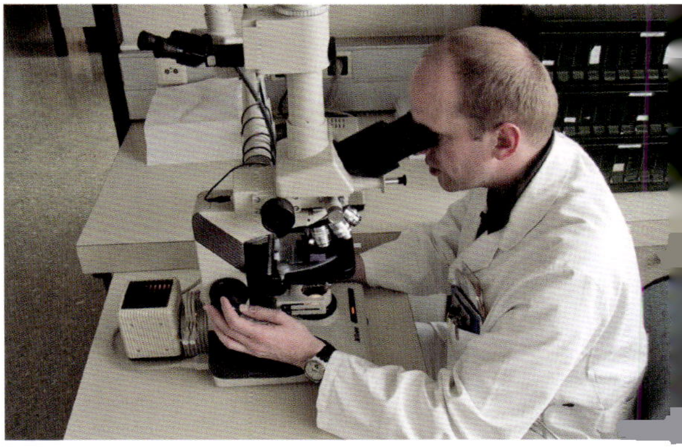

▲ Unter dem Mikroskop können bösartige Zellen am besten erkannt werden.

Die gute Prognose

Es muss immer wieder betont werden, dass die am häufigsten vorkommenden Schilddrüsenkarzinome nach einer korrekten Behandlung eine ausgezeichnete Prognose haben. Allerdings dauert es tatsächlich meist einige Jahre, bis sich der Patient vom Schreck der Krebsdiagnose wieder erholt hat.

Bei einem kleinen Teil der Patienten können nach Jahren oder Jahrzehnten trotz der anfänglichen Therapie wieder bösartige Schilddrüsenzellen auftreten. Auch in dieser Situation bestehen gute Behandlungsmöglichkeiten und kaum Beschwerden.

Krankheitsverlauf und Häufigkeit

Fast alle Schilddrüsenkarzinome sind sogenannte differenzierte Schilddrüsenkarzinome. Das häufigste ist das papilläre Schilddrüsenkarzinom. Dieses wächst meist sehr langsam über viele Jahre, anders als viele andere Krebsarten.

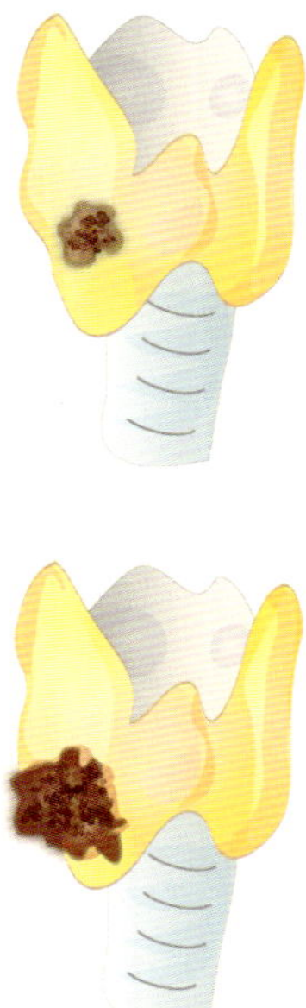

▲ Ein Schilddrüsenkarzinom wächst langsam.

Durch die Verbesserung der Jodversorgung hat sich das Spektrum der Schilddrüsenkarzinome in den letzten Jahrzehnten völlig verändert. Die undifferenzierten Schilddrüsenkarzinome mit ausgesprochen schlechter Prognose treten fast gar nicht mehr auf. Auch bei den differenzierten Schilddrüsenkarzinomen hat sich das Spektrum verschoben. Nur jene mit besserer Prognose treten jetzt häufiger auf als früher. Auch eine Vorstufe des Schilddrüsenkarzinoms, das sogenannte papilläre Mikrokarzinom, kann heute schon oft diagnostiziert werden. Die meisten Patienten werden vollständig und dauerhaft geheilt. An einem Schilddrüsenkarzinom stirbt heute fast niemand mehr.

Vorkommen in der Bevölkerung

Bei mehr als 1.000 Österreichern wird jedes Jahr ein Schilddrüsenkarzinom diagnostiziert. In den anderen deutschsprachigen Ländern ist die Situation ähnlich. Frauen sind davon mehr als doppelt so häufig betroffen wie Männer. Das Schilddrüsenkarzinom kommt in jedem Alter vor, in seltenen Fällen auch bei Kindern und Jugendlichen.

Das papilläre Mikrokarzinom

Das papilläre Mikrokarzinom wird heute von vielen Experten als Vorstufe eines papillären Schilddrüsenkarzinoms gesehen und auch papillärer Mikrotumor genannt. Es kommt ausgesprochen häufig vor und findet sich bei ungefähr jedem zehnten älteren Menschen. Nur ganz selten entwickelt sich daraus eine echte Erkrankung. Oft wird es zufällig im Rahmen einer Kropfoperation entdeckt. Es wird daher auch anders therapiert als die meisten anderen Schilddrüsenkarzinome. Die Entfernung des betroffenen Schilddrüsenlappens reicht meist aus, eine Nachbehandlung mit radioaktivem Jod ist dann nicht erforderlich.

Das Schilddrüsenkarzinom im Vergleich zu anderen Krebsarten

Krebs ist nicht gleich Krebs. Die meisten Menschen denken bei der Diagnose Krebs gleich an Chemotherapie und andere aggressive Behandlungsformen. Beim Schilddrüsenkarzinom sind diese aber fast nie erforderlich, denn dieser Krebs wächst viel langsamer und ist viel weniger aggressiv als andere. Die Therapie besteht aus der Operation. Meist wird anschließend eine Radiojodtherapie durchgeführt, eine Chemotherapie ist praktisch nie erforderlich. Damit sind die allermeisten Patienten geheilt und ihre Lebensqualität ist kaum eingeschränkt. Wie schon gesagt: An einem Schilddrüsenkarzinom stirbt man nur sehr selten.

Das Schilddrüsenkarzinom ist meist nicht sehr aggressiv.

Die Histologie – der unterschiedliche feingewebliche Aufbau

Anhand des Gewebsaufbaus lassen sich verschiedene Formen des Schilddrüsenkarzinoms unterscheiden. Dieser feingewebliche Aufbau (Histologie) bestimmt den Krankheitsverlauf und die Prognose. Daher werden die Schilddrüsenkarzinome nach ihrer Histologie eingeteilt.

Bereits während der Operation erhält der Chirurg durch die Schnellschnittdiagnostik erste Informationen. Nach jeder Schilddrüsenoperation wird das entnommene Gewebe unter dem Mikroskop nochmals genau untersucht. Neben dem papillären Schilddrüsenkarzinom gibt es noch ein weiteres, weit weniger

Papilläres Karzinom: häufigste Form, sehr gute Prognose

Sonderform papilläres Mikrokarzinom: Tumor-Vorstufe, sehr häufig

Follikuläres Karzinom: seltener, Prognose teilweise etwas schlechter

häufiges differenziertes Schilddrüsenkarzinom: Das follikuläre Schilddrüsenkarzinom ist etwas aggressiver. Nur mehr sehr selten entwickeln sich niedrig- oder sogar undifferenzierte Schilddrüsenkarzinome mit einer wesentlich schlechteren Prognose. Eine Sonderform ist das medulläre Schilddrüsenkarzinom, das einzige, das bereits vor der Operation im Blut nachgewiesen werden kann.

Das differenzierte Schilddrüsenkarzinom

Differenzierte Schilddrüsenkarzinome entwickeln sich aus jenen Zellen der Schilddrüse, die Schilddrüsenhormon produzieren. Abhängig vom Wachstumsmuster wird das papilläre vom follikulären Karzinom unterschieden. Das papilläre Schilddrüsenkarzinom ist weitaus häufiger, das Verhältnis papillär zu follikulär beträgt ca. 80 zu 20 %. Alle differenzierten Schilddrüsenkarzinome, insbesondere das papilläre, haben eine ausgezeichnete Prognose.

Nicht mehr in allen Situationen ist eine radikale Behandlung, wie sie früher routinemäßig durchgeführt wurde, erforderlich.

Das papilläre Schilddrüsenkarzinom

Das papilläre Karzinom ist der häufigste bösartige Tumor der Schilddrüse. Eine Vorstufe ist das papilläre Mikrokarzinom (siehe S. 110). Glücklicherweise ist die Prognose des papillären Schilddrüsenkarzinoms ausgezeichnet. In der präoperativen Abklärung kann die Diagnose manchmal schon mit hoher Wahrscheinlichkeit gestellt werden. Die Therapie besteht fast immer in der operativen Entfernung der Schilddrüse und auch der Halslymphknoten. Anschließend werden durch eine Radiojodtherapie die letzten verbleibenden Schilddrüsenzellen, egal ob gut- oder bösartig, entfernt. Ist dies erledigt, kann mithilfe einer Schilddrüsenhormontherapie ein ganz normales Leben geführt werden. Es spricht auch nichts dagegen, dass Frauen nach der Behandlung eines papillären Schilddrüsenkarzinoms schwanger werden und Kinder zur Welt bringen. Am Anfang ist es oft ein emotionales Problem: Es dauert einige Zeit, bis der Schreck der Krebsdiagnose verarbeitet wird.

Obwohl diese Form von Schilddrüsenkrebs in den letzten Jahrzehnten häufiger diagnostiziert wird, existiert in unseren Breiten kein gesicherter Zusammenhang mit den Reaktorkatastrophen in Tschernobyl und Fukushima.
Neben der Vorstufe, dem papillären Mikrokarzinom (siehe S. 110), gibt es auch Knoten, deren feingeweblicher Aufbau zwar an Karzinome erinnert, die heute aber nicht mehr als bösartig angesehen werden (NIFTP).

Das follikuläre Schilddrüsenkarzinom

Beim follikulären Schilddrüsenkarzinom ist ein etwas aggressiverer Verlauf als beim papillären Karzinom möglich. Trotzdem ist auch diese Form von Schilddrüsenkrebs meist relativ harmlos. Wie das papilläre Karzinom wächst auch das follikuläre langsam über Jahre und Jahrzehnte. Im Gegensatz zum papillären Karzinom kann es sich in Lunge, Knochen oder andere Organe absiedeln.
Bei allen differenzierten Schilddrüsenkarzinomen ist der Tumormarker Thyreoglobulin ein hervorragender Kontrollwert für die Nachsorge (siehe S. 121).
Die follikuläre Variante des papillären Karzinoms hat einen Verlauf und eine Prognose wie das papilläre Karzinom.

Das niedrig differenzierte und das undifferenzierte Schilddrüsenkarzinom

Manchmal können sich inmitten eines Schilddrüsenkarzinoms Zellnester bilden, die noch weiter entarten. Diese niedrig differenzierten und undifferenzierten Anteile verschlechtern die Prognose. Das undifferenzierte Schilddrüsenkarzinom wird auch anaplastisches Schilddrüsenkarzinom genannt. Im Gegensatz zu den differenzierten Formen ist beim anaplastischen Karzinom der Verlauf ausgesprochen aggressiv und die Prognose sehr schlecht. Glücklicherweise kommen diese undifferenzierten Schilddrüsenkarzinome in Mitteleuropa aufgrund der verbesserten Jodversorgung heute kaum mehr vor.

Sonderform: das medulläre Schilddrüsenkarzinom

Das medulläre Schilddrüsenkarzinom hat seinen Ursprung in den C-Zellen, die zwischen den hormonproduzierenden Schilddrüsenzellen liegen. Diese Zellen produzieren das Hormon Kalzitonin, das im Blut nachgewiesen werden kann. Im Gegensatz zu den anderen Schilddrüsenkarzinomen kann das medulläre Karzinom durch einen erhöhten Kalzitoninspiegel im Blut erkannt werden. Es ist vom Verlauf her etwas aggressiver als das differenzierte Schilddrüsenkarzinom. Auch die Therapie ist etwas anders.

Die TNM-Klassifikation

Schilddrüsenkarzinome werden auch nach Größe und Ausdehnung charakterisiert. Es stellen sich folgende Fragen: Wie groß ist der bösartige Knoten? Sind Lymphknoten befallen? Bestehen Absiedelungen in weiteren Organen?

Das TNM-Schema beschreibt Größe und Ausdehnung der bösartigen Zellen. T steht für Tumor, N für Nodus (Lymphknoten) und M für Metastasen. Bei jedem Schilddrüsenkarzinom wird neben der Histologie auch das TNM-Schema angegeben. So kann der behandelnde Arzt den weiteren biologischen Verlauf abschätzen und die individuell beste Behandlung wählen. Das T-Stadium wird in T1 bis T4 unterteilt, wobei nicht nur die Tumorgröße, sondern auch die Ausdehnung, vor allem in das benachbarte Gewebe, berücksichtigt wird. Lymphknotenbefall und Fernmetastasen werden nach dem Ja/Nein-Prinzip klassifiziert (0 bzw. 1). T1a, N0, M0 charakterisiert ein auf die Schilddrüse begrenztes Mikrokarzinom.

So entsteht ein Tumor

❶

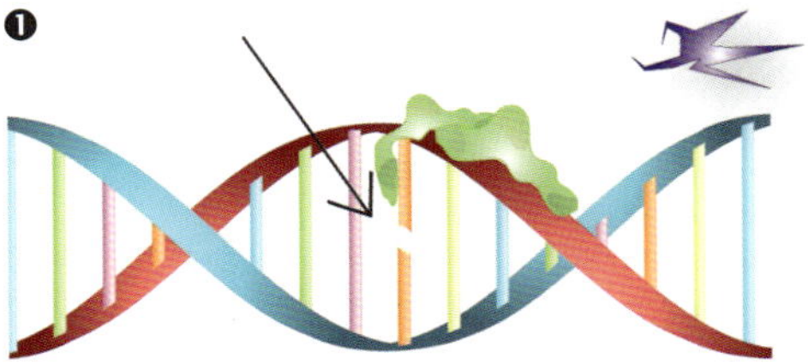

▲ Durch verschiedenste Einflüsse kann eine Zelle geschädigt werden. Der DNA-Doppelstrang im Zellkern bricht. Das passiert immer wieder.

❷

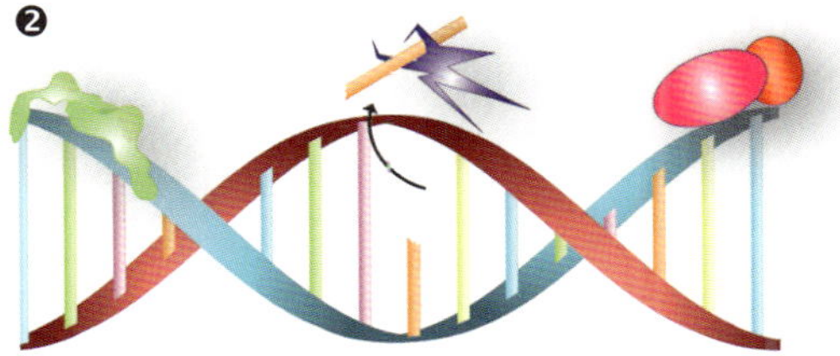

▲ Reparatur-Enzyme entfernen die kaputte Sequenz.

❸

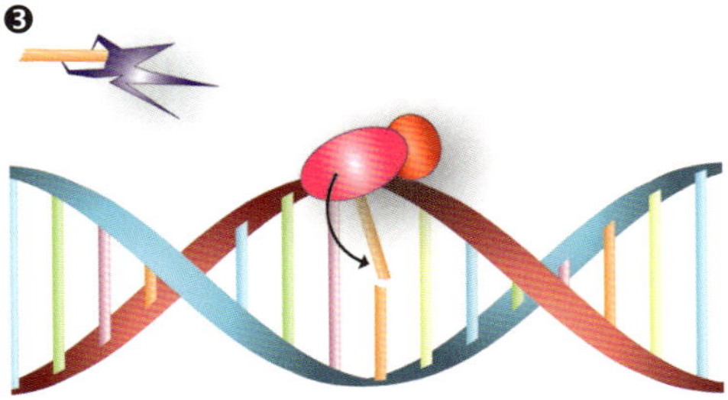

▲ Die DNA im Zellkern wird repariert.

❹

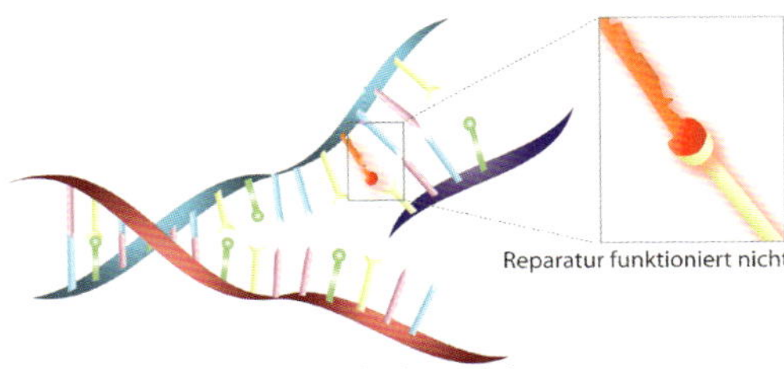

▲ Die Reparatur funktioniert nicht: Ein Tumor kann entstehen.

❺

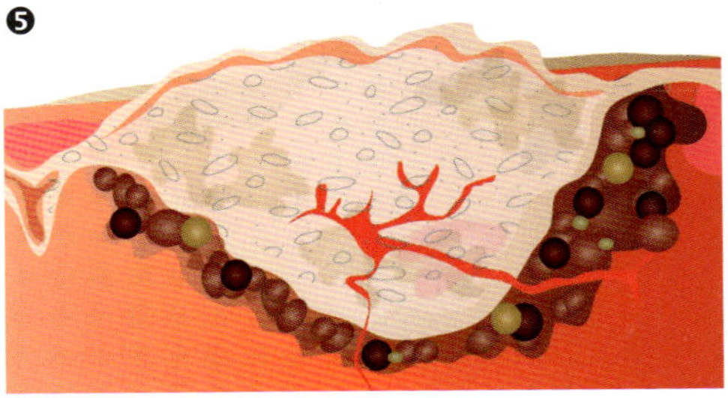

▲ Der Tumor wächst: Er wird verstärkt durchblutet und infiltriert die Umgebung.

So entstehen Metastasen

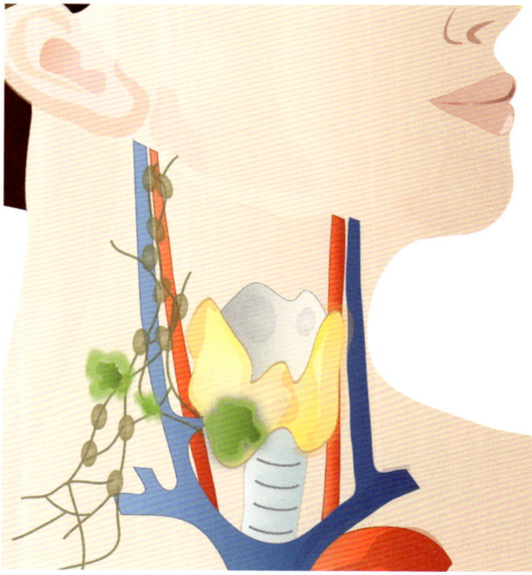

▲ **Schilddrüsenkarzinomzellen verbreiten sich häufig über die Lymphgefäße und siedeln sich in den benachbarten Halslymphknoten an. Dies wird „lymphogene Metastasierung" genannt.**

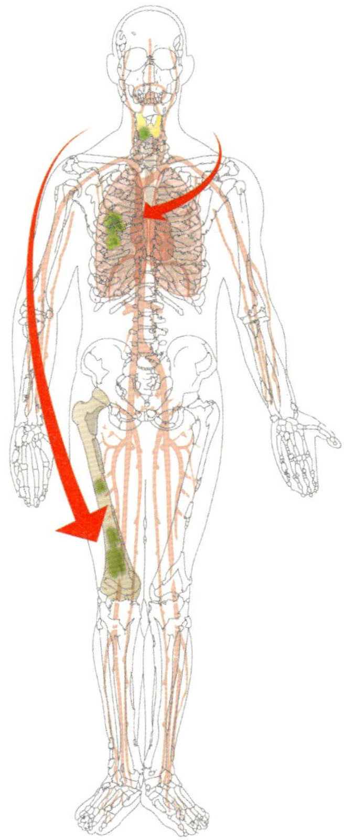

▶ **Über das Blut können Tumorzellen auch in andere Organe gelangen. Über die sogenannte „hämatogene Metastasierung" wandern Schilddrüsenkarzinomzellen vor allem in die Lunge und das Skelettsystem.**

Diese Untersuchungen führt Ihr Arzt zur Abklärung durch

Ist bereits vor der Operation die Krebsdiagnose klar, kann das weitere Vorgehen besser geplant werden. Im Übrigen werden suspekte Knoten in dieser Situation auf die gleiche Weise abgeklärt wie andere Kröpfe.

Mit Ultraschall, Szintigrafie und ultraschallgezielter Feinnadelpunktion stehen der Medizin ausgezeichnete Methoden zur Abklärung eines Knotens vor der Operation zur Verfügung. So können jene suspekten Knoten ziemlich genau identifiziert werden, bei denen eine Operation durchgeführt werden muss. Weitere bildgebende Verfahren sind nur selten und nur in speziellen Fragestellungen notwendig. Routinemäßig wird vor und nach der Operation die Funktion des Stimmbandnervs überprüft und die allgemeine Operationstauglichkeit muss gegeben sein. Jeder Patient sollte optimal für die Operation abgeklärt und vorbereitet sein.

Behandlungsmöglichkeiten

Die Standardtherapie beim Schilddrüsenkarzinom besteht aus der operativen Entfernung der gesamten Schilddrüse und gewisser Lymphknoten am Hals. Anschließend wird meist eine hochdosierte Radiojodtherapie durchgeführt.

Nur beim papillären Mikrokarzinom ohne weitere Hinweise auf Absiedelungen reicht es meist aus, den betroffenen Schilddrüsenlappen zu entnehmen. Bei allen anderen Patienten wird die Schilddrüse zur Gänze entfernt. Auch die Halslymphknoten werden operiert. Einige Wochen später erfolgt eine Nachbehandlung mit radioaktivem Jod. Dadurch werden auch die letzten verbleibenden Gewebenester zerstört. Im Anschluss ist eine lebenslange Therapie mit Schilddrüsenhormon in genau der richtigen Dosierung erforderlich. Werden diese Behandlungsmethoden miteinander kombiniert, werden die meisten Patienten geheilt.

Ein Schilddrüsenkarzinom kann sehr gut behandelt werden.

Operation

Die Schilddrüsenoperation soll unbedingt in einem Zentrum von einem erfahrenen Chirurgen durchgeführt werden. Nur so kann das Risiko von unerwünschten Nebenwirkungen gering gehalten werden.

Manchmal ist schon vor der Operation durch das Ergebnis der Feinnadelpunktion bekannt, dass es sich um ein Karzinom handelt. Bereits während der Operation wird das entfernte Gewebe durch einen Pathologen feingeweblich untersucht. Auch durch diesen intraoperativen Gefrierschnitt kann die Krebsdiagnose gestellt werden.

Bei bekanntem Schilddrüsenkarzinom entfernt der Chirurg die gesamte Schilddrüse. Je nach Größe und Ausdehnung werden auch unterschiedliche Lymphknotengebiete im Hals operiert.

▾ Wenn die Diagnose gestellt wurde, muss beim Schilddrüsenkarzinom fast immer operiert werden.

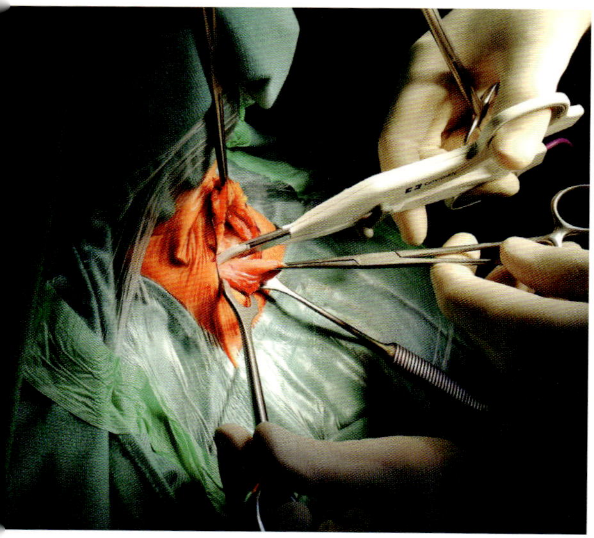

Es gibt auch die Situation, dass erst nach Vorliegen des endgültigen histologischen Befundes mehrere Tage nach der Operation die Krebsdiagnose klar ist. Wurde bei der ersten Operation nicht die gesamte Schilddrüse entfernt, muss nun noch einmal operiert werden. Dies kann in der ersten Woche nach der Erstoperation gemacht werden.

Anschließend setzt die Wundheilung verstärkt ein und es wird sehr schwierig, im Hals zu operieren. Erst nach drei Monaten bestehen wieder gute Verhältnisse für eine neuerliche Operation.

Radiojodtherapie

Selbst der beste Chirurg kann nicht das gesamte Schilddrüsengewebe komplett entfernen. Kleine Gewebsinseln bleiben immer im Hals zurück. Diese werden durch eine sehr elegante Methode entfernt: die Radiojodtherapie. Mehrere Wochen nach der Operation werden durch das radioaktive Jod-131 diese Gewebereste zerstört. Die Therapie selbst ist völlig unspektakulär. Eine kleine Kapsel wird geschluckt, das radioaktive Jod verteilt sich im Körper und reichert sich in den letzten vorhandenen Schilddrüsenzellen an. Diese werden nun durch die radioaktive Beta-Strahlung zerstört.

Damit sich das radioaktive Jod gut in die letzten Schilddrüsenzellen einlagern kann, müssen diese begierig Jod aufnehmen. Dies ist nur dann der Fall, wenn in den Wochen vor der Therapie möglichst wenig normales Jod zugeführt wird.

Bei fast allen Formen des Schilddrüsenkarzinoms muss nach der Operation eine hochdosierte Radiojodtherapie durchgeführt werden.

Jod-131 kann auch zur Bildgebung verwendet werden. Ungefähr eine Woche, nachdem die Kapsel geschluckt wurde, kann durch eine Szintigrafie die Verteilung des radioaktiven Jods dargestellt werden. So werden möglicherweise noch vorhandene Schilddrüsenreste oder Absiedelungen in anderen Organen sichtbar gemacht.

Sechs Monate nach der Radiojodtherapie wird durch eine diagnostische Jod-Ganzkörperszintigrafie der Erfolg nochmals kontrolliert. Hochdosierte Radiojodtherapien werden nur in speziellen Zentren durchgeführt. Aus Strahlenschutzgründen werden die Patienten auf nuklearmedizinischen Bettenstationen aufgenommen. Die Radiojodtherapie ist eine bewährte Therapie und wird seit über 60 Jahren angewandt. Selbst die hochdosierte Radiojodtherapie beim Schilddrüsenkarzinom hat erst dann Nebenwirkungen, wenn sie relativ oft durchgeführt werden muss.

Für den Erfolg einer Radiojodtherapie ist die richtige Schilddrüsenfunktion wichtig. Es muss eine Schilddrüsenunterfunktion vorliegen, der TSH-Wert im Blut soll über 30 mU/l betragen. Hohe TSH-Werte werden durch eine Injektion eines Medikamentes in den Muskel erreicht (siehe folgende Seiten). Alternativ zur intramuskulären Injektion werden so hohe TSH-Werte auch durch Pausieren der Schilddrüsenhormontherapie erreicht. Nach einer gut durchgeführten Schilddrüsenoperation ist dies spätestens nach 3–4 Wochen der Fall.

Schilddrüsenhormontherapie

Nachdem die gesamte Schilddrüse entfernt wurde, muss lebenslang Schilddrüsenhormon eingenommen werden. Dies geschieht aus zwei Gründen: Einerseits muss die drohende Unterfunktion behandelt werden, andererseits soll eventuelles neuerliches Wachstum von Schilddrüsengewebe verhindert werden.

Schilddrüsenfunktion nach abgeschlossener Therapie

Nach einem Schilddrüsenkarzinom wird das Hormon anders dosiert als nach normalen Kropfoperationen. Im ersten Jahr nach der Operation wird die Dosis meist so gewählt, dass der TSH-Wert im Blut unterdrückt ist.

Lebenslange Kontrollen sind nun erforderlich.

Das von der Hirnanhangdrüse produzierte Hormon TSH stimuliert das Wachstum von Schilddrüsengewebe. Um dies zu verhindern, wird nach einem Schilddrüsenkarzinom anfangs die Therapie so gewählt, dass hohe TSH-Werte vermieden werden. Meist ist es ausreichend, die Hormondosis so zu wählen, dass der TSH-Wert im unteren Normbereich liegt, nur mehr bei Hochrisiko-Patienten wird der TSH-Wert durch absichtlich höher dosiertes Schilddrüsenhormon langjährig unterdrückt (TSH-suppressive Therapie). Begleiterkrankungen sollten bei der Dosierung berücksichtigt werden. Während einer Schwangerschaft muss die Schilddrüsenfunktion engmaschig kontrolliert werden und die Hormondosis vor allem am Anfang meist deutlich gesteigert werden.

Die „natürliche" und die „künstliche" Unterfunktion

Nach der Diagnose Schilddrüsenkarzinom gibt es spezielle Situationen, in denen ein hohes TSH erforderlich ist. Nur so kann sich radioaktives Jod effizient in Schilddrüsengewebe anreichern. Auch die Aussagekraft des Tumormarkers Thyreoglobulin ist bei hohen TSH-Werten besser.

Hohe TSH-Werte können auf zwei Arten erreicht werden. Wird nach Entfernung des Schilddrüsengewebes eine Zeit lang kein Schilddrüsenhormon eingenommen, entwickelt sich spätestens nach einigen Wochen eine Schilddrüsenunterfunktion mit hohen TSH-Werten.

Die TSH-Spritze erspart den Patienten die Beschwerden der Unterfunktion.

Heute wird als Alternative dazu meist unter Schilddrüsenhormoneinnahme ein künstlich hergestelltes TSH in den Muskel gespritzt. Auch so erhält man hohe TSH-Werte. Die notwendigen Untersuchungen können dann durchgeführt werden und die unangenehmen Nebenwirkungen der Unterfunktion bleiben aus.

Der Tumormarker Thyreoglobulin

Thyreoglobulin ist ein Eiweißkörper, der nur von Schilddrüsenzellen produziert wird und zum Teil auch ins Blut abgegeben wird. In der Nachsorge des differenzierten Schilddrüsenkarzinoms ist Thyreoglobulin daher ein ausgezeichneter Tumormarker.

Nach erfolgreicher Operation und Radiojodtherapie sollten im Körper keine Schilddrüsenzellen vorhanden sein, und Thyreoglobulin kann im Blut nicht mehr nachgewiesen werden. Ist irgendwann im Laufe der Jahre plötzlich wieder Thyreoglobulin messbar, muss ein neuerliches Zellwachstum vermutet werden. Thyreoglobulin ist unter hohen TSH-Werten wesentlich aussagekräftiger als unter TSH-suppressiver Therapie. Manchmal ist es nicht ganz einfach, geringste Mengen an Thyreoglobulin nachzuweisen oder auszuschließen. Vor einer Operation ist das Thyreoglobulin bei allen Menschen unterschiedlich hoch nachweisbar und daher als Tumormarker nicht geeignet.

Thyreoglobulin ist bei Patienten mit behandeltem differenziertem Schilddrüsenkarzinom ein ausgezeichneter Tumormarker.

Langzeitverlauf

Die Prognose des differenzierten Schilddrüsenkarzinoms ist ausgezeichnet. Die Zehnjahres-Überlebensraten liegen über 90 %. Das entspricht fast der gesunden Normalbevölkerung. Trotzdem darf auf regelmäßige Kontrollen nicht vergessen werden.

Das differenzierte Schilddrüsenkarzinom hat meist eine ausgezeichnete Prognose.

Ein neuerliches Tumorwachstum entsteht nur selten. Genauso langsam wie ein Schilddrüsenkarzinom auftritt, entwickeln sich auch Metastasen. Papilläre Karzinomzellen wandern vor allem durch die Lymphe in die Halslymphknoten (Lymphknotenmetastasierung). Die Zellen des follikulären Karzinoms werden über die Blutbahn in andere Organe verschleppt und siedeln sich am ehesten in Lunge oder Knochen an. Metastasen können oft erst nach zehn oder sogar zwanzig Jahren auftreten. Auch sie wachsen langsam und beeinträchtigen die Lebensqualität oft kaum. Sie können chirurgisch oder durch eine Radiojodtherapie behandelt werden. Manchmal reicht es auch, die Veränderungen vorerst nur zu beobachten.

Der normale Verlauf

Meist bestätigen die regelmäßigen Nachuntersuchungen, dass die Patienten ihre Krebserkrankung überstanden haben. Trotzdem dauert es oft einige Jahre, bis sie davon selbst überzeugt sind, die Angst bleibt manchmal noch viel länger bestehen.

Diagnose und Behandlung von Lokalrezidiven und Metastasen

Jene wenigen Patienten, bei denen im Rahmen der Nachuntersuchungen ein neuerliches Tumorwachstum im ehemaligen Schilddrüsenbereich (Lokalrezidiv) oder an einem anderen Ort im Körper (Metastasen) festgestellt wird, werden individuell angepasst behandelt. Je nach Situation wird wieder operiert und/oder eine neuerliche hochdosierte Radiojodtherapie durchgeführt. Manchmal ist auch eine Strahlentherapie sinnvoll. Seit einigen Jahren gibt es eine neuartige Form der Chemotherapie, die bei wenigen Patienten mit sehr aggressivem Krankheitsverlauf hilfreich sein kann: die Tyrosinkinase-Hemmer. Andere Therapiekonzepte sind meist nicht notwendig.

Diese Kontrolluntersuchungen führt Ihr Arzt nach abgeschlossener Therapie durch

Ultraschall und Jod-Ganzkörperszintigrafie bestätigen, dass kein Schilddrüsengewebe mehr im Körper vorhanden ist. Auch der Thyreoglobulinspiegel ist so niedrig, dass er im Blut nicht mehr gemessen werden kann.

Bei den meisten Patienten wird nach sechs bis zwölf Monaten noch einmal eine geringe Menge radioaktives Jod verabreicht und eine Ganzkörperszintigrafie durchgeführt. So kann der Erfolg der Radiojodtherapie überprüft werden. Dazu sind hohe TSH-Werte erforderlich, die entweder durch Absetzen der Schilddrüsenhormonmedikation oder durch eine Injektion erreicht werden. In dieser speziellen Situation wird auch eine eventuelle Thyreoglobulinproduktion stimuliert und die Thyreoglobulinmessung ist zu diesem Zeitpunkt aussagekräftiger. Bei unauffälligen Befunden sind in weiterer Folge nur mehr Routinekontrollen erforderlich und die Schilddrüsenhormontherapie muss nicht mehr abgesetzt werden.

Schilddrüsenfunktion

Die korrekte Einstellung der Schilddrüsenfunktion wird durch eine Blutabnahme überprüft. Es muss mindestens sechs Wochen lang die idente Dosierung eingenommen werden, erst dann ist der TSH-Wert aussagekräftig. Am Tag der Blutabnahme soll keine Schilddrüsenhormontablette eingenommen werden.

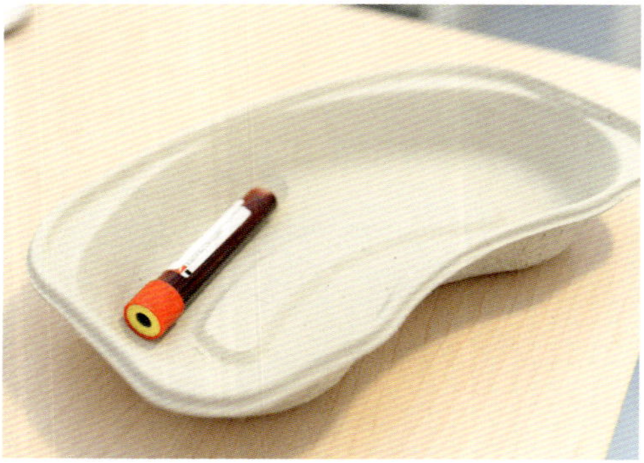

▲ **Die richtige Einstellung der Schilddrüsenfunktion wird mit einer Blutprobe bestimmt.**

Die Tumormarker Thyreoglobulin und Kalzitonin

Bei Patienten, die wegen einem differenzierten Schilddrüsenkarzinom operiert wurden, ist Thyreoglobulin ein ausgezeichneter Tumormarker (siehe S. 121). In allen anderen Situationen hat dieser Blutwert als Tumormarker keinen Stellenwert.
Kalzitonin ist der Tumormarker speziell für das medulläre Schilddrüsenkarzinom. Im Gegensatz zum Thyreoglobulin ist der Kalzitoninwert im Blut auch schon bei der Abklärung vor einer Operation diagnostisch wertvoll. Auch für die Nachsorge des medullären Schilddrüsenkarzinoms ist Kalzitonin ausgezeichnet geeignet. Rezidive werden so bereits erkannt, lange bevor sie durch andere Untersuchungsmethoden dargestellt werden können.

Die Nebenschilddrüsen: Kalzium und Parathormon

Die Nebenschilddrüsen sind vier kleine Drüsen, die hinter der Schilddrüse liegen. Sie produzieren das Parathormon, das den Kalziumstoffwechsel wesentlich reguliert. Durch eine ausgedehnte Operation werden oft die Nebenschilddrüsen kurzzeitig geschädigt. Als Folge davon wird zu wenig Parathormon produziert und der Kalziumsspiegel im Blut fällt ab.
Leichte Empfindungsstörungen wie Ameisenlaufen im Bereich der Hände und des Gesichtes sind erste Anzeichen. Später treten Krämpfe auf, die im schlimmsten Fall sogar lebensbedrohlich sein können. Daher müssen in den ersten Tagen nach einer Schilddrüsenoperation meist Kalziumtabletten eingenommen werden.
Länger dauernde oder bleibende Schäden der Nebenschilddrüsen sind zwar selten, aber eine ausgesprochen unangenehme Komplikation. Der Parathormonspiegel im Blut bleibt niedrig und der Körper kann selbst nicht genügend Kalzium bereitstellen. Deswegen

müssen Kalzium und Vitamin D eingenommen werden. Gerade die langjährige Einnahme von Kalzium kann zu ausgeprägtem Magen- und Darmbeschwerden führen und wird von vielen Patienten als ausgesprochen unangenehm empfunden.

Gefürchtete Komplikationen: Verletzung des Stimmbandnervs und der Nebenschilddrüsen

Ultraschall

Der Ultraschall ist die beste Untersuchung zur Beurteilung des Schilddrüsenbettes und der Halslymphknoten. Selbst kleine Rezidive werden erkannt und die Halslymphknoten können beurteilt werden.

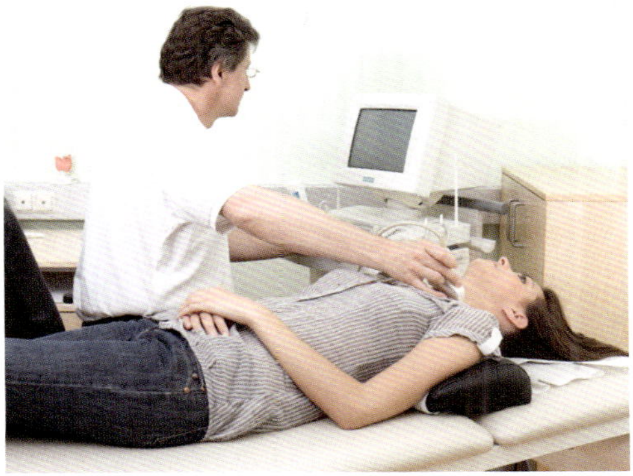

▲ Eine von einem erfahrenen Arzt durchgeführte Ultraschalluntersuchung ist die wichtigste bildgebende Methode für die Nachsorge beim Schilddrüsenkarzinom.

Jod-Ganzkörperszintigrafie

Beim Schilddrüsenkarzinom wird das radioaktive Isotop Jod-131 in zwei verschiedenen Situationen zur Bildgebung benützt: nach der Therapie und zur Diagnose.

Bei der Radiojodtherapie nehmen alle noch vorhandenen Schilddrüsenzellen radioaktives Jod auf und werden dadurch zerstört. Anschließend kann durch eine Szintigrafie die Verteilung des radioaktiven Jods sichtbar gemacht werden. So sieht man eventuell noch vorhandenes Schilddrüsengewebe.

Die diagnostische Jod-Ganzkörperszintigrafie dient nur zur Bildgebung und nicht zur Therapie. Wird nämlich nur eine ganz geringe Menge Jod-131 gegeben, hat dies kaum einen therapeutischen Effekt. Allerdings kann die Verteilung im Gewebe ebenfalls bildlich dargestellt werden. Um eine ausreichende Jodaufnahme in eventuell vorhandene Schilddrüsenzellen zu erzielen, sind auch hier hohe TSH-Werte erforderlich.

In den meisten Fällen reicht es aus, einmal circa sechs Monate nach der hochdosierten Radiojodtherapie eine diagnostische Jod-Ganzkörperszintigrafie durchzuführen. So wird die Wirkung der Radiojodtherapie dokumentiert.

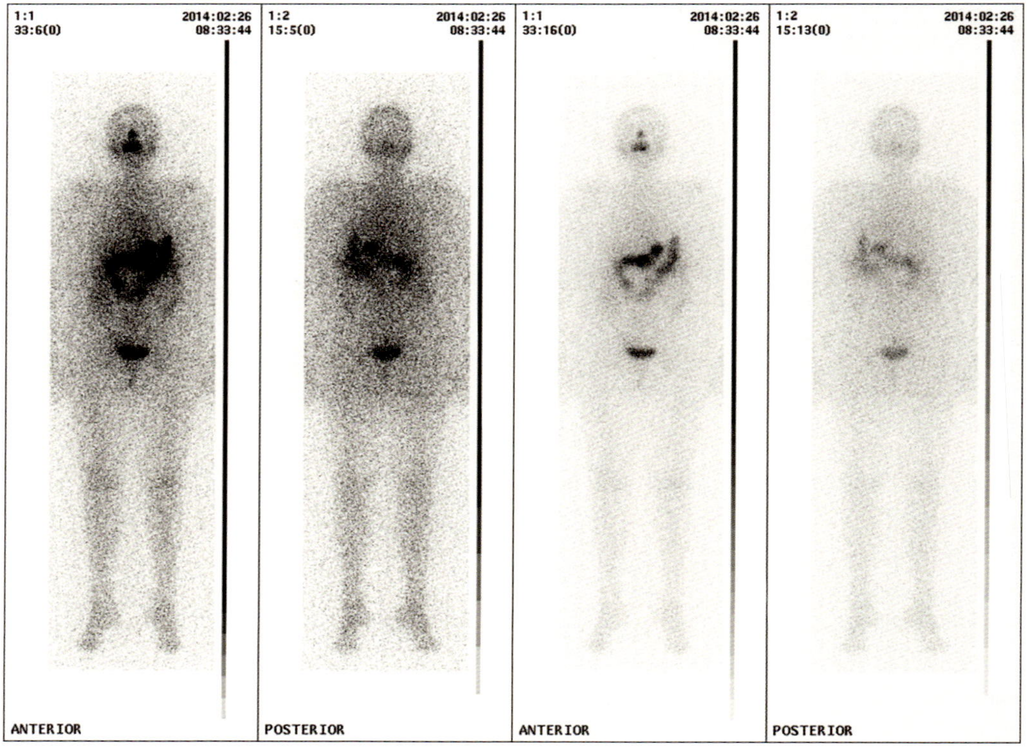

▲ **Jod-Ganzkörperszintigrafie bei einem Patienten in der Nachsorge nach einem Schilddrüsenkarzinom. Die Aufnahmen sind in zwei unterschiedlichen Belichtungen dargestellt (anterior: von vorne aufgenommen, posterior: von hinten aufgenommen).**

Positronen-Emissions-Tomografie (PET)

Auch die Positronen-Emissions-Tomografie ist eine nuklearmedizinische Untersuchung. Hier wird leicht radioaktiver Zucker verabreicht, der sich in Gewebe mit erhöhtem Zucker-Stoffwechsel anreichert. Auch ein spezielles Jod-Isotop kann verwendet werden. So kann Tumorgewebe dargestellt werden. Diese Untersuchung ist bei Verdacht auf ein Rezidiv nur in speziellen Fällen erforderlich.

Mit modernen Geräten ist es möglich, gleichzeitig eine Computertomografie oder Magnetresonanztomografie durchzuführen (PET-CT, PET-MR). Damit ist eine noch exaktere Diagnostik möglich.

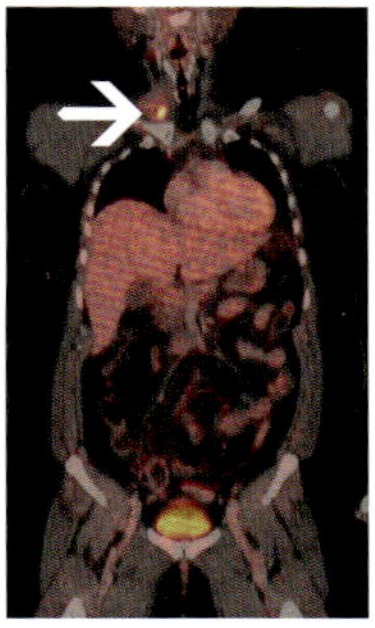

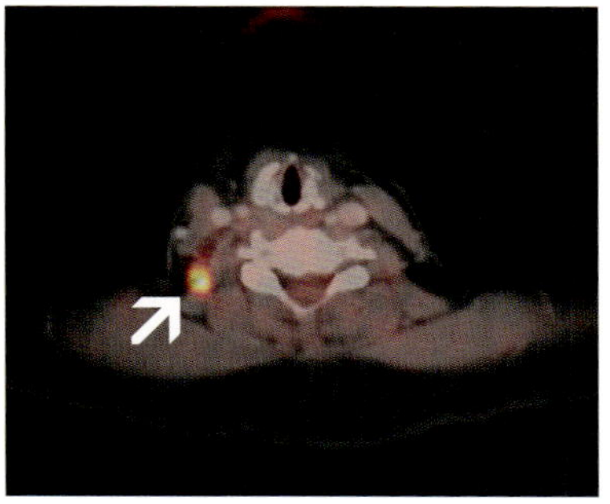

◂ **Patient mit Zustand nach Schilddrüsenkarzinom:**

Die Positronen-Emissions-Tomografie (PET) mit radioaktiv markiertem Zucker zeigt bei diesem Patienten einen deutlich gesteigerten Zuckerstoffwechsel in einer Lymphknotenmetastase im Hals rechts. Zur besseren räumlichen Orientierung wird gleichzeitig auch eine Computertomografie (CT) angefertigt. Diese Kombinationsuntersuchung wird PET-CT genannt.

Links: Ansicht von vorne
Rechts: Querschnitt

Andere bildgebende Verfahren

Thorax- und Skeletttröntgen, Computertomografie und Magnetresonanztomografie sind bei konkretem Verdacht auf Tumorabsiedelungen notwendig. Es darf nie vergessen werden, dass das Kontrastmittel bei der Computertomografie stark jodhaltig ist, was bei Schilddrüsenkarzinompatienten in vielen Situationen problematisch sein kann.

Schilddrüsenkarzinom und Jod

Wird radioaktives Jod zu medizinischen Zwecken gegeben, steht es im Wettstreit mit dem im Körper vorhandenen normalen Jod. Schilddrüsenkarzinompatienten müssen daher darauf achten, dass vor einer geplanten Radiojodtherapie oder diagnostischen Jod-Ganzkörperszintigrafie möglichst wenig sonstiges Jod in ihrem Körper ist.

Hier muss man pingeliger sein als in anderen Situationen. Selbstverständlich müssen Röntgenkontrastmittel und jodhaltige Desinfektionsmittel über einen längeren Zeitraum gemieden werden. Auch das durch die Nahrung zugeführte Jod muss so gut wie möglich reduziert werden.

Tschernobyl und Fukushima

Die Unfälle in den Kernkraftwerken Tschernobyl und Fukushima haben auch Schilddrüsenerkrankungen hervorgerufen. Viele fragen sich: Ist auch meine Schilddrüse davon betroffen?

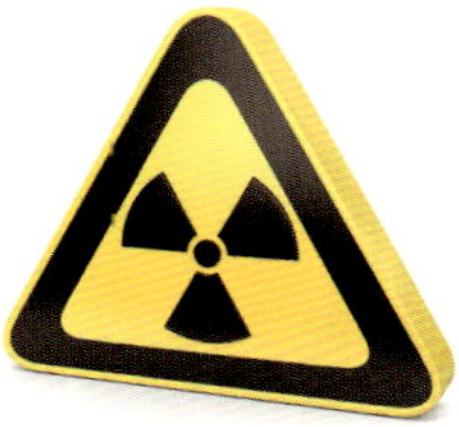

In Tschernobyl 1986 und in Fukushima 2011 fanden schwerwiegende Reaktorkatastrophen statt. Beide Male ist eine hohe Menge an Radioaktivität in die Umwelt ausgetreten, die zu schweren Schäden geführt hat. In der Umgebung von Tschernobyl traten vor allem bei Kindern gehäuft Schilddrüsenkarzinome auf. In weiter entfernten Arealen wie Deutschland und Österreich war der radioaktive Niederschlag aber so gering, dass er keinen Einfluss auf das Auftreten von Schilddrüsenkarzinomen hatte, und auch nicht auf die Häufigkeit der Hashimoto-Thyreoiditis.

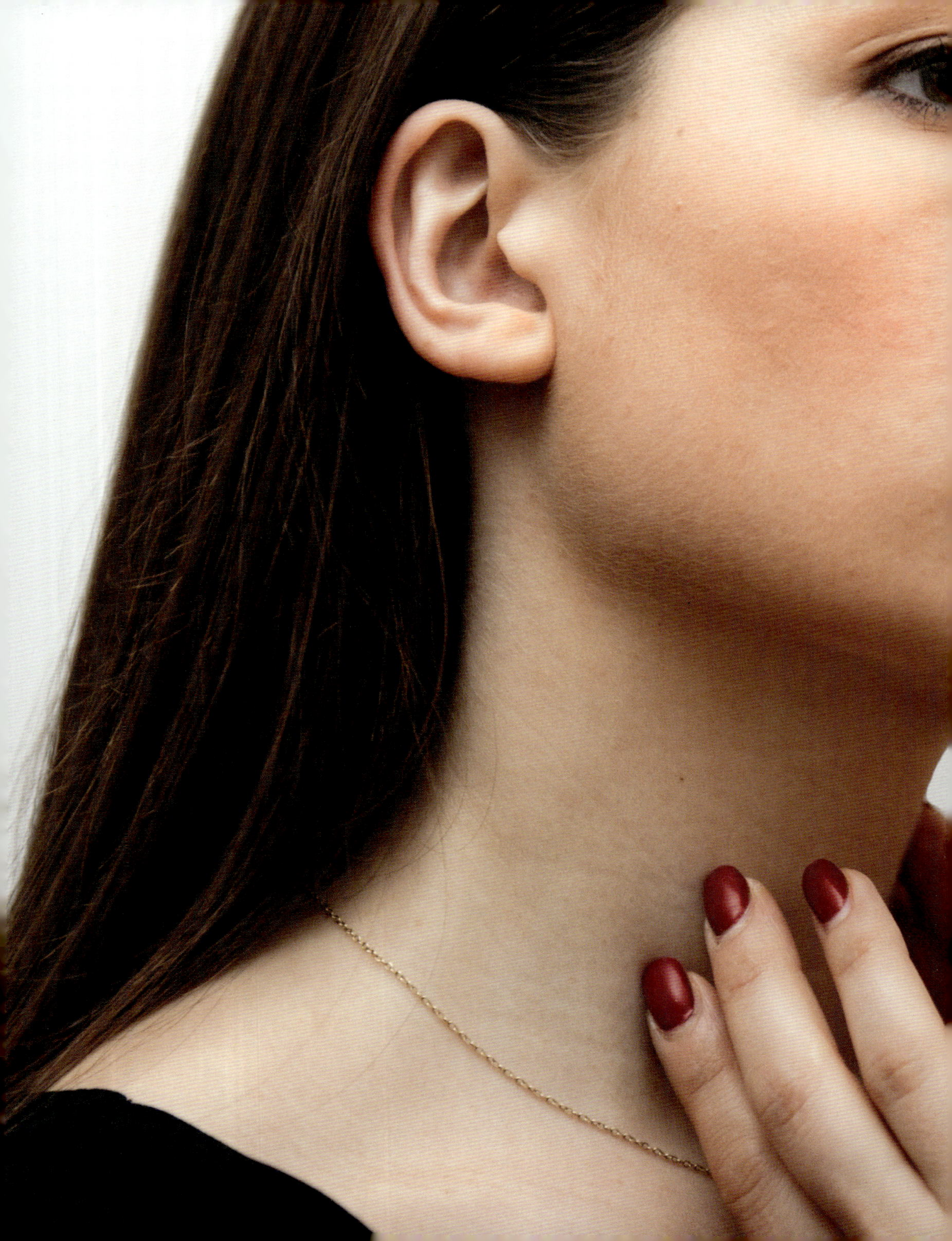

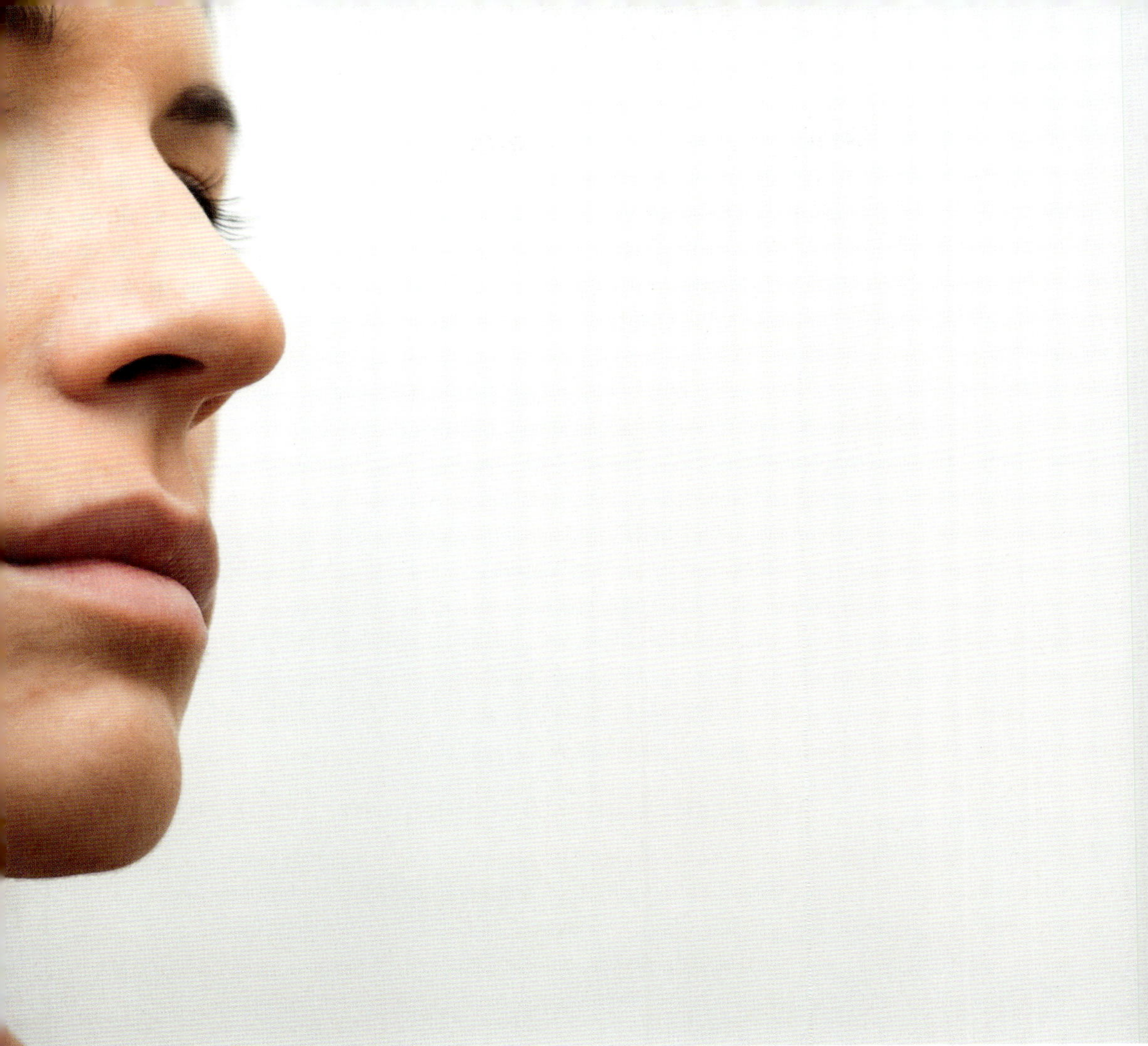

6 Autoimmunerkrankungen der Schilddrüse
und andere Erkrankungen

Autoimmunerkrankungen der Schilddrüse sind häufig und betreffen alle Altersgruppen. Bei Patienten mit einer Autoimmunerkrankung der Schilddrüse treten vor allem auch andere Autoimmunerkrankungen häufiger auf.

Wie viele andere Erkrankungen treten auch Autoimmunerkrankungen der Schilddrüse des Öfteren familiär auf. Die Genetik spielt hier eine große Rolle. Oft werden Schilddrüsenerkrankungen von der Mutter an die Töchter weitervererbt. Bei genauerem Nachfragen finden sich auch oft andere Autoimmunerkrankungen in der Verwandtschaft. Auch einzelne andere Erkrankungen ohne Bezug zum Immunsystem treten gering häufiger auf. Dies sind immer zwei verschiedene Erkrankungen. Sie haben lediglich einen gemeinsamen genetischen Hintergrund. Auch wenn gewisse Wechselwirkungen bestehen können, muss jede Erkrankung für sich richtig behandelt werden.

Generelles über Autoimmunerkrankungen

Die Zahl der von Autoimmunerkrankungen Betroffenen wird immer größer, und die Gründe dafür sind letztlich unklar. Nicht nur die Schilddrüse ist von diesem Phänomen betroffen, auch viele andere Autoimmunerkrankungen werden immer häufiger.

Das gesunde Immunsystem ist ein komplexes Zusammenspiel verschiedener Faktoren.

Das Immunsystem hat die Aufgabe, Krankheitserreger, die den Körper bedrohen, zu erkennen und zu vernichten. Manchmal irrt es sich: Körpereigene Strukturen werden fälschlicherweise als körperfremd angesehen und bekämpft. Eine Autoimmunerkrankung entsteht. Die Symptomatik ist davon abhängig, welches Gewebe betroffen ist: So können neben der Schilddrüse zum Beispiel auch die Pigmentzellen der Haut, die Haarfollikel oder sogar die insulinproduzierenden Zellen in der Bauchspeicheldrüse betroffen sein. Verschiedene Erkrankungen entstehen so. Manche dieser Erkrankungen sind sehr selten, andere wiederum kommen häufiger vor. Ansteckend sind sie alle nicht.

Autoimmunerkrankungen der Schilddrüse

Wenn das Immunsystem die Schilddrüse irrtümlich als fremd erkennt, können zwei verschiedene Erkrankungen auftreten: die chronische Immunthyreoiditis Hashimoto und der Morbus Basedow. Manchmal gibt es auch Mischformen.

Autoimmunerkrankungen der Schilddrüse sind sehr häufig.

Die chronische Immunthyreoiditis Hashimoto ist eine der häufigsten Immunerkrankungen überhaupt. Sie wurde erstmals vom japanischen Arzt Hakaru Hashimoto beschrieben und wird in diesem Buch im Kapitel 3 behandelt: Irrtümlicherweise kommt es zur Produktion von Antikörpern gegen Schilddrüsenstrukturen, die zu einer Entzündung mit fortschreitender Funktionseinschränkung führen. Im Gegensatz dazu kommt es beim Morbus Basedow zur irrtümlichen Produktion von stimulierenden Antikörpern gegen den TSH-Rezeptor. Dies führt zu einer Überfunktion. Nähere Informationen zum Morbus Basedow sind im Kapitel 2 zu finden.

Wenn die Abwehr verrückt spielt

Oft sind es ganz eigenartige Beschwerden, die langsam und schleichend beginnen. Man denkt sich: Irgendetwas stimmt nicht, geht zum Arzt und wird oft als Hypochonder abgestempelt. Bis dann der erste Schub kommt, so brutal, dass man merkt, es ist eine schwere Krankheit: Das echte Rheuma oder einzelne Darmerkrankungen gehören in diese Kategorie.

Aber es gibt auch Autoimmunerkrankungen, die anders verlaufen und das körperliche Wohlbefinden gar nicht beeinflussen, wie zum Beispiel die sogenannte Weißfleckenkrankheit Vitiligo.

Faktoren, die Autoimmunerkrankungen begünstigen

Die genaue Ursache von Autoimmunerkrankungen ist trotz intensiver Forschung unklar. Es gibt eine genetische Häufung und einzelne Faktoren begünstigen den Ausbruch der Erkrankung. Wie schon bei den Autoimmunerkrankungen der Schilddrüse scheinen auch bei anderen Autoimmunerkrankungen Umweltgifte wie das Rauchen oder Phasen hormoneller Umstellungen den Ausbruch zu begünstigen.

Killerzellen und Antikörper

Autoimmunerkrankungen entstehen durch Fehlreaktionen des Immunsystems.

Das Immunsystem kämpft auf zwei verschiedenen Fronten. Spezielle weiße Blutkörperchen werden angelernt, Feinde des Körpers zu fressen: die Killerzellen. Zusätzlich produziert das Immunsystem individuelle Antikörper gegen jeden einzelnen Krankheitserreger, der den Weg in den Körper geschafft hat. So werden die Feinde des Körpers markiert und zum Abschuss freigegeben.
Manchmal kann sich das Immunsystem jedoch irren und das Ganze geht daneben. Statt der Eindringlinge werden körpereigene Zellen attackiert. Diese Fehlerreaktion richtet sich meist gegen eine spezifische Art von Körperzellen, manchmal können auch weitere Zellsysteme angegriffen werden.

Gemeinsames Auftreten von mehreren Autoimmunerkrankungen

Leidet man an einer Autoimmunerkrankung, so steigt die Wahrscheinlichkeit, an einer zweiten zu erkranken. Gewisse Kombinationen von Autoimmunerkrankungen kommen häufiger vor. Daran sollte auch bei Schilddrüsenpatienten gedacht werden.

Schon lange sind den Ärzten Patienten aufgefallen, die an mehreren Autoimmunerkrankungen litten. Bei Schilddrüsenpatienten ist die häufigste begleitende Autoimmunerkrankung die Weißfleckenkrankheit (Vitiligo). Bereits 1887 wurde diese Kombination beschrieben. Es fanden sich schon damals Patienten und auch ganze Familien mit Morbus Basedow und Weißfleckenkrankheit. Später kristallisierten sich weitere Kombinationen an Autoimmunerkrankungen heraus, die gehäuft zu finden sind. Diese gemeinsam vorkommenden Autoimmunerkrankungen sind prinzipiell verschiedene Erkrankungen, die einen gemeinsamen genetischen Hintergrund haben und sich teilweise gegenseitig beeinflussen können.

Polyglanduläre Autoimmunsyndrome: das gemeinsame Vorkommen mehrerer Autoimmunerkrankungen

Autoimmunerkrankungen anderer Organe

Das Immunsystem kann irrtümlicherweise spezifische Zellen im ganzen Körper oder auch ganze Organsysteme angreifen. So können verschiedenste Erkrankungen hervorgerufen werden.

Wenn tatsächlich mehrere Autoimmunerkrankungen gleichzeitig auftreten, so kann dies auch schon im Kindes- und Jugendalter geschehen. Auch Kinder, die „nur" eine Autoimmunerkrankung der Schilddrüse haben, haben meist Verwandte mit anderen Autoimmunerkrankungen. Die gute Nachricht für alle besorgten Mütter mit Hashimoto-Thyreoiditis: Obwohl Töchter ein höheres Risiko haben, ebenfalls an einer chronischen Immunthyreoiditis Hashimoto zu erkranken, manifestiert sich diese – wenn überhaupt – meist erst im Erwachsenenalter. Erkrankungen im Kindesalter sind selten, eine Kombination mehrerer Autoimmunerkrankungen ebenfalls.

▾ Die charakteristischen weißen Flecken bei Vitiligo

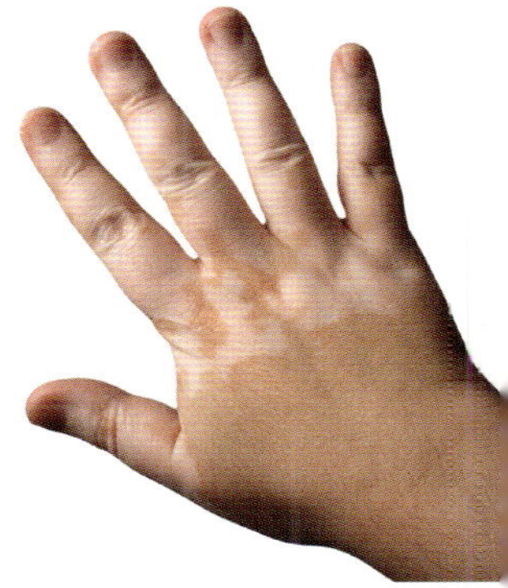

Vitiligo – die Weißfleckenkrankheit

Diese Erkrankung ist sehr häufig. Das Immunsystem zerstört selektiv die Pigmentzellen der Haut und es bilden sich umschriebene helle Flecken. Am Anfang sind die weißen Flecken meist nur einige Millimeter groß, später können sie deutlich größere Hautareale

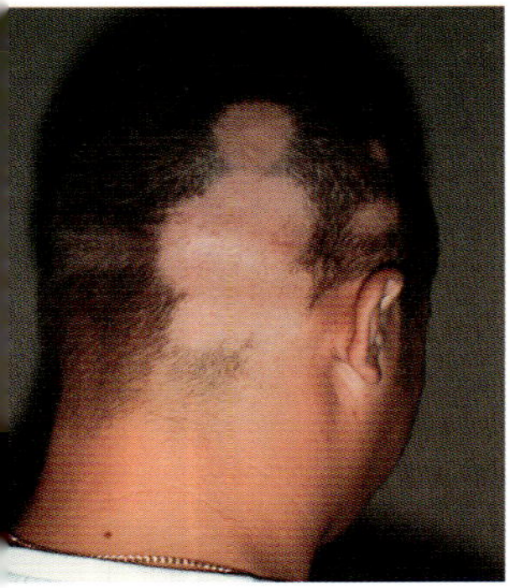

▲ Manchmal sind es nur münzgroße kahle Stellen, manchmal können sie aber auch richtig groß sein: Alopezia areata – der kreisrunde Haarausfall

betreffen. Sie treten bevorzugt im Gesicht, an Hand- und Fußrücken, den Handgelenksbeugen, im Genitalbereich, am After, aber auch am Rumpf auf.

Alopezia areata – der kreisrunde Haarausfall

Viele Menschen klagen über Haarausfall, aber diese Erkrankung ist etwas anderes. Manchmal tritt nur irgendwo am Kopf eine münzgroße Stelle auf, an der die Haare ausgehen. Oft bildet sich das wieder zurück, manchmal kommt es an mehreren Stellen der Kopfhaut zu kreisrundem Haarausfall. Diese Areale können sich vergrößern, im Extremfall können das gesamte Kopfhaar und sogar Augenbrauen und Wimpern ausfallen.

Zöliakie – die Glutenunverträglichkeit

Meist dauert es Jahre, bis eine Überempfindlichkeit gegen Gluten, das in verschiedenen Getreidearten vorkommende Klebereiweiß, festgestellt wird. Dabei kommt es zu einer Entzündung und Zerstörung der Dünndarmschleimhaut. Die Symptome sind vielfältig. Anfangs zeigen sich Gewichtsverlust, Durchfall, Erbrechen und Appetitlosigkeit. Bei Kindern ist die Entwicklung gebremst. Die Behandlung dieser Erkrankung besteht im Einhalten einer strikten glutenfreien Diät.

Morbus Crohn und Colitis ulcerosa

Bei beiden Erkrankungen entzündet sich die Darmschleimhaut. Beim Morbus Crohn tritt manchmal auch eine juckende Hauterkrankung mit Bläschen auf, die Dermatitis herpetiformis. Blutig schleimige Durchfälle und kolikartige Schmerzen sind oft die ersten Symptome.

Typ-1-Diabetes – die Zuckerkrankheit in jungen Jahren

Antikörper zerstören die insulinproduzierenden Zellen in der Bauchspeicheldrüse und im Kindes- und Jugendalter treten die ersten Symptome auf, etwa häufiges Wasserlassen und vermehrter Durst. Der herabgesetzte Appetit führt zu einem Gewichtsverlust, die Kinder sind abgeschlagen, müde und kraftlos. Infektionen sind häufiger, Sehstörungen können auftreten. Zucker wird vermehrt über den Harn ausgeschieden, und der Urin schmeckt süß. Das vom Körper zu wenig produzierte Insulin muss in Spritzenform zugeführt werden.

Rheumatoide Arthritis – der entzündliche Rheumatismus

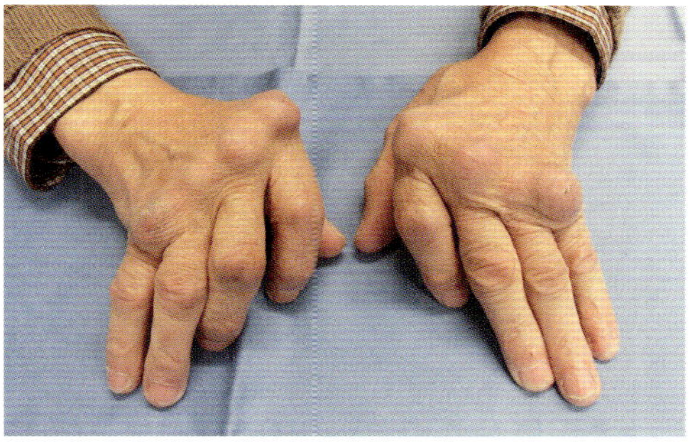

▲ Die rheumatoide Arthritis beginnt mit Gelenkschmerzen vor allem morgens und führt zu zunehmender Bewegungseinschränkung und Deformierung der Gelenke.

Entzündliche rheumatische Gelenkserkrankungen sind schwere Krankheiten und haben nichts mit abgenützten Gelenken zu tun. Antikörper gegen die Gelenkkapseln können zu schweren Zerstörungen einzelner Gelenke mit massiven Behinderungen führen. Hier sind vor allem die Hand- und Fußgelenke betroffen, manchmal auch andere Gelenke, wie Schulter und Knie. Die ersten Symptome können morgendliche Schmerzen in den Hand- und Fingergelenken sein. Die Morgensteifigkeit behindert den Faustschluss in der Früh. Wird frühzeitig die richtige Therapie eingeleitet, können Gelenkszerstörungen aufgehalten werden.

Morbus Addison – die Schwäche der Nebennierenrinde

Der Morbus Addison ist eine sehr seltene, aber lebensbedrohliche Erkrankung. Wird zu wenig Nebennierenrindenhormon produziert, kommt es zu Gewichtsverlust, vermehrter Müdigkeit, niedrigem Blutdruck und Salzveränderungen im Blut. Häufig ist die Haut auffallend braun.

Ovarialinsuffizienz – der vorzeitige Wechsel

Der vorzeitige Wechsel hat ebenfalls häufig eine immunogene Ursache. Die Hormonproduktion in den Eierstöcken wird bereits in jungen Jahren zurückgefahren und die Wechseljahre treten viel zu früh ein.

Autoimmunerkrankungen können auch in vielen anderen Organen vorkommen.

Systemischer Lupus erythematodes – die Lupuskrankheit

Antikörper gegen Zellkerne können verschiedene Organsysteme schädigen. Diese antinukleären Antikörper können einfach im Blut bestimmt werden. Sind sie nachweisbar, ist eine weitere Abklärung notwendig. Oft muss nur beobachtet werden, manchmal ist eine aggressive Therapie erforderlich, um bei Befall von Organsystemen ein Fortschreiten zu bremsen.

Sjögren-Syndrom

Trockene Augen, trockener Mund. Mit dieser trockenen Aussage ist die Krankheit gut charakterisiert. Antikörper zerstören die Speichel- und Tränendrüsen. Der kaum mehr vorhandene Speichel bzw. die kaum mehr vorhandenen Tränen führen zu Beschwerden und reizen die Schleimhäute.

Multiple Sklerose

Die Myelinscheiden sind gleichsam die Isolierschicht der Nervenzellen. Antikörper zerstören sowohl diese Myelinscheiden als auch die Nervenzellen selbst. Die Erkrankung verläuft von Patient zu Patient sehr unterschiedlich, die verschiedensten neurologischen Symptome können auftreten.

Myasthenia gravis

Die Verbindungsstelle zwischen zwei Nervenfasern wird beschädigt und eine Muskelschwäche entsteht. Der erste Muskel, der befallen wird, ist oft der Oberlidheber des Auges. In der Folge kommt es zu einer belastungsabhängigen Muskelschwäche, die häufig einzelne oder mehrere Muskeln unabhängig von der Körperhälfte asymmetrisch befällt.

Perniziöse Anämie

Antikörper zerstören jene Zellen im Magen, die für die Aufnahme des Vitamins B12 erforderlich sind. Das erste Zeichen ist eine Blutarmut mit charakteristischer Konstellation: Die roten Blutkörperchen sind größer als normal, enthalten aber zu wenig roten Blutfarbstoff. Die Zunge kann glatt und gerötet sein. Auch neurologische Symptome können auftreten. Vitamin B12 kann jedoch gut ersetzt werden, allerdings sind lebenslange Spritzen in den Muskel dazu erforderlich.

Seltene Leber- und Nierenerkrankungen

Die primäre biliäre Zirrhose, die chronisch aktive Hepatitis und das Goodpasture Syndrom sind seltene Leber- und Nierenerkrankungen, die manchmal gemeinsam mit Autoimmunerkrankungen der Schilddrüse auftreten.

Andere Erkrankungen, die gehäuft mit Schilddrüsenentzündungen vorkommen

Neben den klassischen Autoimmunerkrankungen kommen auch andere Erkrankungen gering häufiger gemeinsam mit einer Schilddrüsenentzündung vor. Bei den meisten dieser Erkrankungen ist noch nicht ganz geklärt, ob sie auch Autoimmunerkrankungen sind.

Der Nesselausschlag erinnert an das Aussehen nach einem Spaziergang durch ein Brennnesselfeld. So eine Urtikaria kann viele Ursachen haben. Der chronische Nesselausschlag kommt bei Patienten mit Schilddrüsenerkrankungen gering häufiger vor, und es ist noch unklar, ob die Ursache ebenfalls im Immunsystem liegt. Die Sarkoidose ist eine chronische Entzündung, bei der mikroskopisch kleine Knötchen (Granulome) gebildet werden. Auch hier ist der Zusammenhang mit dem Immunsystem unklar. Auch bei Patienten mit gewissen Krebsarten wird die Hashimoto-Thyreoiditis etwas häufiger diagnostiziert. Insgesamt sind die Kombinationen der hier beschriebenen Erkrankungen allerdings sehr selten.

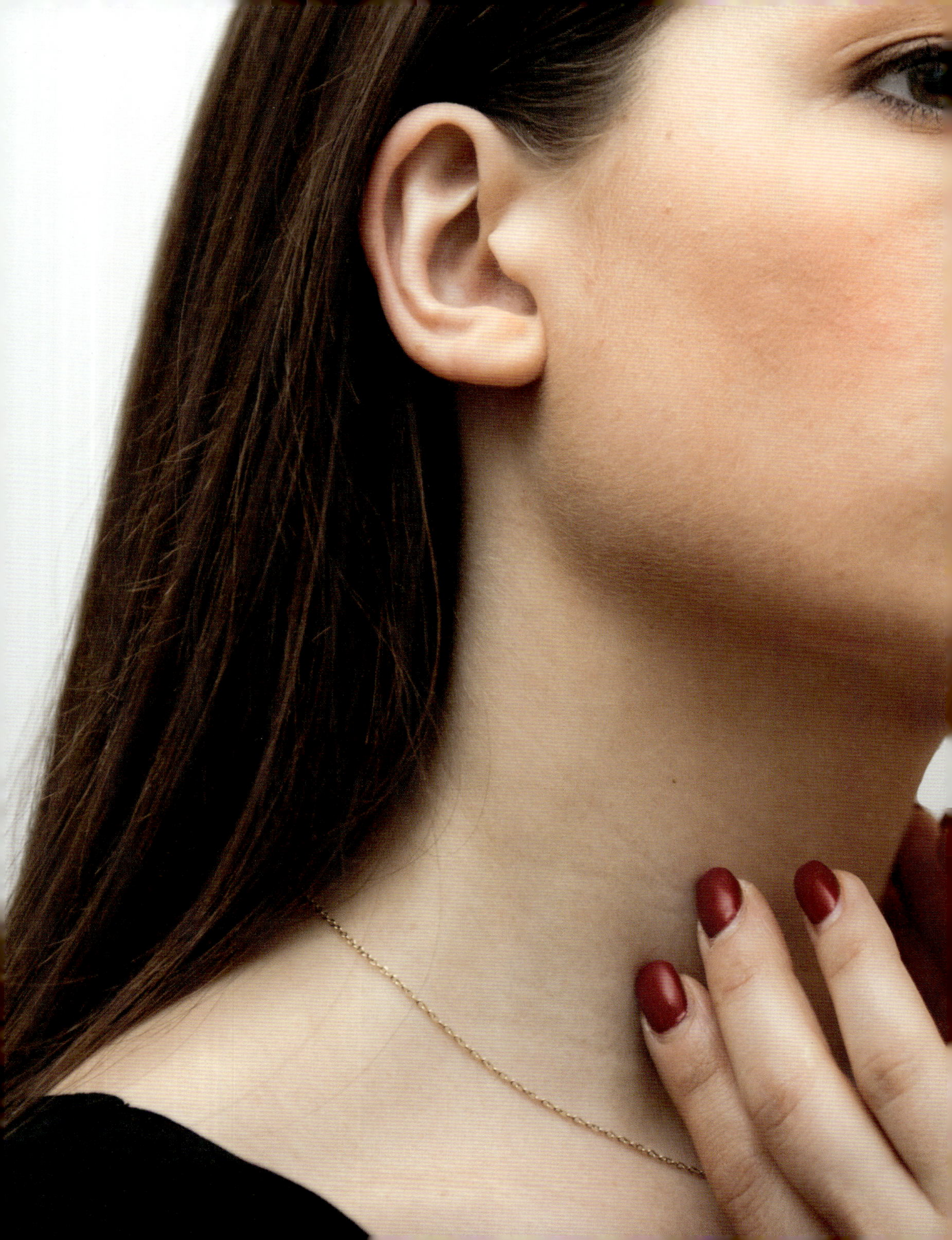

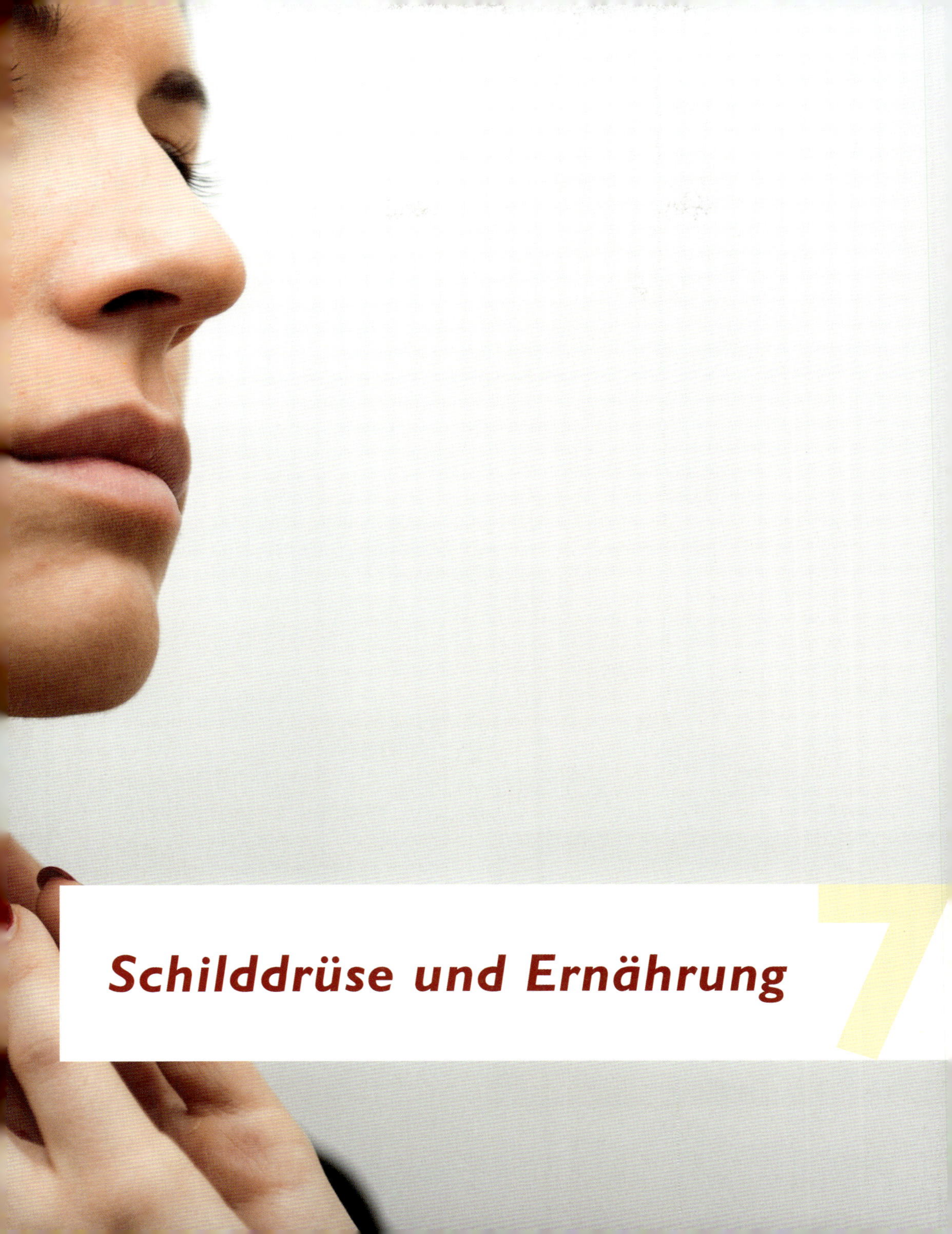

7 Schilddrüse und Ernährung

Richtig essen und trinken bei Schilddrüsenerkrankungen ist schwierig und einfach zugleich. Neben dem unbedingt notwendigen 30-minütigen Abstand zwischen Schilddrüsenhormoneinnahme und Frühstück spielen vor allem die Spurenelemente Jod und Selen eine wichtige Rolle.

Es kann genauso schwierig sein, Gewicht zuzunehmen wie abzunehmen. Funktionsstörungen der Schilddrüse können tatsächlich bei einzelnen Patienten zu ausgeprägten Gewichtsveränderungen führen. In der Schilddrüsenunterfunktion ist der Grundumsatz herabgesetzt und es werden bereits durch die normalen Stoffwechselvorgänge weniger Kalorien verbraucht als normal. So kann schon eine normale Ernährung zu einer Gewichtszunahme führen. Die meisten Menschen haben jedoch Figurprobleme aus anderen Gründen. Eine exakte Abklärung vor einer Diät sollte trotzdem auch eine Schilddrüsenuntersuchung beinhalten. Bei normaler Schilddrüsenfunktion ist die Gewichtsproblematik nicht durch die Schilddrüse bedingt. Eine Therapie mit Schilddrüsenhormonen hat in dieser Situation keinen Sinn.

Die richtige Ernährung bei Schilddrüsenerkrankungen

Kann ich selbst meiner Schilddrüse etwas Gutes tun? Wie soll ich mich ernähren? Fragen über Fragen, die von Ärzten oft nur unzureichend beantwortet werden. Bei der Schilddrüse geht es vor allem um die Spurenelemente Jod und Selen, die meist bewusst zugeführt werden müssen. Zusätzlich dazu gibt es zahlreiche alternative Therapiekonzepte, die auf eine gute Versorgung mit Vitaminen und Spurenelementen Wert legen. Über eine Wirksamkeit dieser Substanzen bei Schilddrüsenerkrankungen gibt es bis jetzt allerdings keine gesicherten Erkenntnisse.

▾ Frisches heimisches Gemüse ist immer eine Wohltat für Geist und Körper.

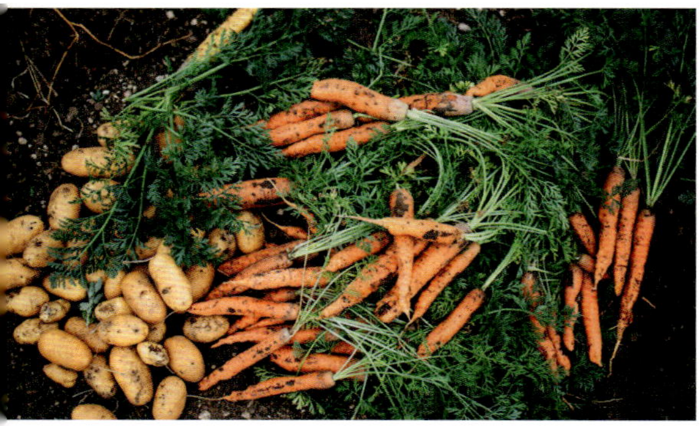

Jod

Der Großteil des lebensnotwendigen Spurenelements Jod wird über die Nahrung aufgenommen. Bei ausgewogener Ernährung muss nur in speziellen Situationen Jod bewusst vermehrt zugeführt oder gemieden werden.

Schwangere und stillende Frauen haben einen erhöhten Jodbedarf. In diesen Lebensabschnitten muss besonders auf eine ausreichende Jodzufuhr geachtet werden. Dies kann entweder durch vermehrt jodhaltige Nahrungsmittel oder durch entsprechende Nahrungsergänzungsmittel geschehen. Nahrungsergänzungsmittel und Multivitaminpräparate enthalten oft große Mengen Jod. Werden diese über längere Zeit eingenommen, wirkt sich das auch auf die Schilddrüse aus. Bei einzelnen Personen kann dies auch negative Folgen haben.

Jod in der Nahrung

Das jodierte Speisesalz ist eine der wichtigsten Jodquellen in der Ernährung. Allerdings ist ein großer Teil des von uns verzehrten Salzes nicht mit Jod angereichert: Die Industrie verwendet zur Herstellung ihrer Nahrungsmittel nämlich nur teilweise jodiertes Speisesalz. Daher ist das Salz in Brot, Wurst und anderen industriell gefertigten Nahrungsmitteln bis hin zur Tiefkühlpizza nur teilweise jodiert. Da der Großteil der täglichen Salzzufuhr aus solchen Nahrungsmitteln kommt, spielt das zu Hause verwendete jodierte Speisesalz nur mehr eine untergeordnete Rolle.

Leider wird nicht immer angegeben, ob bei der Herstellung der Fertiggerichte jodiertes oder unjodiertes Speisesalz verwendet wurde. Nach Möglichkeit sollten jene Fertiggerichte bevorzugt werden, die nachweislich mit jodiertem Speisesalz hergestellt wurden.

Das essenzielle Spurenelement Jod muss über die Nahrung in ausreichender Menge aufgenommen werden.

▾ Seefisch: ein klassischer Jodspender

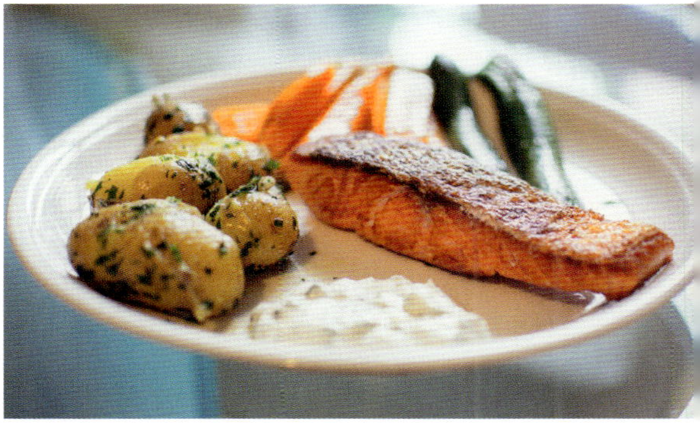

Wann zu viel Jod die Gesundheit gefährdet

Nur in wenigen Situationen ist eine übermäßige Jodzufuhr nachteilig. Bei Patienten mit einem heißen Knoten kann so eine Überfunktion ausgelöst oder verschlimmert werden. Auch beim Morbus Basedow kann sich insbesondere in der Anfangsphase durch Jod die Erkrankung verschlechtern. Diese speziellen Patientengruppen müssen eine übermäßige Jodzufuhr meiden. Vor einer Radiojodtherapie ist eine Jodkarenz erforderlich. Neben Jod in der Nahrung und in Nahrungsergänzungsmitteln müssen auch braune Desinfektionsmittel und Röntgenkontrastmittel gemieden werden.

Anders ist die Situation bei der Hashimoto-Thyreoiditis. Hier ist bekannt, dass die vermehrte Zufuhr von Jod zu einem schnelleren Fortschreiten der Erkrankung und zu einem früheren Eintreten einer Unterfunktion führen kann. Daher sollte in der Anfangsphase der Erkrankung, in der ohne Schilddrüsenhormontherapie noch eine normale Schilddrüsenfunktion besteht, auf eine vermehrte Jodzufuhr verzichtet werden. Eine normale Jodzufuhr mit Verwendung von jodiertem Speisesalz und Genuss von Meeresfischen wie in unseren Breiten üblich, ist aber selbstverständlich möglich. In den fortgeschrittenen Stadien der Erkrankung, die bereits mit Schilddrüsenhormon behandelt werden müssen, braucht auf Jod nicht mehr so geachtet werden.

Jodbedarf

Kinder:
90–120 µg pro Tag

Erwachsene:
150 µg pro Tag

Schwangere und Stillende:
200–250 µg pro Tag

Salz und Jod

Mitteleuropa war jahrtausendelang Jodmangelgebiet und der Kropf war eine Volkskrankheit. In Österreich und der Schweiz ist seit langem gesetzlich vorgeschrieben, dass das Speisesalz mit Jod versetzt werden muss. Allerdings wird in den letzten Jahren ein großer Teil der Nahrung mit unjodiertem Industriesalz zubereitet. So hat sich die Jodversorgung der Bevölkerung wieder etwas verschlechtert. In Deutschland existiert keine gesetzliche Jodsalzprophylaxe, allerdings ist ebenfalls jodiertes Speisesalz erhältlich.

▾ Durch die Speisesalzjodierung hat sich das Spektrum der Schilddrüsenerkrankungen komplett geändert.

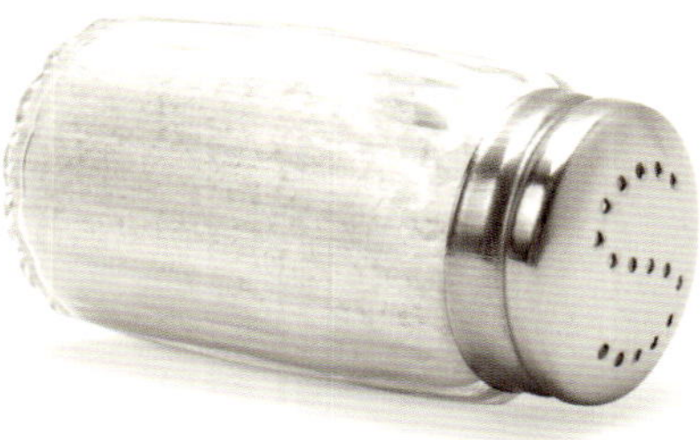

Speisesalz: jodiertes Salz, Meersalz, Himalaya-Salz und Co.

Der Großteil des in den Geschäften und Supermärkten erhältlichen Salzes ist jodiert. Bei der Herstellung des Meersalzes verdampft ein großer Teil des ursprünglich enthaltenen Jods. Daher wird im nächsten Schritt meist wieder Jod zugesetzt.
Unjodiertes Speisesalz erhält man in Reformhäusern. Spezielle Salzsorten wie Steinsalz oder Himalaya-Salz sind ebenfalls meist unjodiert.

Industriesalz und Viehsalz

Das in der Lebensmittelindustrie zur Herstellung von Brot, Wurst und Fertiggerichten verwendete Salz ist nur zum Teil jodiert. Der Anteil an unjodiertem Salz nimmt in den letzten Jahren durch die Globalisierung zu. Daraus ergibt sich eine Verschlechterung der Jodversorgung in Mitteleuropa.
Viehsalz ist sowohl unjodiert als auch jodiert erhältlich. Auch bei Tieren kann sich Jodmangel auf die Gesundheit auswirken. Milch und Milchprodukte von Tieren, die jodiertes Viehsalz erhalten, weisen meist einen höheren Jodgehalt auf.

Mineralwasser

Der Jodgehalt verschiedener Mineralwässer ist höchst unterschiedlich. Besonders jodreiche Mineralwässer sollten nur mit Bedacht genossen werden. Der Jodgehalt einzelner Mineralwässer ist der folgenden Tabelle zu entnehmen. Das normale Leitungswasser enthält fast kein Jod.

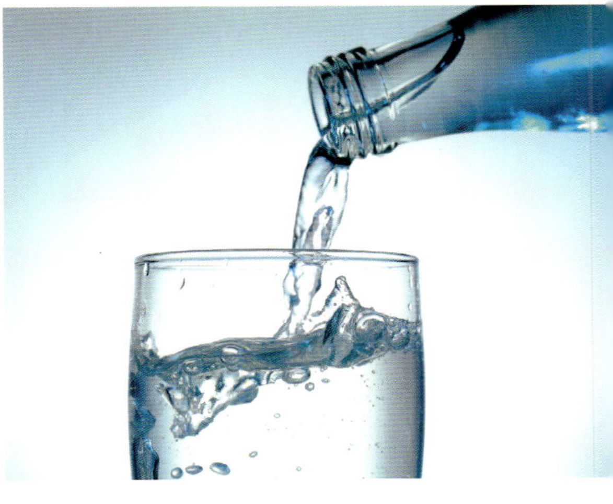

▸ Im Mineralwasser ist unterschiedlich viel Jod.

Mit dem Jodrechner (www.jodrechner.at) können Sie Ihre tägliche Jodzufuhr abschätzen.

Jodgehalt österreichischer Mineralwässer			
Unter 20 µg Jod pro 1.000 ml:			
Alpquell, Astoria, Fonta Guizza, Gasteiner, Markus Quelle, Minaris, Preblauer, Römerquelle, Silber Quelle, Vitus Quelle, Vöslauer, Waldquelle			
20–100 µg Jod pro 1.000 ml:			
Juvina aktiv	26	Güssinger	41
Radenska	69	Long Life	74
Über 100 µg Jod pro 1.000 ml:			
Johannisbrunnen, Gleichenberger	130	Rogaska Donat^{Mg}	146
Peterquelle	118	Sicheldorfer	770

Andere Jodquellen

Milch, Käse bzw. andere Milchprodukte sowie Hühnereier versorgen uns gut mit Jod.

Im Gegensatz zu Süßwasserfischen sind auch Meeresfische und Meeresfrüchte jodhaltig. Sie sollten daher regelmäßig auf dem Speiseplan stehen.

Der gute alte Lebertran enthält ebenso wie Fischöl Vitamine, Fettsäuren und Jod.

Seetang und Algen aus dem Meer enthalten teilweise sehr viel Jod. Einzelne spezielle Algensorten (z. B. Braunalgen, bekannt als Seetang) weisen einen extrem hohen Jodgehalt auf und können gesundheitlich bedenklich sein. Süßwasseralgen enthalten hingegen praktisch kein Jod. Meist nehmen wir Algen zu uns, ohne es zu wissen: Sie werden auch als Verdickungsmittel im Speiseeis, bei Zahnpasta, Fertiggerichten, Dressings und Gelees verwendet.

Multivitaminpräparate und Nahrungsergänzungsmittel enthalten unterschiedlich viel Jod. Dies ist auf der Packungsbeilage angegeben.

Vitaminpräparate und Nahrungsergänzungsmittel

In den verschiedensten Lebenssituationen wird die Einnahme von Multivitaminpräparaten und Nahrungsergänzungsmitteln propagiert. Manche dieser Präparate enthalten ebenfalls Jod in signifikanter Menge. Vor Beginn einer Vitaminkur sollte daher eine Schilddrüsenerkrankung ausgeschlossen werden. Nahrungsergänzungsmittel speziell für die ältere Bevölkerungsgruppe sind meist jodfrei.

Selen und andere Spurenelemente

Das Spurenelement Selen ist im Körper ungleich verteilt: Mehr als die Hälfte davon befindet sich in der Schilddrüse. Welche Rolle Selen im Stoffwechsel spielt, ist noch nicht völlig geklärt.

Selen spielt in der Schilddrüse eine wichtige Rolle.

Es ist klar erwiesen, dass bei Selenmangel die Einnahme von täglich 200 µg Selen in der Form von Natriumselenit-Tabletten erhöhte Schilddrüsen-Antikörperwerte senkt. Es gibt Hinweise darauf, dass auch der Verlauf von Autoimmunerkrankungen dadurch günstig beeinflusst wird. Die meisten Mitteleuropäer haben einen Selenmangel, da dieses Spurenelement natürlicherweise in unseren Breiten kaum vorkommt. Eine Besonderheit ist die Schweiz, hier kommt vor allem selenreicher kanadischer Weizen in die Nahrungskette. Abgesehen von Jod und Selen sind bei anderen Spurenelementen wie z. B. Eisen, Zink oder Kupfer die Auswirkungen auf die Schilddrüse nur gering. Ein Eisenmangel kann jedoch zu ähnlichen Beschwerden wie eine Schilddrüsenunterfunktion führen.

Selen

Selen spielt eine besondere Rolle für die Schilddrüse. Jodmangelerkrankungen in Afrika (ausreichende Selenzufuhr) unterscheiden sich deutlich von denen in Zentralasien (gleichzeitiger Selenmangel). Nur wenige Nahrungsmittel haben einen hohen Selengehalt. Dies sind vor allem Nüsse (Paranüsse, Pistazien) und manche Fischsorten. Das Spurenelement Selen wirkt zusammen mit bestimmten Enzymen als Radikalenfänger. Bei der Produktion der Schilddrüsenhormone entstehen große Mengen an freien Sauerstoff-Radikalen, die sich negativ auf Körperzellen auswirken können. Selenabhängige Antioxidantien wirken diesen Vorgängen entgegen.
Selen steht in zwei verschiedenen Formen zur Nahrungsergänzung zur Verfügung: Natriumselenit und Selenmethionin. Nahezu alle wissenschaftlichen Studien, die die Wirksamkeit einer Seleneinnah-

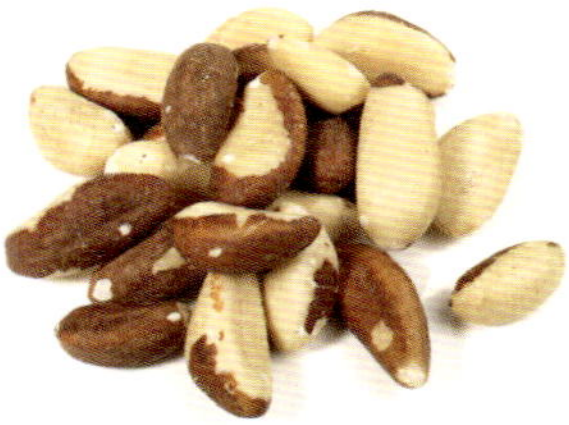

▲ **Paranüsse enthalten sehr viel Selen.**

me beweisen, wurden mit Natriumselenit durchgeführt. 200 µg Natriumselenit täglich senken die Höhe der Schilddrüsen-Antikörperwerte im Blut. Die Wirkungen einer Langzeittherapie mit 100 bis 200 µg Natriumselenit täglich sind noch nicht vollständig geklärt. Die gleichzeitige Einnahme von Vitamin-C-haltigen Präparaten mit Selen sollte vermieden werden, da die Aufnahme dadurch gestört wird.

Eisen

Der Eisenmangel ist insbesondere bei jungen Frauen eine sehr häufige Erkrankung, die ähnliche Beschwerden wie eine Schilddrüsenunterfunktion verursachen kann. Durch die Bestimmung von verschiedenen Blutwerten kann der Eisenstoffwechsel beurteilt werden. Ferritin ist der wichtigste Parameter: Die Ferritinkonzentration im Blut spiegelt den Eisengehalt des Körpers am besten wider. Ein ausgeprägter Eisenmangel wirkt sich direkt auf das rote Blutbild aus. Hämoglobin- und Hämatokrit-Wert sind vermindert, die Anzahl der roten Blutkörperchen nimmt ab. Ein stark ausgeprägter Eisenmangel kann auch eine direkte Wirkung auf die Schilddrüse haben. Die Bildung von Schilddrüsenhormon ist nämlich nicht nur von Jod, sondern auch in geringem Maß von Eisen abhängig.

Zink, Kupfer und Co.

Zink ist wichtig für Wundheilung, Haut, Haare und Nägel. Das Spurenelement Kupfer ist Bestandteil vieler Enzyme. Für die Schilddrüse spielen diese eine nur sehr untergeordnete Rolle.

Vitamin D

Ein Vitamin-D-Mangel könnte ebenfalls eine Rolle in der Entwicklung von Schilddrüsenerkrankungen spielen. Die genauen Zusammenhänge sind diesbezüglich noch unklar.

Gluten

Von verschiedenen Seiten wird bei Autoimmunerkrankungen der Schilddrüse grundsätzlich eine glutenfreie Ernährung empfohlen. Dies ist höchstens in Einzelfällen sinnvoll und wird bei den meisten Betroffenen zu keiner Verbesserung der Schilddrüsenentzündung führen.

Gluten ist ein natürliches Eiweiß, das in vielen Getreidesorten enthalten ist. Es ist ein wichtiger Stimulus für unser Immunsystem. Bei der chronisch-entzündlichen Darmerkrankung Zöliakie wird Gluten vom Organismus nicht vertragen. Patienten mit dieser Erkrankung müssen sich glutenfrei ernähren. Nur so kann die gefährlichste Komplikation der Erkrankung, die Entwicklung von Lymphdrüsenkrebs, verhindert werden. Viele Zöliakie-Patienten leiden auch unter Wachstumsstörungen und ausgeprägten Magen-Darm-Beschwerden. Anfänglich sind die Beschwerden oft unspezifisch. Unter glutenfreier Ernährung bilden sich die Symptome wieder zurück.
Es gibt jedoch keinerlei Hinweise dafür, dass sich jeder Patient mit einer Schilddrüsenerkrankung glutenfrei ernähren sollte.

Nahrungsmittel und andere Faktoren

Verschiedene Nahrungsmittel können die Hormonproduktion oder die Aufnahme von Schilddrüsenhormontabletten im Magen-Darm-Trakt beeinflussen. In den ersten 30 Minuten nach Einnahme der Schilddrüsenhormontablette darf nicht gefrühstückt werden.

Verschiedene Nahrungsmittel können die Aufnahme von Schilddrüsenhormontabletten aus dem Darm vermindern. Vor allem bei sojahaltigen Speisen muss ein ausreichender Abstand zur Schilddrüsenhormoneinnahme beachtet werden.

Es ist immer daran zu denken, dass auch ein Espresso die Aufnahme von Schilddrüsenhormon um ein Drittel senken kann. Daher sollte Schilddrüsenhormon nicht mit Kaffee, sondern nur mit einem Glas Wasser eingenommen werden.

Kropffördernde Substanzen

In der Natur kommen kropffördernde Substanzen vor. Thiozyanate hemmen die Jodaufnahme in die Schilddrüse. Sie sind in verschiedenen Nahrungsmitteln, wie zum Beispiel Karfiol (Blumenkohl), Kohl, Rettich, Maniok und Hirse, enthalten. Die gute Nachricht: Nur der übermäßige Genuss von großen Mengen (ein halbes bis mehrere Kilo täglich) führt zur Ausbildung eines Kropfes.

Umweltfaktoren

Nicht nur Nahrungsmittel beeinflussen den Jodbedarf: Auch eine erhöhte Nitrataufnahme aus der Nahrung und dem Trinkwasser erhöht das Risiko eines Jodmangels.
Beim Abbau von Tabakprodukten im Körper entsteht Thiozyanat. So wirkt Rauchen kropffördernd.

Medikamente

Verschiedene Medikamente haben Einfluss auf die Aufnahme von Schilddrüsenhormontabletten aus dem Darm (siehe S. 79).
Unter einer Östrogen-Therapie (Empfängnisverhütung, Hormonersatztherapie in den Wechseljahren) kann der Bedarf an Schilddrüsenhormon steigen. Bei Patientinnen, die Schilddrüsenhormontabletten einnehmen, sind genaue Kontrollen der Schilddrüsenfunktion und eine eventuelle Dosisanpassung erforderlich.

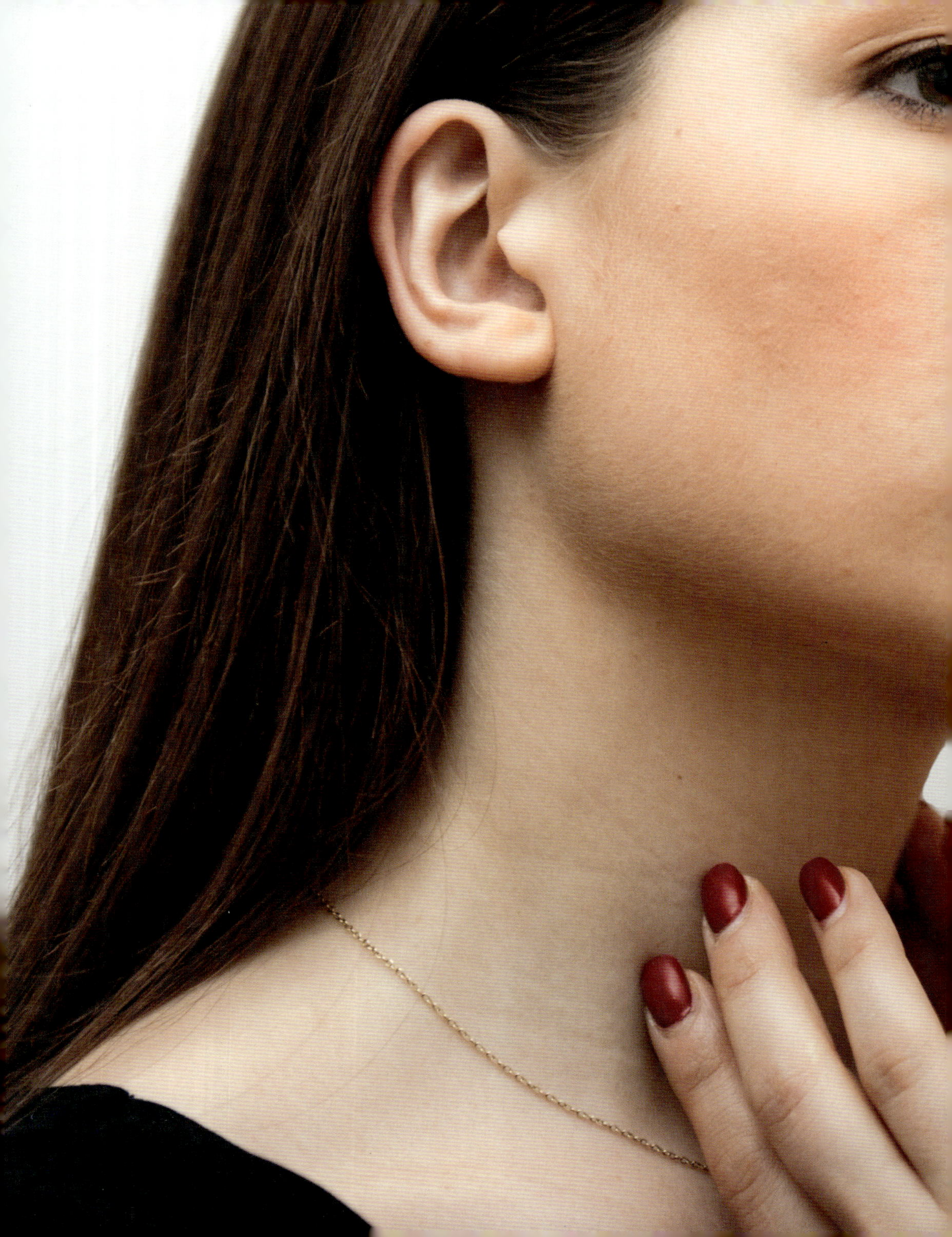

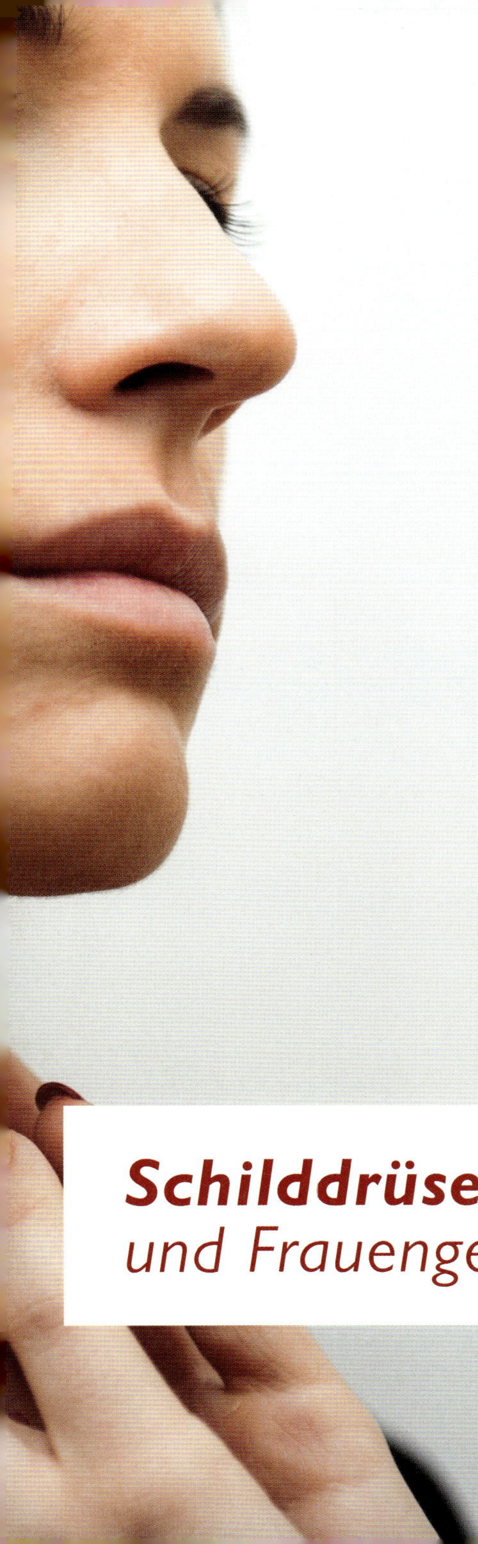

8

Schilddrüse
und Frauengesundheit

Ist die Schilddrüse weiblich? Schilddrüsenerkrankungen sind häufig und betreffen vor allem Frauen. In Zeiten hormoneller Umstellung – Pubertät, Schwangerschaft oder Menopause – treten Schilddrüsenerkrankungen besonders oft in Erscheinung.

Viele Schilddrüsenerkrankungen betreffen Frauen häufiger.

Sowohl Knotenkropf als auch Schilddrüsenkrebs finden sich häufiger bei Frauen als bei Männern. Bei den Autoimmunerkrankungen der Schilddrüse gibt es allerdings noch viel deutlichere geschlechtsspezifische Unterschiede. Kein Wunder: Verschiedene Phasen hormoneller Umstellung begünstigen die Ausbildung von Autoimmunerkrankungen. Während einer Schwangerschaft wird das Immunsystem unterdrückt, nach der Entbindung wieder voll aktiviert. Außerdem beeinflussen verschiedene weibliche Hormone die Schilddrüse. Bei Auftreten von Beschwerden in diesen Lebensphasen muss auch immer an Erkrankungen der Schilddrüse gedacht werden.

Prägende Perioden im Leben einer Frau

In der Pubertät reift das Kind zur jungen Frau, die erste Regelblutung markiert den Beginn der Geschlechtsreife. Anfangs wird durch Verhütung versucht, eine Schwangerschaft zu verhindern, später kann ein unerfüllter Kinderwunsch zentrales Thema eines Lebensabschnitts sein. Während der Schwangerschaft kommt es in kurzer Zeit zu massiven Veränderungen im weiblichen Körper, die sich nach der Geburt unterschiedlich schnell wieder zurückbilden. Um das Baby nicht zu verlieren, unterdrückt der mütterliche Körper während der Schwangerschaft zahlreiche Reaktionen des Immunsystems. Nach Ende einer Schwangerschaft wird das weibliche Abwehrsystem wieder voll aktiviert. Dadurch können Autoimmunerkrankungen neu auftreten oder sich verschlechtern. Der Kinderwunsch wird heutzutage oft zurückgestellt, bis der „richtige Zeitpunkt und der richtige Partner" kommt. Dadurch ist die Chance auf eine Schwangerschaft oft schon herabgesetzt und medizinische Hilfe bis hin zur künstlichen Befruchtung wird in Anspruch genommen.

Die letzte große hormonelle Umstellung im Leben der Frau ist die Menopause: Die Spiegel der weiblichen Hormone nehmen ab, die Fruchtbarkeit endet und die Regelblutungen bleiben aus.

Die Hirnanhangdrüse mit ihren Hormonen steuert die verschiedenen hormonellen Systeme im Körper. Neben TSH, das die Schilddrüsenfunktion reguliert, werden verschiedene andere Hormone ausgeschüttet. LH (luteinisierendes Hormon) und FSH (follikelstimulierendes Hormon) regulieren den weiblichen Zyklus und die Spiegel von Östrogen und Progesteron. Prolaktin wirkt stimulierend auf die weibliche Brustgröße und fördert die Milchbildung. ACTH (adrenocorticotropes Hormon) stimuliert die Hormonausschüttung der Nebennierenrinde. Das Wehen-Hormon Oxytocin hat eine wichtige Bedeutung beim Geburtsprozess und beeinflusst nicht nur das Verhalten von Mutter und Kind zueinander, sondern auch von Geschlechtspartnern und ganz allgemein soziale Interaktionen.

Hormone spielen im Leben der Frau eine große Rolle.

Die verschiedenen Hypophysenhormone können sich wechselseitig beeinflussen: Zum Beispiel führt die TSH-Erhöhung im Rahmen einer Schilddrüsenunterfunktion zu einer milden Erhöhung des Prolaktins.

Schilddrüse und Kinderwunsch

Die Medizin ist in den letzten Jahren zur Erkenntnis gekommen, dass für die optimale Entwicklung eines Babys bei der Mutter bereits zum Zeitpunkt der Empfängnis eine normale Schilddrüsenfunktion bestehen soll.

Eine ausreichende Menge an Schilddrüsenhormon ist bereits für eine befruchtete Eizelle wichtig. Schilddrüsenhormone sind nämlich schon in den frühen Phasen der Schwangerschaft für die optimale geistige und körperliche Entwicklung des Babys unerlässlich. In den ersten Wochen der Schwangerschaft ist das Baby abhängig von der Versorgung durch mütterliches Schilddrüsenhormon. Bei unerfülltem Kinderwunsch sollte auf jeden Fall eine genaue Schilddrüsenabklärung durchgeführt werden: Oft tritt nach Behandlungsbeginn mit einer geringen Schilddrüsenhormondosis eine Schwangerschaft ein.

Schilddrüsenhormone und Fruchtbarkeit

Bei Frauen im gebärfähigen Alter muss genau auf die Schilddrüsenfunktion geachtet werden. Eine Unterfunktion muss gerade in der Frühphase einer Schwangerschaft vermieden werden. Schon bei geringgradiger Unterfunktion kann bei Frauen die Fruchtbarkeit vermindert und die Gefahr eines Abortus in der Frühschwangerschaft erhöht sein.

In diesem Lebensabschnitt kann es notwendig sein, mit einer Schilddrüsenhormontherapie zu beginnen. Wird bereits Schilddrüsenhormon eingenommen, so sollte dieses auf keinen Fall abgesetzt werden. Häufig ist sogar eine Dosissteigerung erforderlich. Um die richtige Therapieentscheidung treffen zu können, sind regelmäßige Kontrollen der Schilddrüsenfunktion unumgänglich.

Schilddrüsenhormone beeinflussen die Fruchtbarkeit.

Schilddrüsenhormone beeinflussen den weiblichen Zyklus. In der Schilddrüsenunterfunktion kann der Zyklus unregelmäßig oder verzögert sein, der Eisprung kann manchmal ganz ausfallen. Allerdings kann auch eine Schilddrüsenüberfunktion die Fruchtbarkeit vermindern.

Schilddrüse und unerfüllter Kinderwunsch

Bereits bei geringgradigen Abweichungen von der normalen Schilddrüsenfunktion kann das Eintreten einer Schwangerschaft ausbleiben. Daher kann es bei Patientinnen, bei denen ein unerfüllter Kinderwunsch besteht, durchaus sinnvoll sein, niedrig normale TSH-Werte anzustreben: Bei einem Teil der Patientinnen tritt dann eine Schwangerschaft ein.

Falls es zur künstlichen Befruchtung kommt

Kinderwunschbehandlung ist heutzutage ein weites Feld. Der Bogen spannt sich von einer unterstützenden Hormongabe bis hin zur künstlichen Befruchtung mit gespendeter Eizelle oder Fremdsamen. In all diesen Situationen ist eine stabile normale Schilddrüsenfunktion sehr wichtig, da sie den Erfolg dieser Therapien mitbeeinflusst. Regelmäßige Kontrollen der Schilddrüsenfunktion sind erforderlich und eine enge Zusammenarbeit aller behandelnden Ärzte verbessert die Ergebnisse.

Schwangerschaft bei einer Schilddrüsenerkrankung

Selbstverständlich ist trotz einer Schilddrüsenerkrankung eine Schwangerschaft genauso wie bei jeder anderen Frau möglich. Es ist darauf zu achten, dass die Schilddrüsenfunktion schon vor Eintreten einer Schwangerschaft gut eingestellt ist und bis zur Geburt regelmäßig kontrolliert wird. Eine Schilddrüsen-Autoimmunerkrankung der Mutter kann sich dadurch zwar verschlechtern, bei den meisten Schwangeren ist die Jodgabe in Zusammenschau mit dem Baby allerdings trotzdem sinnvoll (siehe auch S. 161).

Schilddrüsenmedikamente und Kinderwunsch

Richtig dosierte Schilddrüsenhormontabletten haben im Falle einer Schwangerschaft keine negativen Einflüsse auf das Baby. Ganz im Gegenteil: Sie sind wichtig für die optimale kindliche Entwicklung. Bei der Behandlung einer Schilddrüsenüberfunktion mit Thyreostatika ist die Situation anders: Wenn möglich, sollte die zugrunde liegende Krankheit vor Eintreten einer Schwangerschaft so behandelt werden, dass eine Therapie mit Thyreostatika nicht mehr erforderlich ist.

Schilddrüsenhormontabletten schädigen den Embryo nicht, im Gegenteil: sie müssen in der richtigen Dosierung weiter eingenommen werden.

Während der Schwangerschaft ist der Jodbedarf erhöht. In unseren Breiten ist dies durch die normale Ernährung nicht ausreichend gewährleistet. Daher nehmen bereits viele Frauen mit Kinderwunsch Jodtabletten ein. Eine Schilddrüsen-Autoimmunerkrankung der Mutter kann sich dadurch verschlechtern.

Die Schwangerschaft

Einerseits hat die Schwangerschaft auf die Schilddrüse einen großen Einfluss. Andererseits ist eine gut eingestellte Schilddrüsenfunktion für den erfolgreichen Schwangerschaftsverlauf wichtig.

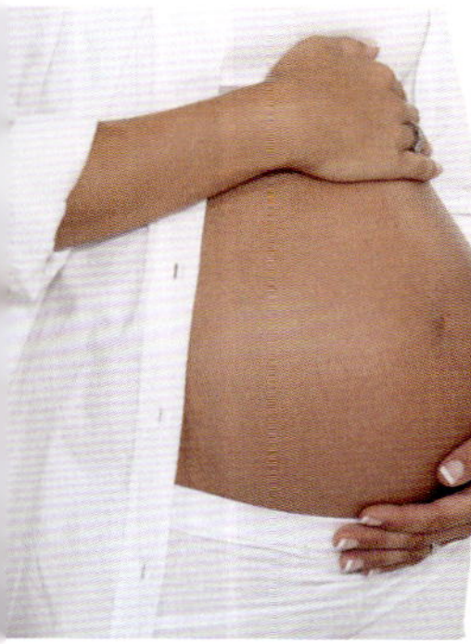

Die Schwangerschaft stellt besondere Anforderungen an die Schilddrüse: Der Körper benötigt mehr Schilddrüsenhormon und die Schilddrüse vergrößert sich ein bisschen. Der Jodbedarf steigt. Das Schwangerschaftshormon Beta-hCG stimuliert die Schilddrüsenfunktion und um die achte Woche kommt es zu einem leichten Anstieg der Schilddrüsenhormone im Blut. Funktioniert dieser Regelkreis nicht, ist das Risiko für eine Fehlgeburt erhöht. Durch das genetisch fremde Gewebe ändert sich das Immunsystem und Autoimmunerkrankungen können sich bessern. All diese Veränderungen bilden sich nach der Geburt wieder zurück.

Wenn die Schwangerschaft eintritt

Eine gesunde Schilddrüse ist den Anforderungen einer Schwangerschaft gut gewachsen und reguliert ihre Funktion entsprechend den Erfordernissen. Anfangs kann das Baby selbst ja noch kein Schilddrüsenhormon produzieren. In dieser Phase der Schwangerschaft wird es von der Mutter über die Plazenta mit Schilddrüsenhormonen versorgt.

Vom Beginn der Schwangerschaft an stimuliert das Schwangerschaftshormon Beta-hCG auch die Schilddrüse. Um die achte Woche ist eine Erhöhung der Schilddrüsenhormone im mütterlichen Blut nachweisbar. Ab der 12. Schwangerschaftswoche kann das Baby bereits geringe Mengen an Schilddrüsenhormon selbst produzieren. Die kindliche Schilddrüse reift ab diesem Zeitpunkt heran. Erst Wochen nach der Geburt ist der Regelkreis zwischen Schilddrüse und Hirnanhangdrüse des Babys voll funktionsfähig.

Während einer Schwangerschaft muss die Schilddrüsenhormontherapie unbedingt fortgesetzt und die Dosis oft angepasst werden. Regelmäßige Kontrollen sind erforderlich.

Bereits eine beginnende Schwäche der Hormonproduktion bei der Mutter, die normalerweise keine Auswirkungen hat, führt dazu, dass die Schilddrüse den gesteigerten Anforderungen während der Schwangerschaft nicht mehr gerecht werden kann. Darum ist in dieser Situation die Einnahme von Schilddrüsenhormontabletten so wichtig.

Veränderungen in der Schwangerschaft

Die Schwangerschaft führt zu vielen Veränderungen. Nicht nur an Körper und Psyche der werdenden Mutter werden enorme Anforderungen gestellt, auch bei der Schilddrüse tut sich einiges.

In der Schwangerschaft stellt sich das gesamte Hormonsystem um.

Die Veränderungen während der Schwangerschaft führen dazu, dass in dieser Zeit bei der Interpretation der Schilddrüsenbefunde vieles anders ist. Noch dazu ändern sich die Normalbereiche im Verlauf der neun Monate. Durch die zusätzliche Schilddrüsenstimulierung mit dem Schwangerschaftshormon Beta-hCG liegt er in der Frühschwangerschaft im unteren Normalbereich oder knapp darunter. Auch die Messung des Gesamt-T4 anstelle des freien T4 führt häufig zu Verwirrungen. Im letzten Drittel der Schwangerschaft sind freie Schilddrüsenhormonwerte im unteren Bereich normal.

Alle müssen zusammenarbeiten

In der Schwangerschaft ist eine enge Zusammenarbeit zwischen dem Gynäkologen und dem Schilddrüsenexperten unbedingt erforderlich. Nur so können die Schilddrüsenbefunde richtig interpretiert und die Therapie individuell angepasst werden. Durch die ständigen Veränderungen der Schilddrüsenfunktion sind nicht nur engmaschige Kontrollen erforderlich, die Untersuchungsbefunde müssen auch korrekt interpretiert werden.

Am Anfang der Schwangerschaft sollte in Zusammenschau mit den Blutbefunden vor der Empfängnis der TSH-Wert leicht abfallen und der freie T4-Wert (fT4) leicht ansteigen. Schafft die kranke Schilddrüse diese gesteigerte Hormonausschüttung nicht, muss die Dosierung der Schilddrüsenhormontabletten in der Frühschwangerschaft erhöht werden.

Eine gut eingestellte Schilddrüsenfunktion ist nicht nur wichtig für eine stabile Schwangerschaft, sondern auch für die optimale Entwicklung des kindlichen Gehirns.

Im letzten Drittel der Schwangerschaft produziert die kindliche Schilddrüse bereits selbst ausreichend Schilddrüsenhormon. Mütterliche Funktionsschwankungen fallen in dieser Zeit nicht mehr so ins Gewicht. Normalerweise befinden sich die freien Schilddrüsenhormone in diesem Zeitraum bei der Mutter im unteren Normbereich.

Das Schwangerschaftshormon Beta-hCG

Das Schwangerschaftshormon Beta-hCG wird von der Plazenta gebildet und ins Blut ausgeschüttet. Es ist für die Erhaltung der Schwangerschaft verantwortlich. In den ersten Wochen der Schwangerschaft steigt die Konzentration im Blut stetig an. Das Maximum wird etwa zwischen der 8. und 10. Schwangerschaftswoche erreicht. Anschließend fallen die Werte langsam auf die Ausgangskonzentration ab.

Das Schwangerschaftshormon Beta-hCG beeinflusst die Schilddrüse.

Beta-hCG stimuliert auch die Ausschüttung von Schilddrüsenhormonen. Dadurch kommt es im ersten Abschnitt der Schwangerschaft zu einem Anstieg der Schilddrüsenhormonwerte, der sogar zu einer leichten Überfunktion führen kann. Bei Zwillingsschwangerschaften steigt der Beta-hCG-Spiegel noch stärker an und dieser Effekt ist noch ausgeprägter.

Die Beta-hCG-induzierte Überfunktion führt meist nur zu geringgradigen Schilddrüsenhormonerhöhungen und muss daher nur selten behandelt werden. Im zweiten Drittel der Schwangerschaft normalisiert sich die Schilddrüsenfunktion fast immer. Allerdings müssen unbedingt andere Ursachen, wie zum Beispiel der Morbus Basedow, ausgeschlossen werden.

Die Transportproteine der Schilddrüsenhormone

Die Schilddrüsenhormone sind im Blut größtenteils an Eiweiß gebunden und nur ein kleiner Teil zirkuliert frei. Das thyroxinbindende Globulin ist jener Eiweißkörper, der den Großteil des Thyroxins transportiert. Während der Schwangerschaft ist es normal, dass sich der Anteil an thyroxinbindendem Globulin erhöht. Dies führt zu einer Erhöhung des an Eiweiß gebundenen Thyroxins.

Durch eine Blutabnahme können entweder die freien Schilddrüsenhormone oder die Summe aus freien und gebundenen Hormonen (Gesamthormonkonzentration) bestimmt werden. Bei Bestimmung der Gesamthormonkonzentrationen (T4, TT4, Gesamt-T4 bzw. T3, TT3, Gesamt-T3) ergeben sich während der Schwangerschaft deutlich höhere Werte, die zu Missinterpretationen führen können. Auch unter Einnahme der Antibabypille können solche verfälschten Werte auftreten. Es sollten daher nur die freien Hormone bestimmt werden.

Jodbedarf

Schwangere haben einen erhöhten Jodbedarf.

Durch den erhöhten Hormonbedarf braucht der mütterliche Körper während der Schwangerschaft und Stillzeit auch mehr Jod. Durch die Nahrung kann in dieser Situation meist nicht genügend Jod zugeführt werden. Eine zusätzliche Versorgung mit Jod in Tablettenform ist daher sinnvoll. Viele Multivitaminpräparate für Schwangere enthalten bereits Jod.

Besonderes Augenmerk ist auf Patientinnen mit Autoimmunerkrankungen der Schilddrüse zu legen. Jod ist zwar gut fürs Baby, kann aber die Autoimmunerkrankung der Mutter verschlechtern. Bei einer nur gering aktiven Hashimoto-Thyreoiditis ist das für die Mutter kaum relevant. Schwangere Patientinnen mit Morbus Basedow sollten jedoch mit einer zusätzlichen Jodzufuhr sehr zurückhaltend sein. Auch bei einer gerade ausbrechenden Hashimoto-Thyreoiditis kann es sinnvoll sein, eine übermäßige Jodzufuhr zu meiden. Im Zweifelsfall sollte immer der betreuende Schilddrüsenexperte zu Rate gezogen werden.

Veränderungen des Immunsystems

Während einer Schwangerschaft kommt es zu tiefgreifenden Veränderungen im Immunsystem des mütterlichen Körpers. Anders wäre es ja gar nicht möglich, dass sich genetisch fremdes Gewebe im Bauch der Mutter entwickeln kann. Diese Veränderungen sind die beste Behandlung für eventuell bestehende Autoimmunerkrankungen, die sich während der Schwangerschaft meist bessern oder gar vollständig zurückbilden. Nach der Geburt ist diese erfreuliche Phase allerdings meist wieder vorbei. Das Ende der Schwangerschaft führt meist dazu, dass sich Autoimmunerkrankungen verschlechtern oder zum ersten Mal auftreten können.

Ein Morbus Basedow wird während der Schwangerschaft meist besser. Nach der Geburt kommt es häufig neuerlich zum Auftreten einer ausgeprägten Überfunktion.

Bei einer Hashimoto-Thyreoiditis ist der Effekt während der Schwangerschaft geringer ausgeprägt. Die Schilddrüsenhormondosis muss durch den vermehrten Hormonbedarf während der Schwangerschaft meist trotzdem gesteigert werden. Nach der Geburt verschlechtert sich die Schilddrüsenentzündung sehr oft und Funktionsstörungen können auftreten.

▾ **Durch die Plazenta werden die mütterlichen Nährstoffe zum Baby transportiert.**

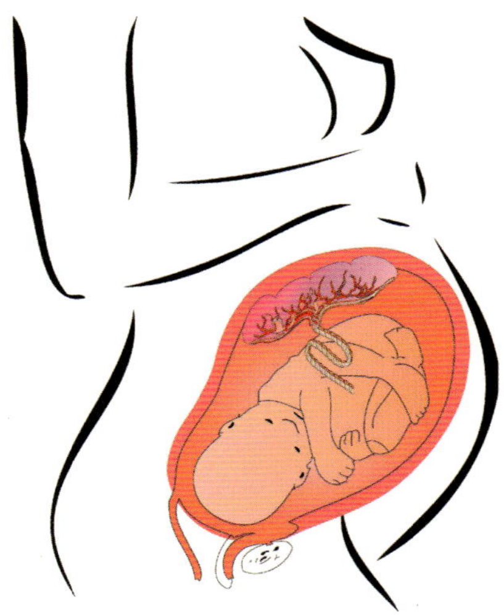

Die Plazenta

Die Plazenta (der Mutterkuchen) besteht sowohl aus mütterlichem als auch aus kindlichem Gewebe. Sie versorgt das Baby mit Nährstoffen. Die Verbindung zwischen Embryo und Plazenta erfolgt über die Nabelschnur. So werden mütterliche Schilddrüsenhormone, Jod, Antikörper und Medikamente zum Baby transportiert.

Transport zum Baby: Schilddrüsenhormon und Jod

Am Anfang der Schwangerschaft erhält das Baby die notwendigen Schilddrüsenhormone von der

Mutter über die Plazenta. Sobald die kindliche Schilddrüse selbst genügend Hormon produzieren kann, ist das Baby nicht mehr von den mütterlichen Schilddrüsenhormonen abhängig.
Für Jod ist die Plazenta während der gesamten Schwangerschaft durchlässig. So wird die kindliche Schilddrüse mit diesem Spurenelement versorgt.

Die Antikörper der Mutter und ihre Wirkung auf das Baby

Obwohl alle mütterlichen Schilddrüsen-Antikörper durch die Plazenta zum Baby wandern können, ist nur der TSH-Rezeptorantikörper von Bedeutung. Dieser kann die kindliche Schilddrüse stimulieren und beim noch Ungeborenen und auch beim Neugeborenen eine Schilddrüsenüberfunktion hervorrufen. Bei an Morbus Basedow erkrankten Müttern muss daher gegen Ende der Schwangerschaft der TRAK-Wert bestimmt werden. Ist dieser deutlich erhöht, sollte die Geburt in einem Zentrum mit kinderärztlicher Betreuung erfolgen. Da an eine Schilddrüsenüberfunktion bei Neugeborenen nur selten gedacht wird, muss diesbezüglich der Kinderarzt informiert werden.

Antikörper und manche Medikamente können durch die Plazenta wandern und auf das Baby wirken.

Der Effekt von Schilddrüsenmedikamenten auf das Baby

Schilddrüsenhormon, das in Tablettenform zugeführt wird, verhält sich gleich wie das von der Mutter selbst produzierte Hormon: Nur am Anfang der Schwangerschaft wird es gut durch die Plazenta von der Mutter zum Baby transportiert und versorgt das Baby so mit lebensnotwendigem Schilddrüsenhormon.
Patientinnen, die vor der Schwangerschaft ein T4/T3-Kombinationspräparat aus Thyroxin und Trijodthyronin einnahmen, werden in der Schwangerschaft meist auf ein Thyroxin-Monopräparat umgestellt.
Thyreostatika, Medikamente zur Behandlung der Überfunktion, wandern während der gesamten Schwangerschaft frei durch die Plazenta zum Baby. Zur Behandlung einer Überfunktion ist es unbedingt erforderlich, dass die Mutter auch während der Schwan-

gerschaft diese Medikamente einnimmt. Ganz engmaschige Kontrollen sind notwendig, da ja auch das Baby mitbehandelt wird. Es ist gefährlich, wenn Schwangere gleichzeitig Thyreostatika und Schilddrüsenhormone einnehmen: Die Thyreostatika drosseln die Schilddrüsenfunktion bei Mutter und Kind. Die Schilddrüsenhormontabletten versorgen nur die Mutter. So wird das Kind durch eine Schilddrüsenunterfunktion geschädigt, die bei Blutabnahmen nicht erkannt wird.

Ich bin schwanger – Was muss ich tun?

Während der Schwangerschaft müssen Schilddrüsenhormontabletten unbedingt weiter eingenommen werden, denn eine gut eingestellte Schilddrüsenfunktion der Mutter ist wichtig für die optimale Entwicklung des Babys und eine intakte Schwangerschaft.

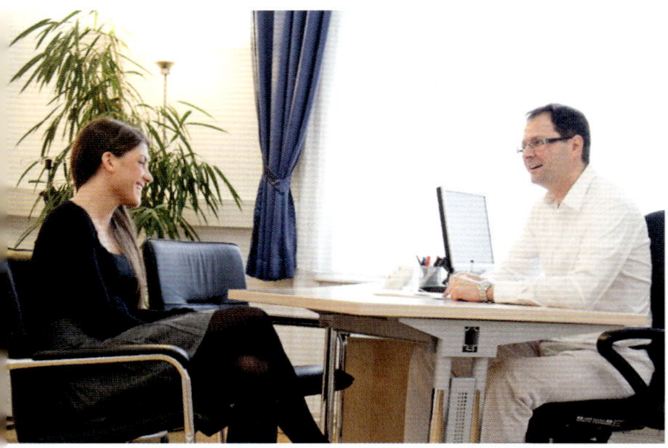

▲ Wenn eine Schwangerschaft eingetreten ist, tauchen bei Schilddrüsenpatientinnen plötzlich viele Fragen auf.

Viele Medikamente müssen bereits am Beginn einer Schwangerschaft abgesetzt werden, da sie dem Baby schaden können. Ganz anders ist es bei den Schilddrüsenhormontabletten: Diese versorgen anfangs durch die Plazenta das Baby mit lebensnotwendigem Schilddrüsenhormon. Schon in der frühen Schwangerschaft ist der Bedarf an Schilddrüsenhormon erhöht. Sehr oft muss die Schilddrüsenhormondosierung in dieser Phase gesteigert werden. Daher ist die erste Schilddrüsenfunktionsbestimmung unmittelbar nach Eintreten der Schwangerschaft so wichtig: Hier wird kontrolliert, ob die Dosis angepasst werden muss.

Der Bedarf an Schilddrüsenhormon steigt schnell an

Schon zu Beginn der Schwangerschaft wird vermehrt Schilddrüsenhormon benötigt. Ausreichende Mengen an Schilddrüsenhormon sind für die optimale Organentwicklung des Babys unerlässlich. In der Frühschwangerschaft vor Beginn der eigenen Schilddrüsenhormonproduktion wird das Baby ja über die Plazenta mit Schilddrüsenhormon der Mutter versorgt. Eine gesunde mütterliche Schilddrüse steigert ihre Produktion in dieser Zeit der hormonellen Umstellung automatisch. Eine etwa durch eine Entzündung geschwächte Schilddrüse schafft diese Hormonsteigerung allerdings nicht. Bei diesen werdenden Müttern muss die zu geringe Schilddrüsenhormonproduktion durch Tabletten ausgeglichen werden. Eine bereits bestehende Medikation muss erhöht werden, manchmal muss eine Hormonmedikation neu eingeleitet werden.

In der Frühschwangerschaft steigt oft der Bedarf an Schilddrüsenhormon.

Die geschädigte Schilddrüse

Eine zu geringe Hormonversorgung in der Frühschwangerschaft führt zu anderen Problemen. Ist die Anpassung der mütterlichen Schilddrüsenfunktion an den gesteigerten Hormonbedarf nicht ausreichend, kann die Organentwicklung des Babys beeinträchtigt sein. Insbesondere für die Entwicklung des Nervensystems sind ausreichende Schilddrüsenhormonspiegel unerlässlich.
Auch das Risiko für einen Abort ist bei bereits grenzwertiger Schilddrüsenunterfunktion in dieser Phase erhöht.

Therapiebeginn und Dosisanpassung

Die Schwangerschaftswochen werden nach den Lunarmonaten ab der letzten Regelblutung gezählt. Beim Bemerken einer Schwangerschaft ist die werdende Mutter bereits in der fünften Schwangerschaftswoche. Da hat die Organentwicklung des Babys schon begonnen.
Bei einer Schilddrüsenerkrankung ist es daher wichtig, eine notwendige Dosisanpassung bald durchzuführen. Manchmal muss mit einer Therapie auch neu begonnen werden. Gerade in der

So werden die Schwangerschaftswochen gezählt:

1. SSW:
beginnt am ersten Tag der letzten Monatsblutung

3. SSW:
Befruchtung der Eizelle

5. SSW:
Das Ausbleiben der Monatsblutung wird bemerkt

10.–12. SSW:
Die Schilddrüse des Embryos wird ausgebildet

40. SSW:
Geburtstermin

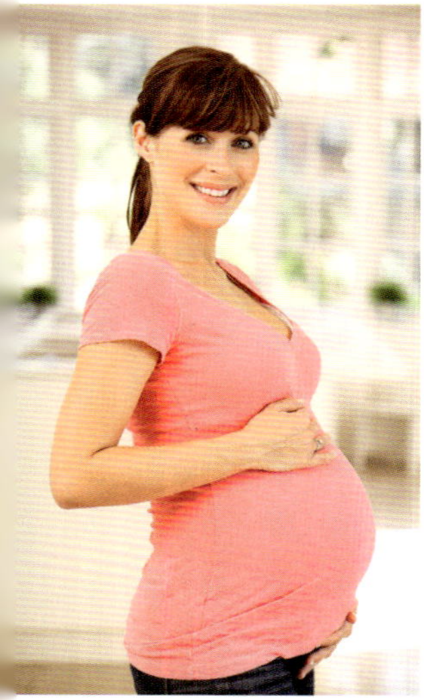

▲ **Bei gut eingestellter Schilddrüsenfunktion verläuft eine Schwangerschaft so wie bei Schilddrüsengesunden.**

ersten Hälfte der Schwangerschaft ändert sich der Hormonbedarf ständig. Hier sind häufigere Kontrollen und Dosisanpassungen notwendiger als in der zweiten Hälfte.

Das morgendliche Erbrechen

Übelkeit in der Frühschwangerschaft ist häufig, oft kommt es zu morgendlichem Erbrechen. Bei Schilddrüsenpatientinnen gibt es hier ein besonderes Problem: Was ist, wenn kurz nach Tabletteneinnahme erbrochen wird? Man kann davon ausgehen, dass der größte Teil der Schilddrüsenhormontablette in der ersten halben Stunde nach Einnahme resorbiert wird. Kommt es unmittelbar nach Tabletteneinnahme zum Erbrechen, ist eine ausreichende Hormonresorption nicht mehr sicher gewährleistet. Hier sollte zumindest die halbe Dosierung nochmals eingenommen werden. Ideal wäre es, einen Zeitpunkt für die Tabletteneinnahme zu finden, zu dem die Übelkeit gering ist. Eventuell sollten Kontrollen der Schilddrüsenfunktion in kürzeren Abständen durchgeführt werden. Die gute Nachricht: Die Phase des übermäßigen Erbrechens dauert meist nur kurze Zeit an.

Schilddrüsenerkrankungen und Schwangerschaft

Schilddrüsenerkrankungen können in der Schwangerschaft neu auftreten, meist tritt die Schwangerschaft aber ein, wenn die Schilddrüsenerkrankung bereits bekannt ist. Funktionsstörungen der Schilddrüse beeinflussen die Schwangerschaft.

Schilddrüsenerkrankungen bei jungen Frauen sind häufig.

Idealerweise sollten bekannte Funktionsstörungen bereits vor Eintreten der Schwangerschaft adäquat behandelt sein. Nicht nur eine Über- oder eine Unterfunktion führt zu Problemen während der Schwangerschaft: Auch eine vorgeschädigte oder bereits operierte Schilddrüse kann sich an den gesteigerten Hormonbedarf nicht immer anpassen. All diese Störungen können sich auch direkt auf das Baby auswirken. Tritt in der Schwangerschaft ein Knoten in der Schilddrüse auf, so muss dieser genau abgeklärt werden. Eine direkte Beeinträchtigung des Babys besteht hier jedoch nicht.

Am häufigsten: Autoimmunerkrankungen

Bei jungen Frauen sind Autoimmunerkrankungen der Schilddrüse das bei weitem häufigste Krankheitsbild. Knoten in der Schilddrüse treten während dieser Lebensphase selten neu auf. Glücklicherweise sind bösartige Schilddrüsenerkrankungen in der Schwangerschaft eine Seltenheit.

Neu aufgetretene Schilddrüsenerkrankungen bei Schwangeren werden so wie bei nicht schwangeren Frauen untersucht. Der einzige Unterschied ist, dass in dieser Lebensphase aufgrund der Strahlenbelastung keine Schilddrüsen-Szintigrafien durchgeführt werden.

Der Schwerpunkt der Betreuung von schwangeren Schilddrüsenpatientinnen liegt in der Optimierung der Schilddrüsenfunktion. So wird gewährleistet, dass in jeder Phase der Schwangerschaft ausreichend Schilddrüsenhormon für das Baby vorhanden ist. Nach der Geburt kommt es häufig zu Veränderungen bei der Mutter (Postpartum-Thyreoiditis, siehe S. 175).

Schilddrüsenunterfunktion

Vor allem in der Frühschwangerschaft muss eine Schilddrüsenunterfunktion unbedingt vermieden werden. Daher wird oft nach der ersten Funktionskontrolle die bestehende Schilddrüsenhormontherapie gesteigert. Wird in der Frühschwangerschaft eine Schilddrüsenunterfunktion neu diagnostiziert, so muss rasch eine Normalisierung angestrebt werden. Dies geschieht durch Gabe von Schilddrüsenhormon in manchmal hoher Dosierung.

Morbus Basedow

Eine Überfunktion verkompliziert die Schwangerschaft.

Eine Schwangerschaft verkompliziert die Therapie bei Überfunktion.

Eine immunogene Überfunktion vom Typ Morbus Basedow sollte sich vor Eintreten der Schwangerschaft bereits zurückgebildet haben. Bei aktivem Morbus Basedow und dringlichem Kinderwunsch sollte frühzeitig eine definitive Therapie erwogen werden.

Tritt unter Thyreostatikatherapie bei Patientinnen mit Morbus Basedow eine Schwangerschaft ein, muss die Thyreostatikatherapie anfangs fortgeführt werden. Engmaschige Kontrollen sind erforderlich. Häufig kann die Thyreostatikatherapie bald reduziert und in weiterer Folge oft abgesetzt werden. Die Autoimmunerkrankung bessert sich meist während der Schwangerschaft.

Keinesfalls darf während einer Schwangerschaft gleichzeitig Schilddrüsenhormon und Thyreostatikum eingenommen werden.

Auch hier ist es wichtig, dass das Baby während der gesamten Schwangerschaft ausreichend mit Schilddrüsenhormon versorgt wird. Damit dies erreicht wird, sollen die Schilddrüsenhormonwerte der Mutter im obersten Normalbereich liegen. Eine zu hohe Dosierung der Thyreostatika muss vermieden werden.

Das größte Problem einer thyreostatischen Therapie während der Schwangerschaft ist, dass beim Kind eine Unterfunktion hervorgerufen wird. Daher sollte die Thyreostatikadosis bei der Mutter so niedrig wie möglich gewählt werden.

Weitere Probleme für das Baby sind die Auswirkungen der mütterlichen Schilddrüsenüberfunktion sowie mögliche Nebenwirkungen der Thyreostatika.

Gegen Ende der Schwangerschaft sollte der Spiegel der mütterlichen TSH-Rezeptorantikörper bestimmt werden. Selten kommt es bei hohen Werten zu einem Übertritt der Antikörper auf das Kind, die eine Schilddrüsenüberfunktion beim Neugeborenen hervorrufen können.

Werden all diese Probleme beachtet und so gut wie möglich vermieden, besteht kaum eine Gefahr für die Schwangerschaft und das Baby.

Nach der Geburt kommt es allerdings bei der Mutter häufig zu einem Wiederauftreten des Morbus Basedow.

Schilddrüsenknoten

Wird in der Schwangerschaft ein Schilddrüsenknoten neu entdeckt, ist neben Blutabnahme und Ultraschalluntersuchung auch eine ultraschallgezielte Feinnadelpunktion möglich. Nur auf eine Szintigrafie muss während der Schwangerschaft und oft auch während der Stillzeit verzichtet werden.

Schilddrüsenkarzinom

Ein Schilddrüsenkarzinom wird während der Schwangerschaft nur selten neu diagnostiziert.

Ergibt die Abklärung des Knotens während der Schwangerschaft den konkreten Verdacht auf ein Schilddrüsenkarzinom, kann meist mit der Operation bis nach der Geburt gewartet werden. Die Prognose verschlechtert sich bei diesem Vorgehen nicht. Falls eine Operation unbedingt erforderlich ist, kann diese im zweiten Schwangerschaftsdrittel durchgeführt werden.

Auch bei Patientinnen, die wegen eines Schilddrüsenkarzinoms bereits operiert wurden, ist eine Schwangerschaft möglich. Nach der hochdosierten Radiojodtherapie ist es aber erforderlich, dass zumindest ein halbes Jahr lang eine Empfängnis verhütet wird.

Zum Erhalten einer normalen Schilddrüsenfunktion muss die Hormondosis meist erhöht werden. Eine enge Zusammenarbeit zwischen dem betreuenden Gynäkologen und dem Schilddrüsenspezialisten ist notwendig.

Medikamente und Schwangerschaft

Schilddrüsenhormontabletten dürfen während der Schwangerschaft nicht eigenständig abgesetzt werden, sie sind wichtig für den optimalen Verlauf der Schwangerschaft. Bei der Thyreostatikatherapie soll die niedrigstmögliche Dosierung gewählt werden.

Durch den vermehrten Hormonbedarf muss die Dosis der Schilddrüsenhormontabletten in der Frühschwangerschaft meist erhöht

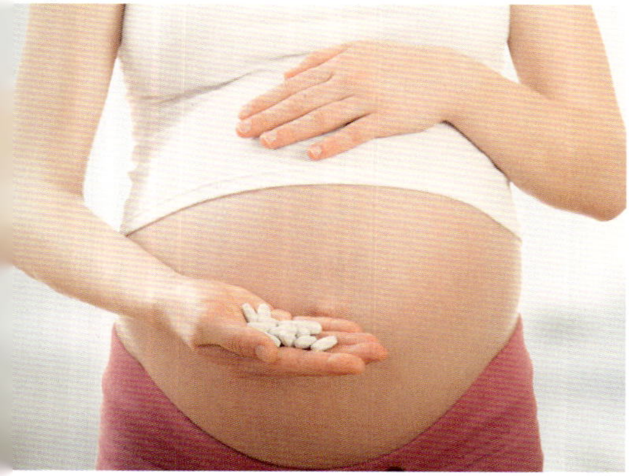

▲ **Wenn Schwangere Medikamente einnehmen, entstehen viele Fragen.**

werden. Regelmäßige Kontrollen der Schilddrüsenfunktion sind erforderlich, um die optimale Dosis zu finden. Eine Therapie mit Thyreostatika erfordert die Betreuung durch einen Spezialisten. Keinesfalls dürfen in der Schwangerschaft Thyreostatika in Kombination mit Schilddrüsenhormontabletten eingenommen werden. Auch die Spurenelemente Jod und Selen beeinflussen den Schilddrüsenstoffwechsel. Bei einer Überfunktion sollte darauf geachtet werden, dass große Mengen Jod gemieden werden.

Schilddrüsenhormon

Schilddrüsenhormontabletten in der richtigen Dosierung schädigen das Baby nicht.

Gerade in der Frühschwangerschaft, wenn die Übelkeit auftritt, ist die regelmäßige Einnahme der Schilddrüsenhormontabletten nicht immer einfach. Durch Kontrollen der Blutwerte zeigt sich, inwieweit die Dosierung angepasst werden muss. Eine bestehende Kombinationstherapie mit Trijodthyronin und Thyroxin sollte vor einer geplanten Schwangerschaft auf eine Thyroxin-Monotherapie umgestellt werden.

Thyreostatika

Es gibt verschiedene Thyreostatika-Medikamente zur Behandlung der Überfunktion. Während der Schwangerschaft wird die Therapie vom Arzt regelmäßig überprüft und eventuell geändert.

Jod

Zahlreiche Vitaminpräparate und Nahrungsergänzungsmittel enthalten Jod. Jod ist für die Schilddrüsenhormonproduktion des Babys wichtig. In Schwangerschaft und Stillzeit ist der Jodbedarf erhöht; eine ausreichende Versorgung der Schwangeren mit Jod ist daher erforderlich.

Es gibt inzwischen zahlreiche Nahrungsergänzungsmittel für Schwangere. Diese enthalten unterschiedlich viel Jod.

Bei Schwangeren mit Autoimmunerkrankungen kann eine erhöhte Jodzufuhr den Krankheitsverlauf allerdings beschleunigen. Die

Vorteile für das Baby überwiegen die Nachteile für die Mutter meist deutlich. Nur bei aktivem Morbus Basedow mit Überfunktion und bei einigen Patientinnen mit Hashimoto-Thyreoiditis ist es sinnvoller, auf eine zusätzliche Jodzufuhr in Form von Vitaminpräparaten zu verzichten.

Andere Spurenelemente

In der Schwangerschaft werden häufig Vitaminpräparate eingenommen, die auch andere Spurenelemente enthalten. Selen scheint eine günstige Wirkung auf die Schilddrüse zu haben, Wechselwirkungen anderer Spurenelemente mit der Schilddrüse sind nicht bekannt.

Nach der Geburt

Während der Schwangerschaft hat sich alles um das Wohl des Babys gedreht, nun steht auch wieder die Befindlichkeit der Mutter im Vordergrund. Durch die Umstellung des mütterlichen Immunsystems können zahlreiche Erkrankungen neu auftreten oder sich wieder verschlechtern.

Wird bei einem Neugeborenen eine Schilddrüsenunterfunktion diagnostiziert, muss sofort mit einer Schilddrüsenhormontherapie begonnen werden. Nur so ist eine normale kindliche Entwicklung möglich. Bei der jungen Mutter können kurzfristige Funktionsschwankungen auftreten und zu oft uncharakteristischen Beschwerden führen. Innerhalb weniger Wochen kann eine durch Zellzerfall ausgelöste Überfunktion in eine Unterfunktion umschlagen, die dann behandelt werden muss. Durch Blutuntersuchungen können diese Funktionsschwankungen erkannt werden.

Nach der Geburt ändert sich alles noch einmal.

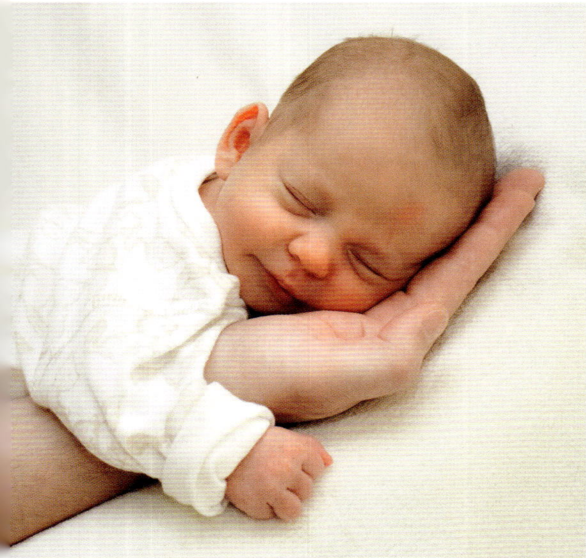

Das Immunsystem verändert sich neuerlich

Das Ende einer Schwangerschaft ist eine besondere Situation. Während der Schwangerschaft ist das mütterliche Immunsystem unterdrückt, da die Mutter ja genetisch fremdes Gewebe in sich trägt. In dieser Zeit nimmt auch die Aktivität von Autoimmunerkrankungen ab. Meist bessert sich eine immunogene Überfunktion während der Schwangerschaft.

Eine völlig andere Situation herrscht nach der Entbindung: Das Immunsystem kommt wieder in Schwung, auch Autoimmunerkrankungen verschlechtern sich meist wieder. Eine immunogene Überfunktion vom Typ Morbus Basedow kann wieder auftreten. Bei Patientinnen mit Hashimoto-Thyreoiditis kommt es in den Monaten nach der Geburt oft zu einem entzündlich bedingten Zerfall des Schilddrüsengewebes. Das übermäßig freigesetzte Schilddrüsenhormon führt zu einer meist kurz andauernden Phase der Überfunktion, die dann schnell in eine Unterfunktion umschlägt. Diese nach der Geburt auftretende entzündliche Reaktion wird Postpartum-Thyreoiditis genannt (siehe S. 175).

Das Baby

Mütterliche Schilddrüsenerkrankungen wirken sich meist nicht auf das Baby aus. Nur ganz selten sind Neugeborene von der Schilddrüsenerkrankung ihrer Mutter betroffen. Noch seltener kommen Kinder mit angeborenen Schilddrüsenerkrankungen zur Welt.

Während der gesamten Schwangerschaft erfolgten regelmäßige Kontrollen der Schilddrüsenfunktion. Nun ist das Baby da und viele Fragen tun sich auf. Wenn bei der routinemäßigen Kontrolle der Schilddrüsenfunktion am fünften Lebenstag alles in Ordnung ist, kann die Mutter unbesorgt sein. Die kindliche Schilddrüse arbeitet gut und Kontrollen sind bei normaler Entwicklung bis auf Weiteres nicht mehr erforderlich. Autoimmunerkrankungen können zwar vererbt werden, diese bilden sich jedoch meist erst Jahrzehnte später aus.

Die angeborene Schilddrüsenunterfunktion

Bei Kindern, die in einem Krankenhaus geboren werden, erfolgt am fünften Lebenstag eine Blutabnahme. Im Rahmen des sogenannten Stoffwechselscreenings wird auch der TSH-Wert des Babys bestimmt. So können nahezu alle Neugeborenen mit einer angeborenen Unterfunktion der Schilddrüse gefunden werden.

Beim Test fünf Tage nach der Geburt wird nicht nur die Schilddrüse kontrolliert, sondern auch nach verschiedenen Stoffwechselerkrankungen gefahndet.

Um die Unterfunktion so schnell wie möglich auszugleichen, muss sofort mit einer Schilddrüsenhormontherapie begonnen werden. Werden Schilddrüsenhormone in Tablettenform in ausreichender Dosierung eingenommen, ist die körperliche und geistige Entwicklung normal. Die Schilddrüsenhormonmedikation muss lebenslänglich eingenommen werden und die Dosis in regelmäßigen Abständen angepasst werden.

Von der Mutter auf das Baby übertragene Antikörper

Hat die Mutter hohe Konzentrationen an Schilddrüsen-Antikörpern, so können diese über die Plazenta auf das Baby übertragen werden. Nach der Geburt dauert es, bis diese mütterlichen Antikörper vom Baby abgebaut werden. Die Antikörper gegen Schilddrüsenperoxidase und Thyreoglobulin haben keine negativen Auswirkungen auf das Baby.

Stimulierende Antikörper gegen den TSH-Rezeptor, die beim Morbus Basedow typisch sind, können allerdings beim Baby eine Schilddrüsenüberfunktion hervorrufen. Bei hohen mütterlichen

TRAK-Werten am Ende der Schwangerschaft muss auch unmittelbar nach der Geburt an dieses Krankheitsbild gedacht werden.

Das Baby einer Mutter mit Autoimmunerkrankung

Bei Babys von Müttern mit einer Schilddrüsenerkrankung sind weitere Untersuchungen fast nie erforderlich.

Autoimmunerkrankungen treten familiär gehäuft auf. Kinder von Eltern, die an einer Schilddrüsenentzündung erkrankt sind, haben ein erhöhtes Risiko, ebenfalls im Laufe ihres Lebens daran zu erkranken. Frauen und Mädchen sind davon häufiger betroffen. Eine Manifestation im Kindesalter ist allerdings selten. Abgesehen vom TSH-Screening am fünften Lebenstag sind bei Kleinkindern keine routinemäßigen Untersuchungen erforderlich. Nur bei Auffälligkeiten soll eine Schilddrüsenerkrankung ausgeschlossen werden.

Die Mutter

Nach der Geburt kommt das mütterliche Immunsystem wieder auf Touren. Dies kann dazu führen, dass auch Immunerkrankungen wieder ihre volle Aktivität entfalten. Autoimmunerkrankungen der Schilddrüse können sich verschlechtern beziehungsweise neu auftreten.

Eigentlich hat die junge Mutter nach der Entbindung anderes zu tun, als ihre Schilddrüse zu kontrollieren. Symptome wie Schlaflosigkeit, Herzrasen und innere Unruhe werden meist durch die andere Lebenssituation erklärt. Auch ein Gewichtsverlust in den ersten Monaten nach der Geburt erscheint normal. Manchmal jedoch liegt es zum Teil auch an der Schilddrüse. Gerade nach der Geburt kann sich die Schilddrüsenfunktion aus verschiedenen Ursachen wieder verändern. Eine Schilddrüsenüberfunktion tritt rasch auf und kann schnell in eine Unterfunktion übergehen: Dies ist häufig sehr verwirrend.

Postpartum-Thyreoiditis

Postpartum-Thyreoiditis wird eine Sonderform der Hashimoto-Thyreoiditis genannt, die in den Monaten nach der Entbindung auftreten kann. Aufgrund verstärkter Autoimmunaktivität nach der Entbindung kommt es zu einem Zerfall des Schilddrüsengewebes. Das freigesetzte Schilddrüsenhormon bewirkt eine nur wenige Wochen dauernde, oft ausgeprägte Schilddrüsenüberfunktion. Eine thyreostatische Therapie ist in dieser Situation sinnlos.

Eine Monate nach der Geburt auftretende Postpartum-Thyreoiditis bleibt oft unentdeckt.

Nach einer kurzen Phase der normalen Schilddrüsenfunktion entwickelt sich oft rasch eine Unterfunktion. Diese muss mit Schilddrüsenhormontabletten behandelt werden. Nach einer Behandlungsdauer von einem Jahr kann ein Auslassversuch unternommen werden. Bei einem Teil der Patientinnen normalisiert sich die Schilddrüsenfunktion wieder.

Hashimoto-Thyreoiditis

Ein ähnliches Muster wie bei der Postpartum-Thyreoiditis zeigt sich auch bei Patientinnen mit bekannter Hashimoto-Thyreoiditis. In den ersten Monaten nach der Entbindung tritt oft eine geringgradige Schilddrüsenüberfunktion auf und die eingeleitete Schilddrüsenhormontherapie muss reduziert oder manchmal auch abgesetzt werden. Diese Schilddrüsenüberfunktion bildet sich wieder zurück und in den darauffolgenden Monaten ist die ursprüngliche Schilddrüsenhormontherapie, manchmal in gering höherer Dosierung, wieder einzunehmen.

Morbus Basedow

Eine Immunüberfunktion vom Typ Morbus Basedow kann nach der Entbindung wieder oder selten auch neu auftreten. Ein Morbus Basedow bildet sich von selbst nicht kurzfristig zurück und muss thyreostatisch behandelt werden. Die Abgrenzung von einer vorübergehenden durch Zellzerfall ausgelösten Überfunktion ist daher wichtig. Im Zweifelsfall muss eine Schilddrüsen-Szintigrafie durchgeführt werden, bei der der Mutter eine leicht radioaktive Substanz in-

Nach der Entbindung kann ein Morbus Basedow wieder auftreten.

jiziert wird. Da geringe Mengen davon auch in die Muttermilch übergehen, muss diese für 24 Stunden verworfen werden. Eine genaue zeitliche Planung der Untersuchung ist daher notwendig.
Ist die Diagnose des Morbus Basedow gesichert, wird eine Thyreostatikatherapie eingeleitet. Abhängig von der Dosierung muss das Abstillen erwogen werden.

Die Stillzeit

Nach der Geburt wird das Baby nicht mehr über die Nabelschnur, sondern durch die Muttermilch mit den wichtigen Spurenelementen Jod und Selen versorgt. Seine Schilddrüsenhormone produziert das Neugeborene bereits selbst.

Während der Stillzeit ist der Jodbedarf der Mutter weiterhin erhöht: Das Baby wird ja immer noch mitversorgt. Auch bei den verschiedenen Milchnahrungen muss auf einen ausreichenden Jodgehalt geachtet werden. Bei stillenden Müttern sind Medikamente ein Thema: Das Baby kann nämlich über die Muttermilch unerwünschterweise mitbehandelt werden. Schilddrüsenhormontabletten sind völlig bedenkenlos, bei anderen Medikamenten, wie zum Beispiel Substanzen zur Behandlung der Schilddrüsenüberfunktion, muss man jedoch manchmal vorsichtig sein. Erhöhte Schilddrüsen-Antikörper der Mutter schaden dem Baby nicht.

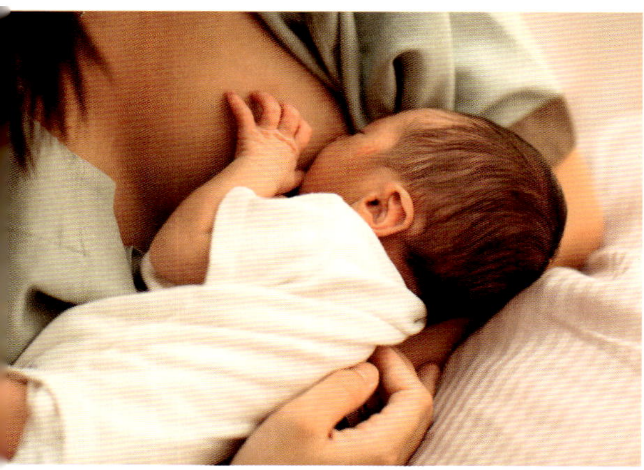

Medikamente

Schilddrüsenhormontabletten können während der Stillzeit bedenkenlos weiter eingenommen werden.

Thyreostatika werden in geringem Maße in der Muttermilch angereichert. Selbst bei hohen Thyreostatika-Dosierungen erreichen diese Konzentrationen selten einen therapeutischen Effekt für das Baby. Stillende Mütter können bis 20 mg Thiamazol beziehungsweise 150 mg Propylthiouracil täglich einnehmen, ohne dass dies einen schädigenden Einfluss auf das Baby hat. Kontrollen der Schilddrüsenfunktion des Kindes können erforderlich sein. Sehr selten wurden allergische Reaktionen beim Kind (Hautausschlag, Verringerung der weißen Blutkörperchen) beobachtet.
Medikamente aus der Gruppe der Betablocker sollen während der Stillzeit nicht eingenommen werden.

Jod und Selen

Da auch das Baby über die Muttermilch mit Spurenelementen versorgt wird, hat die stillende Mutter einen erhöhten Bedarf an Jod und anderen Spurenelementen.

Auch die stillende Mutter hat einen höheren Jodbedarf.

Milchproduktion und Stillschwäche

Ein direkter Zusammenhang zwischen Schilddrüse, Milchproduktion und Stillschwäche ist nicht bekannt. Allerdings beeinflussen große Schwankungen der Schilddrüsenfunktion zahlreiche Stoffwechselvorgänge im Organismus.

Schilddrüsenuntersuchung

In der Stillzeit können praktisch alle Untersuchungen für die Schilddrüse durchgeführt werden. Bei einem Schilddrüsenszintigramm muss berücksichtigt werden, dass die verabreichte radioaktive Substanz auch in die Muttermilch übergeht. Wird eine Schilddrüsen-Szintigrafie mit Technetium-99m durchgeführt, muss die Muttermilch für 24 Stunden verworfen werden.

Die Wechseljahre

Auch in der letzten Phase großer hormoneller Umstellungen im Leben einer Frau häufen sich Schilddrüsenerkrankungen. Autoimmunerkrankungen wie die Hashimoto-Thyreoiditis haben in diesem Lebensabschnitt einen weiteren Häufigkeitsgipfel.

Das Hormonsystem stellt sich um, die Regelblutung bleibt aus und die Fruchtbarkeit der Frau ist beendet. In den Wechseljahren treten überwiegend durch den Östrogenabfall verschiedene, oft uncharakteristische Beschwerden auf. Schilddrüsenfunktionsstörungen haben oft ein ähnliches klinisches Bild. Schwankungen der Schilddrüsenfunktion können Wechselbeschwerden verschlechtern. Daher ist es wichtig, in diesem Lebensabschnitt auch an Schilddrüsenerkrankungen zu denken. Das Ausgleichen von Schilddrüsenfunktionsstörungen verbessert meist die Beschwerdesymptomatik und fördert das Wohlbefinden und die Lebensqualität.

Wenn die Regel endgültig ausbleibt, können die dadurch hervorgerufenen Beschwerden sehr unterschiedlich sein.

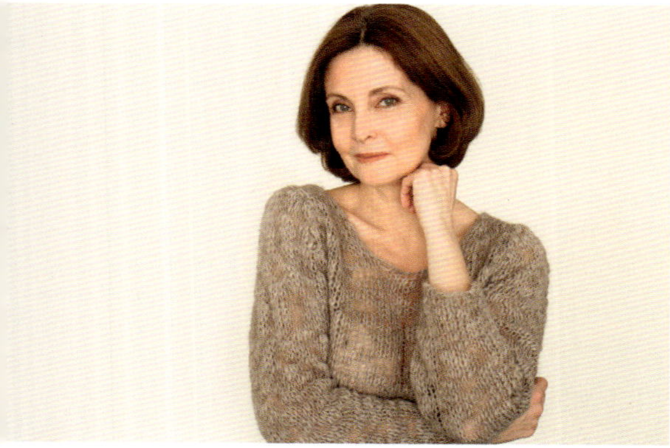

Die große hormonelle Umstellung

Wenn die weiblichen Sexualhormone im Blut weniger werden, kommt es zu körperlichen Veränderungen, die bei vielen Frauen zu Beschwerden führen: Schweißausbrüche, Hitzewallungen, Gewichtszunahme und trockene Schleimhäute. Durch die altersbedingte Schwäche der Eierstöcke reifen weniger Eizellen heran. Die Hirnanhangdrüse versucht durch vermehrte Ausschüttung von follikelstimulierendem Hormon (FSH) gegenzusteuern. Die Empfindlichkeit der Eierstöcke auf die hormonelle Stimulation nimmt jedoch ab. Der Eisprung findet seltener statt und die Produktion von Östrogen in den Eierstöcken sinkt.

In dieser Lebensphase ist die Schilddrüse wieder zunehmend verwundbar. Unterfunktionen im Rahmen einer Schilddrüsenentzündung treten hier nochmals gehäuft auf. Unerkannt und unbehandelt verstärken sie die allgemeine Beschwerdesymptomatik.

Andere Krankheiten – neue Medikamente

Mit den Wechseljahren kommen auch andere Erkrankungen, die zuvor noch nicht so sehr im Mittelpunkt gestanden sind. Herz-Kreislauf-Erkrankungen werden häufiger, die Entkalkung der Knochen schreitet voran und oft wird eine Osteoporose diagnostiziert.

Manche neu verordneten Medikamente können zu Wechselwirkungen mit der Schilddrüsenhormonmedikation führen. Mit zunehmendem Alter sinkt der Bedarf an Schilddrüsenhormon.

Der vorzeitige Wechsel

Als vorzeitiger Wechsel wird das Ausbleiben der Regelblutung und der Verlust der Fruchtbarkeit vor dem 40. Lebensjahr bezeichnet. Dieser kann durch eine Autoimmunerkrankung bedingt sein, die gehäuft mit einer Hashimoto-Thyreoiditis auftritt.

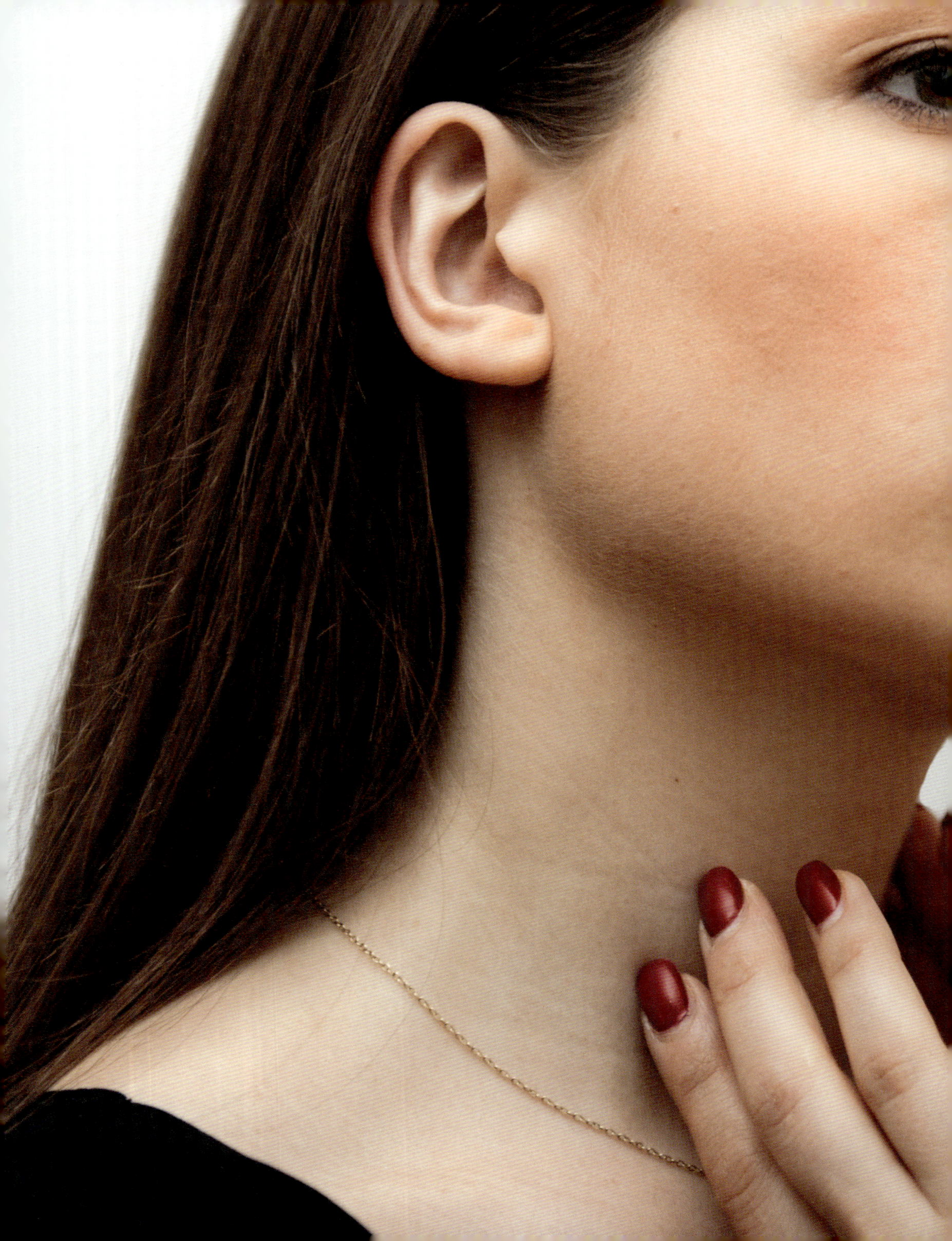

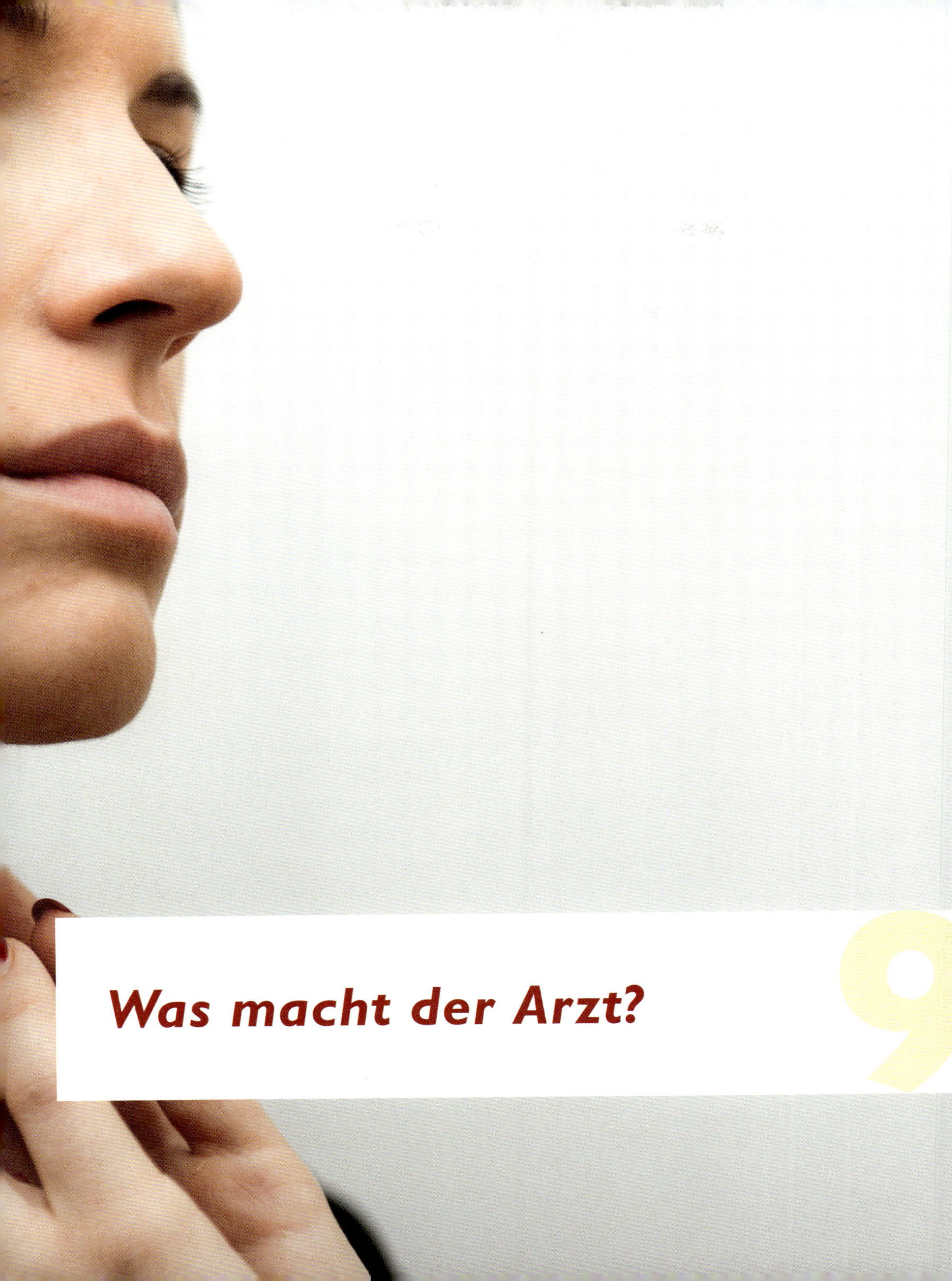

9 Was macht der Arzt?

Bereits der Hausarzt kann Hinweise auf eine Schilddrüsenerkrankung finden: abnorme Blutwerte als Zufallsbefund, einen Knoten beim Abtasten des Halses oder Beschwerden, die eine Schilddrüsenerkrankung vermuten lassen.

Im Rahmen der genauen Abklärung wird dann beim Spezialisten festgestellt, ob eine Schilddrüsenerkrankung vorliegt oder nicht. Werden krankhafte Veränderungen gefunden, muss eine genaue Diagnose gestellt werden. Nun stellt sich die Frage: Soll behandelt werden oder reicht beobachten? Eine verbindliche Therapieempfehlung und ein Vorschlag, wann die nächste Kontrolle sinnvoll ist, werden zusammen mit der exakten Diagnose in einem schriftlichen Befund festgehalten.

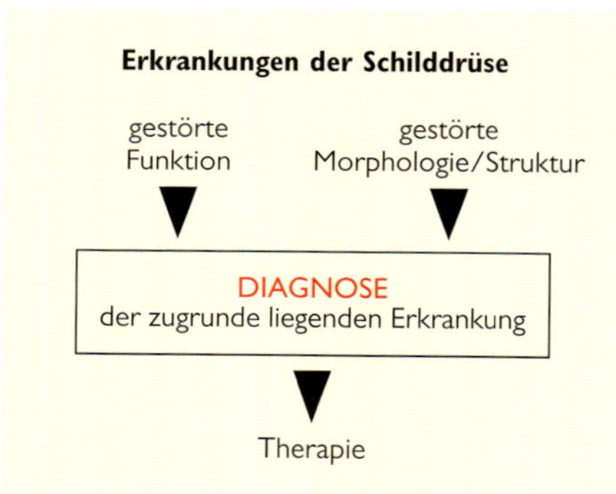

▲ Diese Grafik kennen Sie schon. Man muss sich immer wieder vor Augen führen: Sowohl Funktion als auch Struktur müssen beurteilt werden. Nur so kann eine korrekte Diagnose der zugrunde liegenden Erkrankung gestellt werden.

Funktion und Struktur

Will man eine Schilddrüsenerkrankung korrekt erkennen, muss sowohl die Schilddrüsenfunktion als auch die Struktur des Organs untersucht werden.

Die Schilddrüsenfunktion (Überfunktion, Unterfunktion oder normale Schilddrüsenfunktion) wird durch eine Blutabnahme festgestellt. Bei Knoten und selbst beim Schilddrüsenkarzinom sind die Werte im Blut fast immer normal.

Genauso wichtig ist es, auch die Struktur der Schilddrüse zu beurteilen. Ist das Organ zu groß oder zu klein? Existieren Knoten oder nicht? Ist das Gewebe von Entzündungszellen durchsetzt? Die Basisuntersuchung zur Beurteilung der Struktur ist der Ultraschall, manchmal sind auch weitere Untersuchungen notwendig.

Von der Krankheit zur Diagnose

Frühestens wenn sowohl die Schilddrüsenfunktion im Blut als auch die Struktur im Ultraschall beurteilt wurde, kann eine exakte Diag-

nose gestellt werden. Oft sind dazu jedoch auch weitere Untersuchungen notwendig.
Eine Blutbestimmung allein reicht für eine exakte Schilddrüsenabklärung nicht aus. Es ist auch zu wenig, wenn nur der Hals abgetastet wird. Auf diese Weise werden viele Schilddrüsenerkrankungen nicht erkannt.

Eine genaue Diagnose der zugrunde liegenden Erkrankung ist essenziell.

Blutwerte

Schon mit einer einzigen Blutabnahme erhält man ziemlich viele Informationen über die Schilddrüse. Aber auch wenn alle Werte im Blut normal sind, bedeutet dies noch lange nicht, dass die Schilddrüse gesund ist.

Im Blut zeigt sich, ob eine Über- oder Unterfunktion vorliegt, oder ob die Schilddrüsenfunktion in Ordnung ist. Der wichtigste Wert zur Beurteilung der Schilddrüsenfunktion ist der TSH-Wert. Dieses Hormon reguliert die Schilddrüsenfunktion. Auch die Konzentration der Schilddrüsenhormone im Blut kann gemessen werden. Bei Autoimmunerkrankungen der Schilddrüse steigen die Antikörper im Blut auf sehr hohe Werte an. Die Tumormarker sind in der Nachsorge von Schilddrüsenkarzinomen unerlässlich. Im Rahmen der Erstabklärung spielt jedoch nur das Kalzitonin eine Rolle. Zur Interpretation der einzelnen Werte ist manchmal viel Erfahrung notwendig.

Die Schilddrüsenhormone und das TSH

TSH ist der wichtigste Suchparameter zur Beurteilung der Schilddrüsenfunktion. Veränderungen der Schilddrüsenhormone treten meist erst bei manifesten Funktionsstörungen auf. Ein TSH-Anstieg ist das erste Zeichen einer Schilddrüsenunterfunktion.

TSH reguliert die Ausschüttung der Schilddrüsenhormone.

TSH wird von der Hirnanhangdrüse ins Blut ausgeschüttet und reguliert die Schilddrüsenfunktion. So können beim Screening Schilddrüsenfunktionsstörungen meist gut erkannt werden. Der TSH-Wert ist allerdings träge und nach Änderungen der Schilddrüsenfunktion dauert es Wochen, bis er sich wieder eingependelt hat. In diesen Phasen sind die Schilddrüsenhormone im Blut wesentlich aussagekräftiger. Auch die Frage, ob eine latente oder manifeste Funktionsstörung vorliegt, kann nur durch Bestimmung der Schilddrüsenhormone geklärt werden. Es sollten die freien Hormone, fT4 und fT3, bestimmt werden, deren Konzentration nicht verfälscht wird.

TSH

In Zeiten einer stabilen Schilddrüsenfunktion ist das von der Hirnanhangdrüse ausgeschüttete TSH der beste Parameter. Wenn es turbulent zugeht, ist das träge TSH nicht so gut zur Funktionsbeurteilung geeignet. Deshalb müssen bei der Behandlung der Überfunktion immer zusätzlich die freien Schilddrüsenhormone bestimmt werden.

Auch bei der Einnahme von Schilddrüsenhormontabletten muss man aufpassen. Bei Dosisänderungen dauert es mindestens sechs Wochen, bis wieder ein neues TSH-Gleichgewicht eingetreten ist.

Die Schilddrüsenhormone T4 und T3

T4 (Thyroxin) wird von der Schilddrüse ins Blut ausgeschüttet. In verschiedenen Organen wird T4 in das eigentlich wirksame T3 (Trijodthyronin) umgewandelt. T3 bleibt nur kurz im Blut und seine Konzentration ist sehr niedrig. Nur selten ist die Umwandlung von T4 in T3 gestört. Daher sollte auch Schilddrüsenhormon fast immer in reiner T4-Form als Tablette gegeben werden.

Jeder, der Schilddrüsenhormon einnimmt, sollte bei einer Blutabnahme immer daran denken, dass die Tablette im Blut den T4-Spiegel erhöht. An diesen wenigen Tagen sollte auf die Tabletteneinnahme verzichtet werden. Nach der Blutabnahme kann die Tablette unbesorgt eingenommen werden.

Die freien und die proteingebundenen Hormone

Der größte Teil der Schilddrüsenhormone ist im Blut an Eiweißkörper gebunden. So kann Schilddrüsenhormon gut gelagert und transportiert werden. Gebundenes T4 ist ein Depot im Blut mit einer Halbwertszeit von acht Tagen. Der Körper nimmt sich daraus so viel biologisch aktives T3, wie er braucht.

Heute werden fast immer die freien Hormone bestimmt.

Vor Jahrzehnten waren die Bestimmungsmethoden zum Nachweis geringer Mengen an Schilddrüsenhormon noch nicht so ausgereift. Deswegen wurden früher die an Eiweiß gebundenen Hormone bestimmt. Dies ist allerdings problematisch, da Änderungen der Eiweißkonzentration die gebundenen Schilddrüsenhormone verfälschen. So werden während einer Schwangerschaft die Schilddrüsenhormonwerte falsch bestimmt. Auch die Einnahme der Pille reicht schon, um eine Überfunktion vorzutäuschen.

Die Bestimmung der eiweißgebundenen Hormone ist nun nicht mehr notwendig: Die freien Schilddrüsenhormone fT4 und fT3 können heutzutage nämlich zuverlässig bestimmt werden.

Schilddrüsen-Antikörper

Erhöhte Schilddrüsen-Antikörper sind Ausdruck einer Autoimmunerkrankung der Schilddrüse. Das Immunsystem produziert irrtümlicherweise Antikörper gegen Schilddrüsengewebe. Als Folge der Entzündung entwickelt sich häufig eine Funktionsstörung.

Verschiedene Antikörper führen zu verschiedenen Erkrankungen. Die Antikörper gegen den TSH-Rezeptor an der Schilddrüsenzelle (TRAK) sind charakteristisch für einen Morbus Basedow. Bei der chronischen Immunthyreoiditis Hashimoto steigen die Antikörper gegen TPO und gegen Thyreoglobulin oft auf sehr hohe Werte an. Manchmal kann bei erhöhten Schilddrüsen-Antikörpern die zugrunde liegende Erkrankung nicht klar definiert werden und es

Gering erhöhte Schilddrüsen-Antikörper finden sich oft auch bei Gesunden und haben meist keinen Krankheitswert.

entwickelt sich erst im Laufe der Zeit ein typisches Krankheitsbild. Vor allem Antikörper gegen Thyreoglobulin können manchmal ohne Krankheitswert geringgradig erhöht sein. Die Antikörperbestimmung ist bei der Diagnosestellung wichtig. Bei Verlaufskontrollen spielt vor allem der TSH-Rezeptorantikörper eine Rolle.

TPO-Antikörper

Antikörper gegen den Schilddrüsenbestandteil Thyreoperoxidase werden als TPO-Antikörper oder TPO-AK abgekürzt. Die früher häufig bestimmten mikrosomalen Antikörper (MAK) sind ähnlich, erkennen aber auch andere Strukturen und sind daher nicht so spezifisch.

Geringgradig erhöhte TPO-Antikörper sind häufig und weisen meistens nicht auf eine Krankheit hin. Bei einer chronischen Immunthyreoiditis Hashimoto steigen die TPO-Antikörperwerte im Blut auf sehr hohe Werte an. Die alleinige TPO-Antikörpererhöhung führt jedoch zu keinen Beschwerden! Erst wenn es durch die Entzündung zu einer Funktionsstörung kommt, treten Symptome auf. Das kann Jahre oder sogar Jahrzehnte dauern.

Thyreoglobulin-Antikörper

Auch gegen Thyreoglobulin kann das Immunsystem Antikörper produzieren. Diese werden als Thyreoglobulin-Antikörper bezeichnet und Tg-AK oder TAK abgekürzt. Diese Antikörper sind bei Gesunden noch häufiger gering erhöht als die TPO-Antikörper. Sie begleiten häufig TPO-Antikörpererhöhungen bei Patienten mit chronischer Immunthyreoiditis Hashimoto.

Einen ganz besonderen Stellenwert hat die Bestimmung der Thyreoglobulin-Antikörper in der Nachsorge des differenzierten Schilddrüsenkarzinoms. Bei hohen Thyreoglobulin-Antikörperwerten kann der Tumormarker Thyreoglobulin verfälscht werden.

TSH-Rezeptor-Antikörper

Der TSH-Rezeptor-Antikörper (TRAK) gehört zu einer ganz anderen Kategorie. Antikörper, die am TSH-Rezeptor wirken, führen nicht nur zu einer Entzündung im Schilddrüsengewebe, sondern stimulieren auch die Schilddrüsenhormonproduktion. So kommt es zum Morbus Basedow, einer Autoimmunerkrankung, bei der eine Schilddrüsenüberfunktion auftritt.

Zu allem Überfluss gibt es aber auch blockierende TSH-Rezeptor-Antikörper, die genau das Gegenteil, nämlich eine Schilddrüsenunterfunktion, bewirken. Sie sind wesentlich seltener und kommen manchmal gemeinsam mit den stimulierenden Antikörpern vor. In der Blutuntersuchung können sie nicht voneinander unterschieden werden.

TSH-Rezeptor-Antikörper können sich nicht nur ans Schilddrüsengewebe, sondern auch an andere Strukturen im Körper heften. Häufig sind die Muskeln und das Fettgewebe hinter dem Augapfel betroffen. Dort ist nicht viel Platz, und wenn es zu einer Entzündung kommt, werden die Augen nach vorne gedrückt: die Basedow'schen Glotzaugen. Sehr selten binden die TSH-Rezeptor-Antikörper auch im Unterhautbindegewebe vor dem Schienbein und führen dort zu einer umschriebenen Entzündung. Durch diese Antikörper hervorgerufene Entzündungen am Ansatz der Nägel sind noch viel seltener.

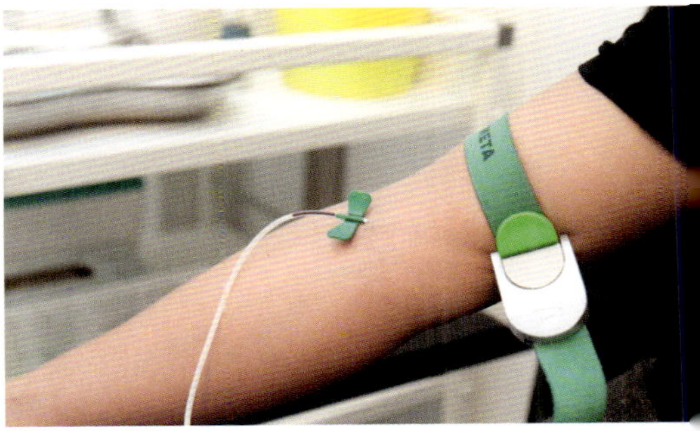

▲ Verschiedenste Parameter können durch eine einzige Blutabnahme bestimmt werden.

Tumormarker

Thyreoglobulin ist ein exzellenter Tumormarker in der Nachsorge des differenzierten Schilddrüsenkarzinoms nach Operation und Radiojodtherapie. Mit der Bestimmung von Kalzitonin können medulläre Schilddrüsenkarzinome bereits vor der Operation erkannt werden.

Tumormarker sind für die Karzinom-Nachsorge wichtig.

Selbst bei Kropfpatienten mit fortgeschrittenen Karzinomen sind die Schilddrüsenblutwerte fast immer normal. Die meisten Schilddrüsenkarzinome können im Blut nicht nachgewiesen werden, denn Thyreoglobulin wird sowohl von gutartigen als auch bösartigen Schilddrüsenzellen produziert. Erhöhte Thyreoglobulinwerte sind als Tumormarker nur dann geeignet, wenn bereits die gesamte Schilddrüse entfernt wurde. Anders ist es beim Kalzitonin: Nur medulläre Schilddrüsenkarzinomzellen geben erhöhte Mengen an Kalzitonin ins Blut ab. Für den Spezialfall des medullären Schilddrüsenkarzinoms ist daher Kalzitonin sowohl bei der Diagnosestellung als auch in der Karzinomnachsorge als Tumormarker hervorragend geeignet.

Thyreoglobulin

Ausschließlich Schilddrüsenzellen produzieren Thyreoglobulin. Ist Thyreoglobulin im Blut nachweisbar, so müssen Schilddrüsenzellen im Körper existieren. Zwischen gutartigen und bösartigen Zellen kann mit der Thyreoglobulinmessung nicht unterschieden werden.

Daher ist das Ziel einer Schilddrüsenkarzinom-Behandlung das Entfernen aller Schilddrüsenzellen aus dem Körper. Zuerst wird operiert, anschließend wird das verbleibende Schilddrüsengewebe durch radioaktives Jod zerstört (Radiojodtherapie). Nun sollte Thyreoglobulin im Blut nicht mehr nachweisbar sein.

Das ist die optimale Ausgangssituation für die Tumornachsorge. Ist im Laufe der Jahre Thyreoglobulin wieder nachweisbar, so wachsen irgendwo im Körper wieder Schilddrüsenzellen. Diese müssen gefunden und behandelt werden.

Schilddrüsenkarzinompatienten werden normalerweise so behandelt, dass die TSH-Werte sehr niedrig sind. So soll das Wachstum eventuell vorhandener Schilddrüsenzellen gehemmt werden. Solche ruhenden Zellen produzieren weniger Thyreoglobulin. Bei hohen TSH-Werten ist der Thyreoglobulinspiegel in der Nachsorge noch aussagekräftiger.

Es gibt aber auch andere spezielle Situationen, in denen eine Thyreoglobulinbestimmung hilfreich ist. Und das hat gar nichts mit Krebs zu tun: Manche Menschen nehmen absichtlich zu hohe Mengen an Schilddrüsenhormon ein, weil eine leichte Überfunktion oft als angenehm empfunden wird; man fühlt sich stimuliert und das Abnehmen fällt leichter. Durch diese künstliche Überfunktior werden allerdings Herz und Knochen geschädigt. Eine Thyreoglobulinbestimmung hilft dem Arzt diesen Missbrauch zu erkennen.

Kalzitonin

Kalzitonin wird von Zellen produziert, die zwischen den schilddrüsenhormonproduzierenden Zellen liegen: den C-Zellen. Kommt es zu einem übermäßigen Wachstum dieser Zellart, wird auch vermehrt Kalzitonin ins Blut abgegeben. So können bösartige Wucherungen der C-Zellen bereits vor der Operation erkannt werden. Aus dieser C-Zell-Hyperplasie kann sich ein medulläres Schilddrüsenkarzinom bilden, bei dem sich noch viel höhere Kalzitonin-Werte im Blut finden.

Auch für die Nachsorge des medullären Schilddrüsenkarzinoms ist Kalzitonin ausgezeichnet geeignet. Lange bevor durch andere Untersuchungen ein neuerliches Tumorwachstum lokalisiert werden kann, steigt der Kalzitoninspiegel bereits im Blut an.

Erhöhte Kalzitonin-Spiegel können allerdings nicht nur durch eine gesteigerte Produktion in den C-Zellen der Schilddrüse, sondern auch durch einen gestörten Abbau hervorgerufen werden. Durch Stimulationstests kann die Kalzitoninproduktion kurzfristig angeregt werden und so eine gesteigerte Produktion von gestörtem Abbau unterschieden werden.

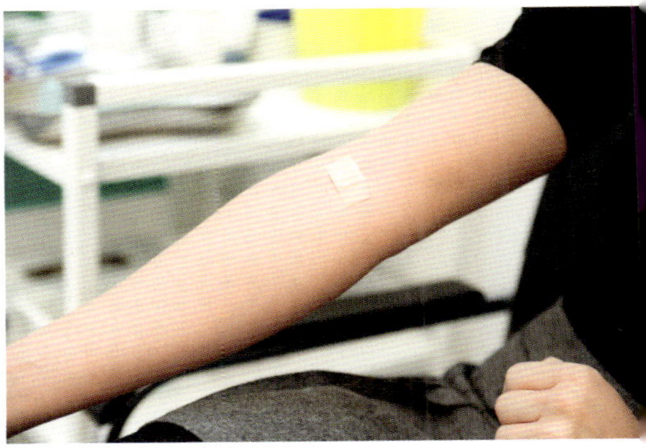

▲ **Fast jeder ist froh, die Blutabnahme hinter sich zu haben.**

Stimulationstest

Manchmal ist es für die weitere Diagnostik notwendig, das TSH oder das Kalzitonin im Blut zu stimulieren. So kann bei speziellen Fragestellungen eine genauere Aussage getroffen werden.

Die Zeiten, als routinemäßig Stimulationstestes durchgeführt werden mussten, sind lange vorbei. Hormone im Blut kommen nur in ganz geringen Konzentrationen vor und es war lange schwierig, die exakten Spiegel zu bestimmen. Inzwischen wurden die Bestimmungsmethoden besser. Allerdings gibt es noch immer einzelne problematische Situationen für die Diagnostik. Wird zu viel produziert oder liegt eine Abbaustörung vor? Liegt das Problem in der Schilddrüse selbst oder sind übergeordnete Regulationsmechanismen gestört? Bei grenzwertigen Hormonspiegeln können Stimulationstests immer noch erforderlich sein, diese Situation ist heutzutage allerdings selten.

TRH-Test

TSH wird von der Hirnanhangdrüse produziert und ausgeschüttet und übernimmt die zentrale Regulation der Schilddrüsenfunktion. Die TSH-Ausschüttung aus der Hirnanhangdrüse kann auch von außen durch die Substanz TRH stimuliert werden. Dazu wird TRH in eine Vene injiziert oder ein TRH-haltiger Spray in die Nase gesprüht. Normalerweise steigt dann innerhalb von 20 Minuten der TSH-Wert deutlich an.

Der TRH-Test ist heute nur mehr in Spezialfällen erforderlich.

Ein TRH-Test bei grenzwertigen TSH-Werten ist heute nur mehr selten notwendig. Bei Verdacht auf eine durch die Hypophyse ausgelöste Funktionsstörung der Schilddrüse kann das Ergebnis eines TRH-Tests bei der Abklärung weiterhelfen.

Kalzium-Stimulationstest und Pentagastrin-Test

Kalzitonin wird von den C-Zellen der Schilddrüse produziert und ins Blut ausgeschüttet. Erhöhte Kalzitoninwerte im Blut sind der erste Hinweis auf ein vermehrtes Wachstum der C-Zellen. In der Folge kann sich daraus eine spezielle Unterform des Schilddrüsenkarzinoms, das medulläre Karzinom, entwickeln. Dieses ist das einzige Schilddrüsenkarzinom, das durch eine Blutabnahme bereits vor der Operation nachgewiesen werden kann.

Es ist nicht einfach, mäßig erhöhte Kalzitoninspiegel richtig zu interpretieren. Eine geringe Erhöhung kann noch normal sein, aber bereits auch den ersten Hinweis auf eine beginnende bösartige Erkrankung liefern. In dieser Situation ist viel Erfahrung notwendig. Der Kalzitoninspiegel kann morgens nüchtern kontrolliert werden. Bei grenzwertigem Kalzitoninspiegel ist im Einzelfall abzuwägen, ob eine Operation erforderlich ist oder nicht.

Stimulationstests können in Einzelfällen hilfreich sein. Früher wurde Pentagastrin eingesetzt, heutzutage wird vor allem mit Kalzium stimuliert. Prinzipiell könnte auch mit einem Achterl Whiskey auf nüchternen Magen das Kalzitonin stimuliert werden. Diese Methode fand jedoch aus verständlichen Gründen keinen Einzug in die medizinische Diagnostik.

Weitere Blutparameter

Wie bei allen Erkrankungen haben auch in der Betreuung von Schilddrüsenerkrankungen gewisse zusätzliche Laborwerte eine Bedeutung. Es ist wichtig, diese zu kennen und in gewissen Situationen zu bestimmen.

Viele Menschen lassen alljährlich im Rahmen von Vorsorgeuntersuchungen ihre Blutwerte bestimmen. So können sich oft schon früh Hinweise auf Erkrankungen finden. Die Interpretation dieser Blutwerte ist häufig für den Patienten selbst schwierig. Welche Abwei-

Gewisse Schilddrüsenerkrankungen können auch andere Blutwerte verändern.

chungen sind relevant? Welche Abweichungen kann man einfach vergessen? Viele Ratgeber beschäftigen sich mit diesem Thema. Vor allem bei der medikamentösen Behandlung der Überfunktion müssen zusätzliche Blutwerte regelmäßig kontrolliert werden. Hier werden daher jene Laborwerte kurz vorgestellt, die für Schilddrüsenpatienten in dieser Situation eine spezielle Rolle spielen.

Leukozyten

Eine äußerst gefährliche Nebenwirkung der Thyreostatikatherapie ist ein Abfall der weißen Blutkörperchen (Leukozyten). Daher werden in diesem Zeitraum bei allen Kontrollen auch die weißen Blutkörperchen untersucht. Wenn unter Thyreostatikatherapie Fieber oder eine Infektion auftreten, sollten die weißen Blutkörperchen zusätzlich kurzfristig kontrolliert werden.

Thrombozyten

Auch die Zahl der Thrombozyten (Blutplättchen) kann unter einer Thyreostatikatherapie abnehmen. Diese sind für die Blutgerinnung wichtig; gibt es zu wenig davon, können Blutungen leichter auftreten.

Blutsenkungsgeschwindigkeit (BSG)

Die Geschwindigkeit, mit der sich die Blutkörperchen senken, ist ein sehr unspezifischer Hinweis auf Entzündungsherde im Körper. Bei der subakuten Thyreoiditis ist eine außergewöhnlich hohe Blutsenkungsgeschwindigkeit typisch.

Leberfunktionsparameter

Eine milde Erhöhung der Leberfunktionsparameter ist in der Anfangsphase einer Hyperthyreose häufig. Nach Normalisierung der Schilddrüsenfunktion bilden sich auch die erhöhten Leberwerte wieder zurück. Nur ganz selten können auch Thyreostatika die Leber schädigen. Dies geht manchmal ganz schnell. Ein häufiges Zeichen dafür ist eine gelbliche Verfärbung der weißen Bindehaut im Auge und später auch der Haut.

Selen

Selen spielt eine zentrale Rolle bei der Schilddrüsenhormonproduktion. Der Selenspiegel im Blut kann bestimmt werden.

Harnuntersuchung: die Jodausscheidung

Das Spurenelement Jod wird über den Harn ausgeschieden. Die Ausscheidung korreliert mit der Aufnahme in den Körper.

Die Jodbestimmung im Harn ist gut geeignet, um die Jodversorgung einer größeren Bevölkerungsgruppe zu beurteilen. Den Jodgehalt im Körper einer einzelnen Person exakt zu ermitteln, ist allerdings problematisch. Selbst das Harnsammeln über einen ganzen Tag spiegelt nur die Jodversorgung der letzten Tage wieder. Vor der Durchführung einer Radiojodtherapie kann so eine zu hohe Jodzufuhr ausgeschlossen werden. Für andere Fragestellungen ist diese Untersuchungsmethode nur eingeschränkt geeignet.

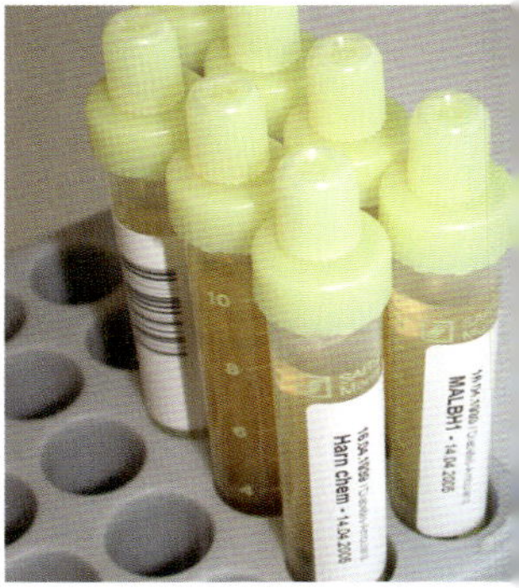

▲ **Auch der Harn kann untersucht werden.**

Typische Blutbefunde in der Über- und Unterfunktion

Eine gestörte Schilddrüsenfunktion kann das Wohlbefinden massiv beeinträchtigen. Die Schilddrüsenfunktion wird durch Bestimmung der Schilddrüsenhormone und des TSH-Wertes im Blut ermittelt. Bei einer beginnenden Funktionsstörung ändert sich zuerst der TSH-Wert.

Paradoxerweise ist bei der Unterfunktion der TSH-Wert erhöht und bei der Überfunktion erniedrigt. TSH wird von der Hirnanhangdrüse ausgeschüttet und reguliert die Schilddrüsenfunktion. Braucht der Körper mehr Schilddrüsenhormon, regt der gesteigerte TSH-

Für eine genaue Funktionszuordnung sind die Blutwerte wichtig.

Wert die Schilddrüse zu mehr Arbeit an. Ist zu viel Schilddrüsenhormon im Blut, versucht die Hypophyse, die Schilddrüsenhormonproduktion zu beruhigen. Der TSH-Wert sinkt auf ganz niedrige Werte ab. TSH steht für „Thyreoidea stimulierendes Hormon", wobei „Thyreoidea" Schilddrüse bedeutet. Ist der Schilddrüsenhormonspiegel im Blut erhöht, so liegt eine manifeste Überfunktion (Hyperthyreose) vor, bei zu wenig Schilddrüsenhormon eine Unterfunktion (Hypothyreose).

Das erste Anzeichen: ein verändertes TSH

Bei einer beginnenden Funktionsstörung verändert sich zuallererst der TSH-Wert. So versucht der Körper, die Schilddrüsenhormonproduktion wieder ins Lot zu bringen. Ist die Schilddrüse krank, so funktioniert dies nicht mehr so recht. Obwohl der TSH-Wert ansteigt, kann die Schilddrüse ihre Hormonproduktion nicht mehr ausreichend steigern. Eine Schilddrüsenunterfunktion beginnt.

Umgekehrt ist es bei der Überfunktion: Verschiedene Krankheiten führen zu erhöhten Schilddrüsenhormonspiegeln im Blut. Die Hirnanhangdrüse versucht durch ganz niedrige TSH-Werte, die Hormonproduktion zu bremsen. Das funktioniert allerdings meistens nicht mehr und eine manifeste Überfunktion entwickelt sich.

Subklinische und manifeste Funktionsstörungen

Je nach Hormonkonstellation werden subklinische von manifesten Funktionsstörungen unterschieden. Zu Beginn ändert sich nur der TSH-Wert und die Schilddrüsenhormone befinden sich noch im Normbereich. Dies ist die typische Konstellation einer subklinischen oder latenten Funktionsstörung. Aus dieser kann sich eine manifeste Über- oder Unterfunktion entwickeln. Dann ist nicht nur der TSH-Wert verändert, sondern auch die freien Schilddrüsenhormone sind außerhalb des Normbereichs.

Überfunktion

Bei der manifesten Schilddrüsenüberfunktion sind die Schilddrüsenhormonwerte im Blut erhöht und der TSH-Wert vermindert. Bei der vorher auftretenden subklinischen Überfunktion ist nur der TSH-Wert vermindert, die Schilddrüsenhormonwerte befinden sich noch im Normbereich.

Unterfunktion

Bei der manifesten Schilddrüsenunterfunktion ist es gerade umgekehrt. Die Schilddrüsenhormonspiegel im Blut sind vermindert und der TSH-Wert ist zu hoch. Besteht nur eine subklinische Unterfunktion, ist nur der TSH-Wert erhöht, die freien Hormone sind noch normal.

Wenn die Hormone verrückt spielen

Nicht immer verlaufen Funktionsstörungen so typisch wie zuvor beschrieben. Verschiedene Erkrankungen können zu raschen Veränderungen der Schilddrüsenfunktionslage führen. Die Interpretation der Blutbefunde ist hier nicht immer einfach.

TSH ist ein ausgezeichneter Parameter zur Beurteilung der Schilddrüsenfunktion, wenn diese über Wochen und Monate stabil ist. Kommt es jedoch zu raschen Schwankungen der Schilddrüsenfunktion, kann man sich auf den TSH-Wert nicht mehr verlassen. Dann sind die Schilddrüsenhormone selbst wesentlich aussagekräftiger. Dummerweise ändert sich gerade in der Anfangsphase von einigen Schilddrüsenerkrankungen die Funktion manchmal recht schnell. Am Anfang einer Schilddrüsenentzündung findet sich oft eine kurze Phase einer Überfunktion, die dann unterschiedlich schnell in eine Unterfunktion umschwenkt. Solche Schwankungen sind nicht immer vorauszusehen und können teilweise auch das Wohlbefinden beeinflussen.

TSH reagiert träge. Die Schilddrüsenhormone ändern sich schneller und sind in Spezialsituationen aussagekräftiger.

Zeiten rasch wechselnder Schilddrüsenfunktion

Am Anfang einer Schilddrüsenentzündung steht meist ein Zellzerfall. Schilddrüsenhormone werden ins Blut ausgeschwemmt und führen zu einer kurzen Phase einer Überfunktion. Manchmal kommt die Unterfunktion recht schnell, manchmal kann es Jahre dauern, bis Schilddrüsenhormontabletten eingenommen werden müssen.

In verschiedenen Situationen kann sich die Schilddrüsenfunktion schnell ändern.

Bei manchen Patienten mit einer Autoimmunerkrankung der Schilddrüse ist der Verlauf besonders unangenehm. Blockierende und stimulierende Antikörper führen über Jahre zu Schwankungen der Schilddrüsenfunktion, die schwer vorhersehbar sind.

Auch während der Behandlung einer Schilddrüsenüberfunktion ändern sich zuerst die Schilddrüsenhormonspiegel, eine TSH-Normalisierung tritt meist erst wesentlich später auf. Wird zu lange zu hoch dosiert therapiert, sind die Schilddrüsenhormonspiegel bereits erniedrigt und das TSH ist noch immer vermindert. Solche Blutwerte brauchen zur Interpretation viel Erfahrung. Es handelt sich nämlich bereits um eine Schilddrüsenunterfunktion, und die Therapie muss rasch angepasst werden.

In der Frühschwangerschaft und in den ersten sechs Monaten nach der Geburt etwa kann sich die Schilddrüsenfunktion rasch ändern. Ebenso kann die plötzliche Gabe großer Mengen Jod, die bei Röntgenkontrastmitteln in den Körper eingeschwemmt werden, zu verschiedenen Funktionsstörungen führen.

Wie kann das Gewebe beurteilt werden?

Verschiedene Untersuchungsmethoden helfen bei der Beurteilung des Schilddrüsengewebes. Der Ultraschall ist die Basisuntersuchung. Szintigrafie und Feinnadelpunktion bringen weitere Informationen und sind manchmal zur Abklärung erforderlich.

Verschiedene Methoden zeigen, wie die Schilddrüse aufgebaut ist und ob sie aus normalem Gewebe besteht. Alle diese Untersuchungen ergänzen einander. Der Ultraschall liefert Informationen zur Morphologie, also zu Aufbau und Struktur. Die Szintigrafie zeigt: Wie arbeitet das Schilddrüsengewebe? Wie viel Hormon wird in den einzelnen Knoten produziert? Und mit der Feinnadelpunktion sieht man unter dem Mikroskop, aus welchen Zellen ein Knoten aufgebaut ist. Diese einzelnen Untersuchungen lassen sich nicht untereinander austauschen. Je mehr Information vorliegt, desto genauer ist die Beurteilung der erkrankten Schilddrüse möglich. Nur so kann die richtige Therapie empfohlen werden.

Aus den Blutwerten können Gewebsveränderungen nicht beurteilt werden.

Sonografie

Sonografie ist der Fachbegriff für die Ultraschalluntersuchung. Sie ist die wichtigste bildgebende Untersuchung der Schilddrüse. Die Sonografie ist ungefährlich, führt zu keiner Strahlenbelastung und kann jederzeit auch bei Schwangeren durchgeführt werden.

Mit der Sonografie kann die Größe der Schilddrüse genau beurteilt werden. Ist die Schilddrüse zu groß, ist sie zu klein, oder liegt die Größe im Normalbereich? Sind Knoten vorhanden, so können auch diese exakt vermessen und ihre Lage in der Schilddrüse beschrieben werden. Die Sonografie liefert Hinweise, ob Knoten gut- oder bösartig sind. Es ist meist gut zu erkennen, ob eine Autoimmunerkrankung vorliegt oder nicht. Mit der Dopplersonografie kann der Blutfluss in der Schilddrüse oder in einem einzelnen Knoten dargestellt werden. Die Elastografie gibt zusätzliche Hinweise über die Härte eines Knotens. Die Schilddrüsenfunktion kann im Ultraschall allerdings nicht beurteilt werden. Ebenso ist es mit der Sonografie nicht möglich, heiße Knoten von kalten Knoten zu unterscheiden. Dafür sind weitere Untersuchungen erforderlich.

Ultraschallgerät

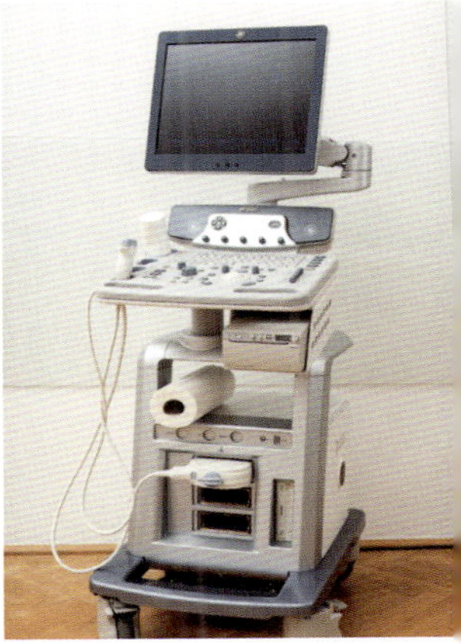

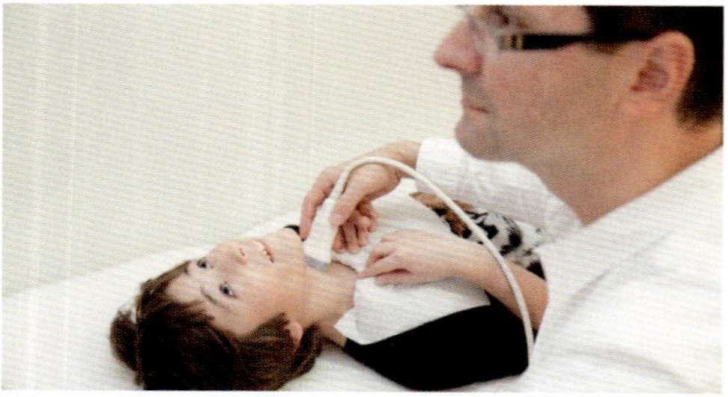

▲ **Eine Ultraschalluntersuchung kann bereits kleinste Strukturveränderungen darstellen.**

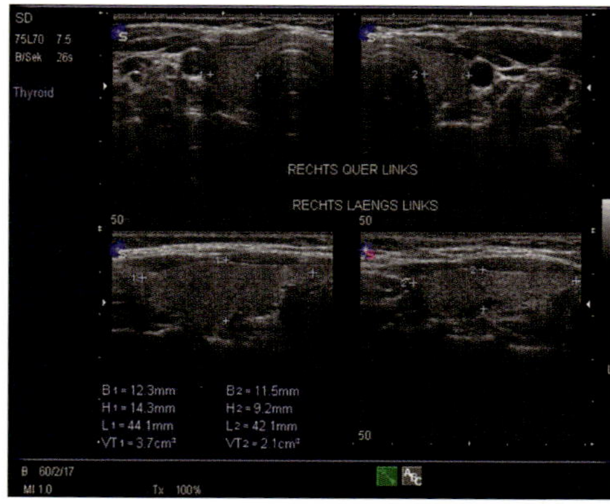

▸ **Berechnung des Schilddrüsenvolumens im Ultraschall: Der rechte und der linke Lappen werden im Längs- und im Querschnitt vermessen. So wird das Schilddrüsenvolumen berechnet.**

▸ **Zwei Patienten mit chronischer Immunthyreoiditis Hashimoto, beide haben eine behandlungspflichtige Schilddrüsenunterfunktion. Jeweils rechter Lappen im Querschnitt (rechts) und Längsschnitt (links).**

Oben: Die Schilddrüse ist deutlich vergrößert und aufgebläht.

Unten: Das Schilddrüsengewebe ist größtenteils zerstört. Der zurückgebliebene Schilddrüsenrest ist nur mehr ganz klein.

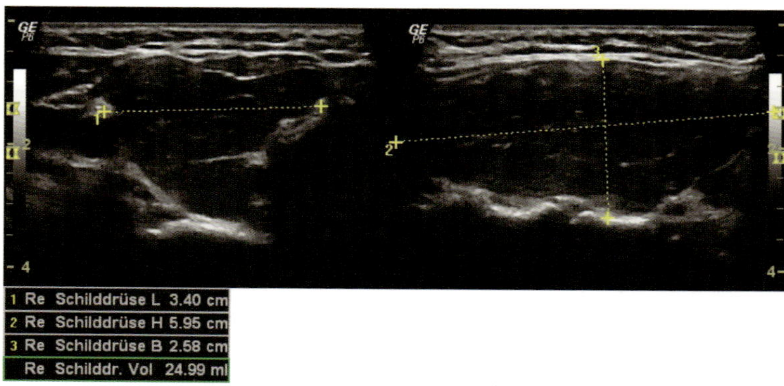

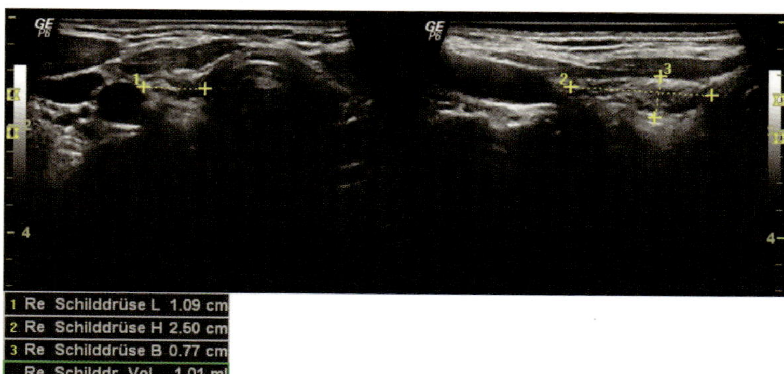

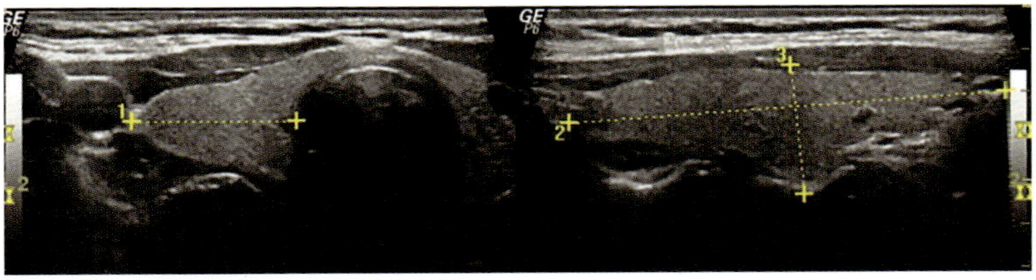

◂ **Schilddrüsen-Ultraschall im Quer- und Längsschnitt. Unauffälliger Befund.**

Szintigrafie

Die Szintigrafie liefert andere Informationen als die Ultraschalluntersuchung. Mit ihr kann beurteilt werden, wie das Gewebe arbeitet. Die Hormonproduktion der gesamten Schilddrüse und in einzelnen Knoten wird bildlich dargestellt. Nur so werden heiße von kalten Knoten unterschieden.

Die Szintigrafie ist eine nuklearmedizinische Untersuchung. Klingt gefährlich, ist es aber nicht: Eine geringe Menge eines leicht radioaktiven Medikamentes wird dem Patienten verabreicht, wandert in die Schilddrüse und lagert sich dann funktionsabhängig ins Schilddrüsengewebe ein. Bereits nach kurzer Zeit kann die Verteilung

▾ **Eine Gammakamera misst die Verteilung eines leicht radioaktiven Medikaments in der Schilddrüse. So wird eine Schilddrüsen-Szintigrafie durchgeführt.**

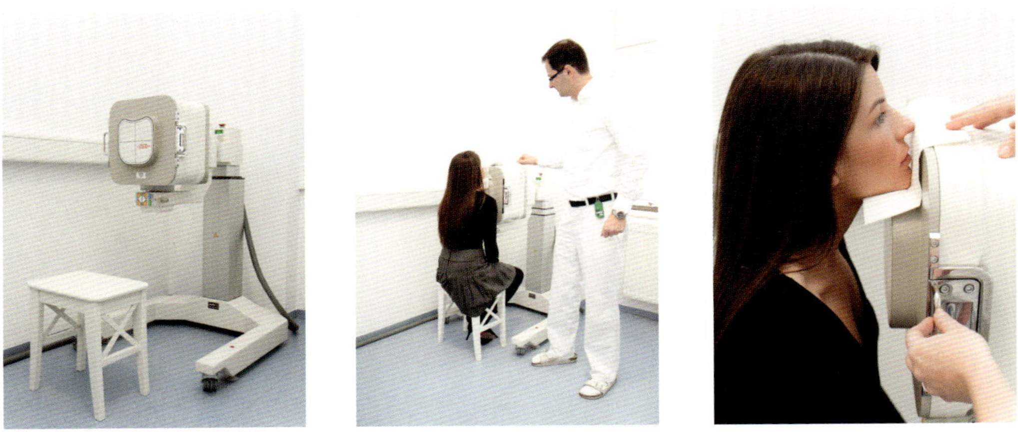

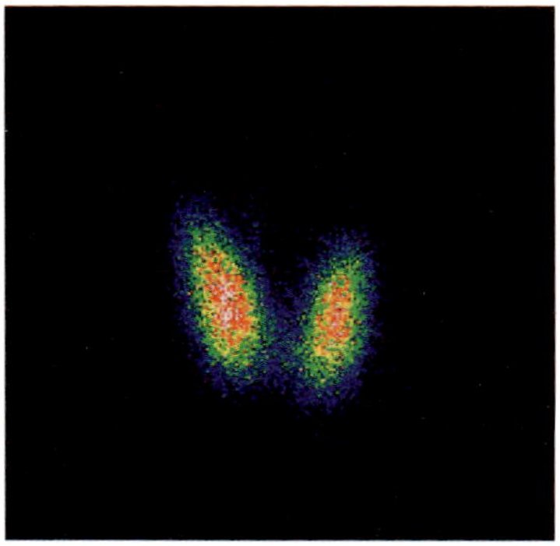

▶ **Normale Schilddrüsen-Szintigrafie**

im Organ mit einer Gammakamera dargestellt werden. Die Strahlenbelastung ist so gering wie bei einem Lungenröntgen. Bei einer Computertomografieuntersuchung ist sie zigfach höher. Eine Schilddrüsen-Szintigrafie kann meist nur in einem Schilddrüsenzentrum durchgeführt werden.

Substanzen, die bei einer Schilddrüsen-Szintigrafie verabreicht werden

Normalerweise wird eine Schilddrüsen-Szintigrafie mit Technetium-99m durchgeführt, das wie Jod in die Schilddrüsenzellen aufgenommen wird. Die Strahlenbelastung ist nur ganz gering.
Schilddrüsen-Szintigrafien mit radioaktivem Jod sind nur in seltenen Spezialfällen notwendig. Mit Jod-123 kann an ungewöhnlichen Orten versprengtes Schilddrüsengewebe dargestellt werden. Jod-131 wird bei der Radiojodtherapie verwendet und kann ebenfalls zur Bildgebung benützt werden.

Die Szintigrafie bei der Schilddrüsen-Überfunktion

Szintigrafie: Die Hormonproduktion wird sichtbar gemacht.

In der Szintigrafie sieht man, ob eine Überfunktion durch eine vermehrte Hormonproduktion oder durch Zellzerfall hervorgerufen wird. Dies ist essenziell für die weitere Therapie. Außerdem wird in der Szintigrafie ersichtlich, ob die gesamte Drüse vermehrt Hormon produziert, wie beim Morbus Basedow, oder ob ein einzelner heißer Knoten die Überfunktion verursacht.

Der heiße und der kalte Knoten

Nur mittels der Szintigrafie können heiße von kalten Knoten unterschieden werden. Heiße Knoten produzieren unabhängig vom

TSH-Regelkreis zu viel Schilddrüsenhormon, kalte Knoten haben ein erhöhtes Risiko für Bösartigkeit.

Ist eine Szintigrafie gefährlich?

Eine Schilddrüsen-Szintigrafie ist eine ungefährliche Untersuchung. Die Strahlenbelastung dabei ist äußerst gering. In der Schwangerschaft wird eine Szintigrafie trotzdem nicht durchgeführt, während der Stillzeit ist die Untersuchung unter bestimmten Umständen möglich. Technetium-99m hat eine physikalische Halbwertszeit von 6 Stunden. Viel schneller wird das Medikament auch noch über den Harn ausgeschieden. Daher empfiehlt es sich, in den ersten Stunden nach einer Szintigrafie viel zu trinken.

Feinnadelpunktion

Mit der Punktion werden die einzelnen Schilddrüsenzellen aus einem verdächtigen Gewebsareal direkt unter dem Mikroskop untersucht. So kann bei vielen Patienten suspektes Schilddrüsengewebe noch exakter beurteilt werden.

Die Durchführung einer Feinnadelpunktion ist bei der Abklärung von Knoten wichtig.

Das klingt ja dramatisch: Auf den Rücken legen, den Kopf überstrecken und sich dann in den Hals stechen lassen! So schlimm ist es aber nicht. Für den Patienten ist die Punktion vergleichbar mit einer Blutabnahme. Auch diese tut manchmal etwas weh, meist spürt man sie fast gar nicht. Der Untersuchende kann so meist eine sehr genaue Aussage treffen, ob ein Knoten gutartig ist oder ein konkreter Verdacht auf Bösartigkeit besteht. Unter Ultraschallsicht wird eine dünne Nadel vorsichtig durch die Haut in den Knoten vorgeschoben. Eine lokale Betäubung ist nicht notwendig, da die Untersuchung kaum Schmerzen bereitet. Eine Verschleppung etwaiger Krebszellen durch den Stich ist ausgeschlossen.

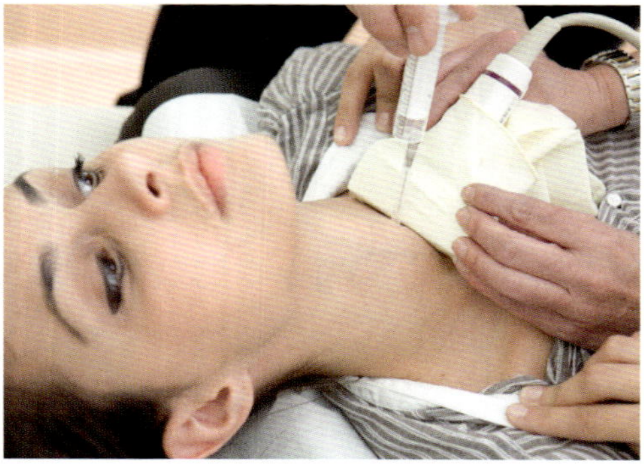

▲ **Die Feinnadelpunktion der Schilddrüse: Unter Ultraschallkontrolle werden Position der Nadel und Einstichwinkel kontrolliert.**

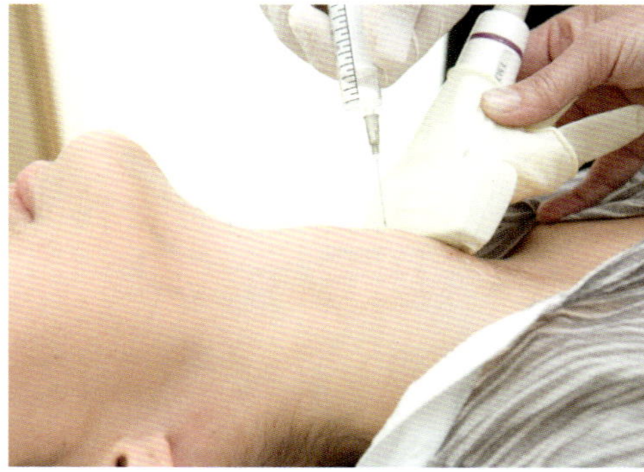

▲ **Für manche eine furchtbare Vorstellung, im Endeffekt aber mit einer Blutabnahme vergleichbar.**

Zusätzliche Untersuchungen

Durch Blutabnahme, Sonografie, Szintigrafie und Feinnadelpunktion kann der Großteil der Schilddrüsenerkrankungen gut abgeklärt werden. Nur in Einzelfällen sind weitere Untersuchungen notwendig.

Bei einzelnen Patienten tauchen manchmal noch andere Fragen auf: Reicht der Kropf bis unter das Brustbein? Ist die Luftröhre deutlich eingeengt? Dann sind auch noch andere bildgebende Verfahren angezeigt: eine Magnetresonanztomografie, eine Computertomografie, ein Röntgen der Luftröhre oder ein Schluckaktröntgen können diese Fragen klären. Atemfunktionstests liefern ebenfalls Hinweise auf eine Verengung der Luftröhre. Ist der Stimmbandnerv geschädigt und das Stimmband gelähmt? Dies muss sowohl vor als auch nach einer Operation festgestellt werden. Hier ist immer eine Untersuchung durch einen Hals-Nasen-Ohren-Arzt erforderlich.

Verschiedene Behandlungsmöglichkeiten

Welche Behandlung ist für mich die beste? Verschiedene Wege können zum Ziel führen: Manchmal reicht beobachten, oft sind Medikamente notwendig, nur selten muss operiert oder eine Radiojodtherapie durchgeführt werden.

Die richtige Behandlung muss für jeden individuell gefunden werden.

Es ist wichtig, für jeden Patienten die richtige Behandlung zu finden. Manchmal stehen mehrere Therapieoptionen zur Verfügung und nicht nur eine einzige richtige Lösung. Nie darf man vergessen: Es wird ein Mensch behandelt und kein Laborwert. Unbedingt müssen aber auch die gültigen Therapieempfehlungen und Leitlinien beachtet werden: Einerseits besteht die Gefahr, aus einem Gesunden durch die falsche Behandlung einen Kranken zu machen, andererseits darf die erforderliche Therapie nicht verzögert oder verhindert werden. Verantwortungsvolle und individuelle Betreuung durch einen erfahrenen und kompetenten Arzt ist wichtig.

Medikamente

Im Mittelpunkt stehen zwei große Gruppen: Schilddrüsenhormontabletten gleichen einen Hormonmangel aus, Thyreostatika bremsen eine krankhaft gesteigerte Schilddrüsenfunktion. Nur wenige andere Medikamente werden zusätzlich eingesetzt.

Die Behandlung mit Schilddrüsenhormontabletten beruht auf einem völlig anderen Konzept als die Behandlung mit Thyreostatika. Schilddrüsenhormontabletten werden fast immer über Jahre eingenommen. Ist die richtige Hormondosis gefunden und der Organismus im Gleichgewicht, so reichen meist jährliche oder halbjährliche Kontrolluntersuchungen. Eine Thyreostatikatherapie ist eine völlig andere Sache: Während der gesamten Therapie muss regelmäßig in kurzen Abständen kontrolliert und die Dosis angepasst werden. Im Gegensatz zur Schilddrüsenhormontherapie treten häufig Nebenwirkungen auf, die in seltenen Fällen sogar lebensbedrohlich sein können.

Behandlung mit Schilddrüsenhormon

Verschiedene Präparate stehen für Patienten mit Schilddrüsenerkrankungen zur Verfügung.

Schilddrüsenhormontabletten müssen von vielen Menschen eingenommen werden. In der richtigen Dosierung sind Nebenwirkungen ausgeschlossen. Die Behandlung mit Schilddrüsenhormonen wird im Kapitel Schilddrüsenunterfunktion (S. 77) im Detail beschrieben.

Spurenelemente

Die Spurenelemente Jod und Selen spielen eine besondere Rolle für die Schilddrüse. Jod ist der zentrale Bestandteil des Schilddrüsenhormons und mehr als die Hälfte des im Körper vorhandenen Selens wird in der Schilddrüse gelagert. Weitere Informationen sind in den Kapiteln „Jod, ein lebensnotwendiges Spurenelement" (S. 22) und „Schilddrüse und Ernährung" (S. 142) zu finden.

Thyreostatika

Thyreostatika hemmen die Schilddrüsenhormonproduktion und werden in der Behandlung der Überfunktion eingesetzt. Der Wirkmechanismus und die einzelnen Medikamente sind genau im Kapitel Überfunktion (S. 52) beschrieben.

Betablocker

Betablocker bremsen den Herzschlag und lindern die Symptome der Überfunktion. Aus diesem Grund ist es bei einer Schilddrüsenüberfunktion sinnvoll, die Behandlung mit Betablockern zu unterstützen.

Chirurgie

Bei verschiedenen Erkrankungen der Schilddrüse kann eine Operation erforderlich sein. Es ist abhängig von der Grunderkrankung, welche Teile der Schilddrüse entfernt werden und zu welchem Zeitpunkt die Operation durchgeführt wird.

Erst nach einer umfassenden Abklärung kann entschieden werden, ob eine Operation erforderlich ist. Die möglichen Komplikationen einer Operation sind ja nicht zu unterschätzen. Schlimmstenfalls müssen lebenslang mehrmals täglich Kalziumtabletten eingenommen werden oder die Stimme kann ständig heiser bleiben. Wenn tatsächlich eine Operation erforderlich ist, sollte diese gut vorbereitet und von einem erfahrenen Chirurgen durchgeführt werden. So können Komplikationen fast immer vermieden und verschiedene Schilddrüsenerkrankungen geheilt werden. Je nach Krankheitsbild muss unterschiedlich operiert werden.

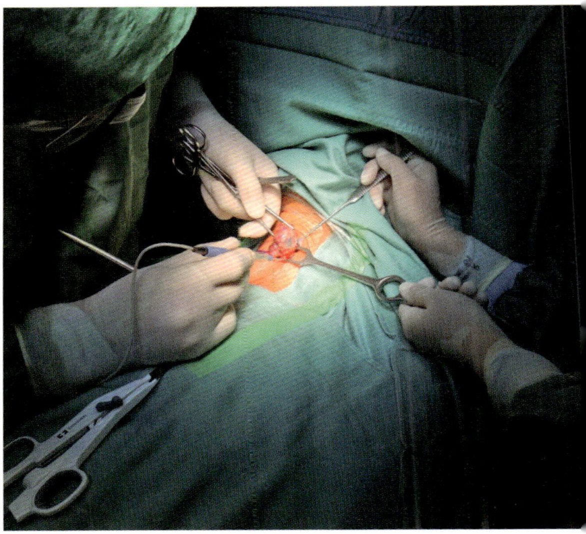

Operation entsprechend der Grunderkrankung

Ziel der Operation ist es, das gesamte kranke Gewebe zu entfernen und die umgebenden Strukturen zu schonen. Bei einem Morbus Basedow muss die gesamte Schilddrüse entfernt werden. Bei Schilddrüsenknoten wird der gesamte Lappen, in dem sich der Knoten befindet, entfernt. Nur so kann verhindert werden, dass sich auf der operierten Seite im Laufe des weiteren Lebens neuerliche Knoten bilden. Eine nochmalige Operation auf derselben Seite hat ja ein viel höheres Risiko für Komplikationen. Beim Schilddrüsenkrebs sind oft ausgedehntere Operationen notwendig.

Der Ausgangsbefund bestimmt das Ausmaß der Operation.

Die Operationstechnik richtet sich nach der Grunderkrankung.

Entfernung eines Schilddrüsenlappens: die Lobektomie

Wenn nur ein Schilddrüsenlappen knotig verändert, der zweite aber völlig gesund ist und auch kein Karzinom vorliegt, ist es ausreichend, diesen betroffenen Schilddrüsenlappen zu entfernen. Meist muss nachher trotzdem Schilddrüsenhormon eingenommen werden.

Entfernung der gesamten Schilddrüse: die totale Thyreoidektomie

Beim Morbus Basedow muss die gesamte Schilddrüse entfernt werden, da die Krankheit ja das gesamte Schilddrüsengewebe betrifft. Nur so kann gewährleistet werden, dass nach der Operation keine Überfunktion mehr auftreten kann.

Sind beide Schilddrüsenlappen knotig verändert, muss ebenfalls die gesamte Schilddrüse entfernt werden, um zu verhindern, dass sich im Laufe des weiteren Lebens wieder Knoten bilden.

Ein Schilddrüsenrest wird belassen

Oft ist es beim Knotenkropf möglich, ein ganz kleines Stück gesundes Schilddrüsengewebe zu belassen. Natürlich muss trotzdem nach der Operation Schilddrüsenhormon eingenommen werden.

Ausschälung eines Knotens

Die isolierte Entfernung eines Knotens ist in Spezialfällen möglich.

Endoskopische Verfahren: minimal invasiv

Minimal invasive Operationsverfahren der Schilddrüse werden nur in manchen Zentren und nur bei einzelnen Patienten angewandt. Durch ihre Lage ist die Schilddrüse für diese Operationsverfahren nicht ideal geeignet. Verschiedene Zugänge, wie über den Mundboden oder die Achsel, sind prinzipiell möglich.

Allgemeine Komplikationen

Wie bei jeder Operation gibt es auch bei Schilddrüsenoperationen ein allgemeines Operationsrisiko. Dieses ist heutzutage jedoch äußerst gering. Nachblutungen können verschieden stark ausgeprägt sein: Ein kleiner Bluterguss ist harmlos, massive Nachblutungen erfordern eine weitere Operation und können selten sogar lebensbedrohlich sein.

Der Hautschnitt muss lang genug sein, damit ein gutes Operationsergebnis erzielt werden kann.

Spezifische Komplikationen der Kropfoperation: der Stimmbandnerv und die Nebenschilddrüse

Bei Schilddrüsenoperationen können zwei besondere Komplikationen auftreten: Der Stimmbandnerv ist nur so dünn wie ein Haar und läuft um den unteren Schilddrüsenpol herum. Wird der Nerv geschädigt, so tritt eine Lähmung des Stimmbands auf, die vorübergehend oder manchmal auch lebenslang zu Heiserkeit führen kann.

Hinter der Schilddrüse liegen die vier kleinen Nebenschilddrüsen, die bei der Operation irrtümlicherweise entfernt werden können. Die Nebenschilddrüsen regulieren den Kalziumhaushalt im Körper, der dann nicht mehr funktioniert.

Die spezifischen Komplikationen der Operation werden in den Vorkapiteln im Detail erörtert (S. 55, 104 und 124).

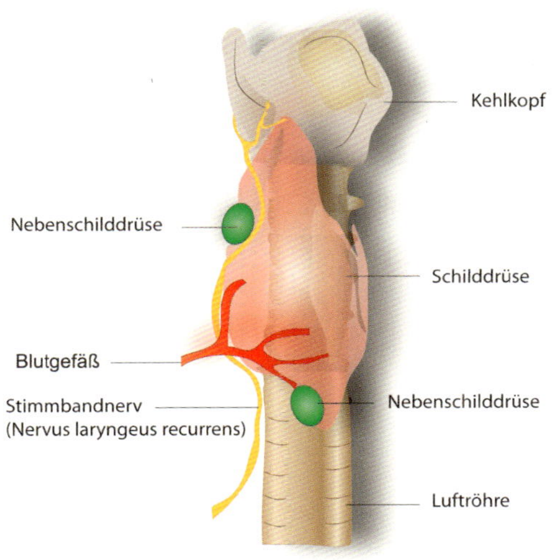

▲ **Der Stimmbandnerv ist nur so dünn wie ein Haar und schlängelt sich hinter der Schilddrüse zwischen den Nebenschilddrüsen hindurch.**

Radiojodtherapie

Die Radiojodtherapie hilft bei verschiedenen Krankheitsbildern. Sie ist einfach durchzuführen und hat meist wenige Nebenwirkungen. Die strengen gesetzlichen Vorschriften des Strahlenschutzes sind jedoch zu beachten.

Die Radiojodtherapie wird seit über 60 Jahren auf der ganzen Welt häufig angewendet, ist nebenwirkungsarm und gut etabliert. Liegt eine Überfunktion vor, kann die zugrunde liegende Erkrankung oft gut mit radioaktivem Jod behandelt werden. Es muss nur eine geringe Menge verabreicht werden und die Therapie kann in fast allen EU-Ländern oft auch ambulant durchgeführt werden. Manchmal ist die Radiojodtherapie auch zur Verkleinerung von Kröpfen angezeigt. Um bei bösartigen Schilddrüsenerkrankungen nach der Operation alle Schilddrüsenzellen sicher zu entfernen, werden allerdings viel höhere Mengen an radioaktivem Jod benötigt. Hier muss die Behandlung immer stationär in einem eigens dafür vorgesehenen Zentrum durchgeführt werden.

So funktioniert die Radiojodtherapie

Der Körper kann zwischen nicht radioaktivem und radioaktivem Jod nicht unterscheiden und nimmt beide Jodformen auf die gleiche Weise in seinen Organen auf. Der größte Anteil wandert in die Schilddrüse, das restliche Körpergewebe nimmt nur wenig Jod auf. Fast alles an nicht mehr gebrauchtem Jod wird über die Niere und den Harn ausgeschieden.

Eine gute Methode, die Überfunktion in den Griff zu bekommen: die Radiojodtherapie

Das radioaktive Isotop Jod-131 ist größtenteils ein Beta-Strahler. Diese Strahlung dringt nur wenige Millimeter tief ins Gewebe ein. So zerstört die Beta-Strahlung nur jenes Gewebe, das sehr viel Jod aufnimmt. Am meisten Jod geht ja in hochaktives Schilddrüsengewebe. Ein geringer Strahlenanteil von Jod-131 besteht aus Gamma-Strahlen, die den Körper verlassen. Dieser Strahlenanteil hat keine therapeutische Wirkung, kann aber für die bildgebende Diagnostik verwendet werden. So kann die Verteilung von jodspeicherndem Gewebe im Körper bildlich dargestellt werden.

Der Umgang mit radioaktivem Jod

Die physikalische Halbwertszeit von Jod-131 beträgt acht Tage. Eine viel größere Rolle spielt aber die biologische Halbwertszeit: jene Geschwindigkeit, mit der das Jod aus dem Körper ausgeschie-

den wird. Daraus ergibt sich die effektive Halbwertszeit, die noch viel kürzer ist. Da die Strahlenbelastung einer Radiojodtherapie höher ist, als die einer Szintigrafie, müssen gewisse Vorsichtsmaßnahmen eingehalten werden.
Um die Strahlenbelastung für andere Personen zu minimieren, sind zwei Faktoren wichtig: Anfangs soll der Kontakt mit diesen kurz gehalten werden, vor allem ist es aber wichtig, Abstand zu halten. Werden niedrige Dosen verabreicht, reicht es, diese Vorkehrungen zu Hause zu treffen, bei hochdosierten Radiojodtherapien müssen die Patienten für einige Tage stationär aufgenommen werden.

Behandlung der Überfunktion

Beim Morbus Basedow und bei der funktionellen Autonomie produziert das Schilddrüsengewebe zu viel Schilddrüsenhormon. Genau in jene Zellen, die für die Überfunktion verantwortlich sind, wird das radioaktive Jod eingebaut. So kommt es zu einer Bestrahlung des Schilddrüsengewebes von innen. Zur Behandlung dieser Krankheitsformen sind nur geringe Mengen an Radioaktivität erforderlich. Nebenwirkungen sind daher sehr selten. Eine Operation ist mit höheren Risiken verbunden. Allerdings gibt es Konstellationen, bei denen eine Radiojodtherapie nicht sinnvoll ist.

▾ Für Radiojodtherapien sind teilweise Mess-Sonden über den Betten angebracht.

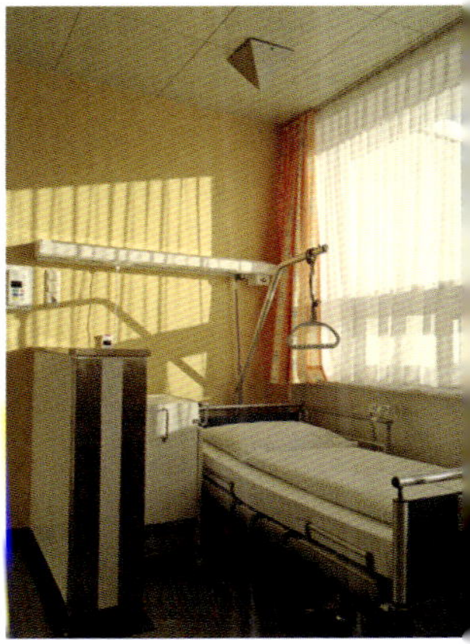

Nachbehandlung beim Schilddrüsenkarzinom

Die Nachbehandlung des Schilddrüsenkarzinoms verfolgt ein ganz anderes Konzept. Durch hohe Mengen radioaktiven Jods sollen die nach der Operation noch vorhandenen letzten Schilddrüsenzellnester zerstört werden, egal ob gut- oder bösartig.

Ambulant oder stationär?

Die gesetzlichen Rahmenbedingungen für eine Radiojodtherapie sind innerhalb Europas völlig unterschiedlich. Der Strahlenschutz ist im deutschsprachigen Raum sehr streng reguliert. Nur gutartige Schilddrüsenerkrankungen dürfen in den meisten europäischen Ländern ambulant mit radioaktivem Jod behandelt werden. Die hochdosierten Behandlungen beim Schilddrüsenkarzinom müssen immer stationär durchgeführt werden.

Welche Nebenwirkungen gibt es?

Die Nebenwirkungen einer Radiojodtherapie sind geringer als die einer Operation.

Die Nebenwirkungen einer Radiojodtherapie sind gering. Nur bei der hochdosierten Radiojodtherapie kann es bei einzelnen Patienten zu kurz dauernden Magenbeschwerden kommen. Sind mehrere hochdosierte Radiojodtherapien erforderlich, kann es zu einer Beeinträchtigung des Tränen- und Speichelflusses kommen. Die Therapie ist nicht vergleichbar mit einer Chemotherapie oder Bestrahlung von außen. Es kommt weder zu Haarausfall noch zu den gefürchteten Nebenwirkungen einer externen Strahlentherapie.

Ist eine Radiojodtherapie gefährlich?

Es gibt keinerlei Hinweise, dass durch eine Radiojodtherapie in den üblichen Dosierungen eine Krebsbildung in anderen Organen induziert wird. Radioaktives Jod zerstört weder die Nebenschilddrüsen noch schädigt es den Stimmbandnerv. Auch eine potenziell lebensbedrohliche Nachblutung, wie sie bei Operationen vorkommen kann, fällt als Komplikation weg.

Wann darf eine Radiojodtherapie nicht durchgeführt werden?

Selbstverständlich müssen bei einer Radiojodtherapie die Indikationen korrekt gestellt und die Kontraindikationen beachtet werden. Während Schwangerschaft und Stillzeit darf kein radioaktives Jod verabreicht werden. Bei Basedow-Patienten kann sich nach Radiojodtherapie die Augensymptomatik verschlechtern.

Warum muss vor einer Radiojodtherapie normales Jod vermieden werden?

Damit eine Radiojodtherapie gut wirkt, muss die Schilddrüse hungrig auf Jod sein. Um diesen Zustand zu erreichen, darf in den Wochen zuvor nur ganz wenig normales, nicht radioaktives Jod in den Körper aufgenommen werden.

Radiofrequenzablation und hochfrequenter fokussierter Ultraschall

In den letzten Jahren wurden verschiedene Methoden zur Entfernung von krankhaftem Schilddrüsengewebe mittels Hitze oder hochfrequenter Schallwellen entwickelt. Diese Verfahren können in einzelnen Situationen sinnvoll sein.

Bei der Radiofrequenzablation und beim hochfrequenten fokussierten Ultraschall (HIFU) wird durch Zuführen von Energie Gewebe zerstört. Bei beiden Methoden können Schilddrüsenknoten verkleinert werden. Sie sind bei einzelnen Patienten eine Alternative zur Operation und kommen vor allem bei gutartigen Knoten zum Einsatz. Da im Gegensatz zur Operation eine anschließende feingewebliche Beurteilung des behandelten Gewebes nicht möglich ist, muss vor der Behandlung der Knoten genau auf Bösartigkeit hin abgeklärt werden.

Radiofrequenzablation

Bei der Radiofrequenzablation (RFA) wird eine Sonde unter Ultraschallkontrolle durch die Haut in den zu behandelnden Knoten eingeführt. Die Sondenspitze wird erhitzt. So kommt es zur Zerstörung des krankhaft veränderten Schilddrüsengewebes und der „verkochte" Knoten wird kleiner. Der darauffolgende Schrumpfungsprozess dauert Wochen bis Monate.

Hochfrequenter fokussierter Ultraschall

Behandlungen mit hochfrequentem fokussiertem Ultraschall (HIFU) sind etwas anderes als eine diagnostische Ultraschalluntersuchung. Ein spezielles Gerät zielt mit hochenergetischen Ultraschallwellen durch die Haut auf die zu behandelnden Veränderungen in der Schilddrüse und „verkocht" diese. Während der Behandlung ist oft eine Narkose erforderlich.

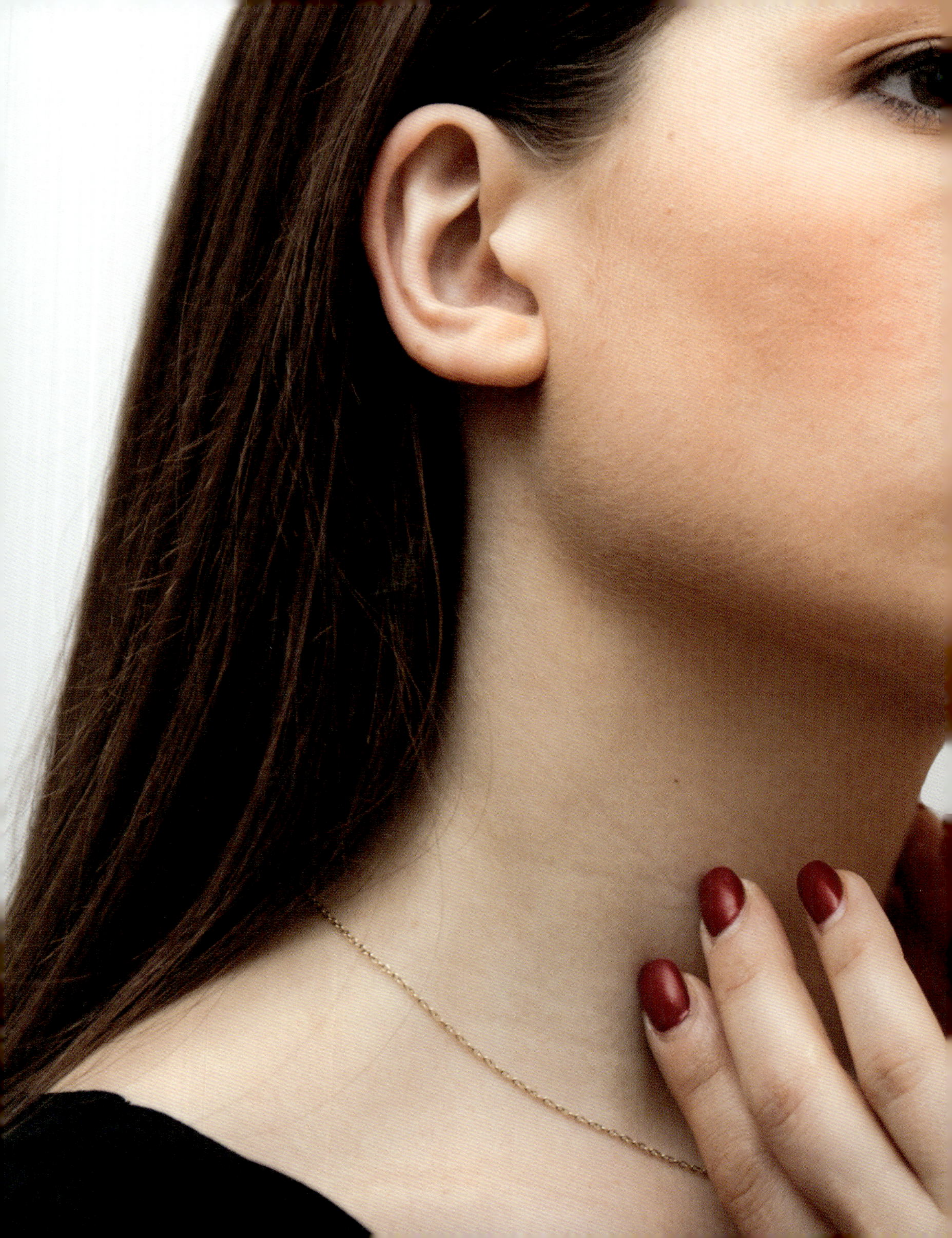

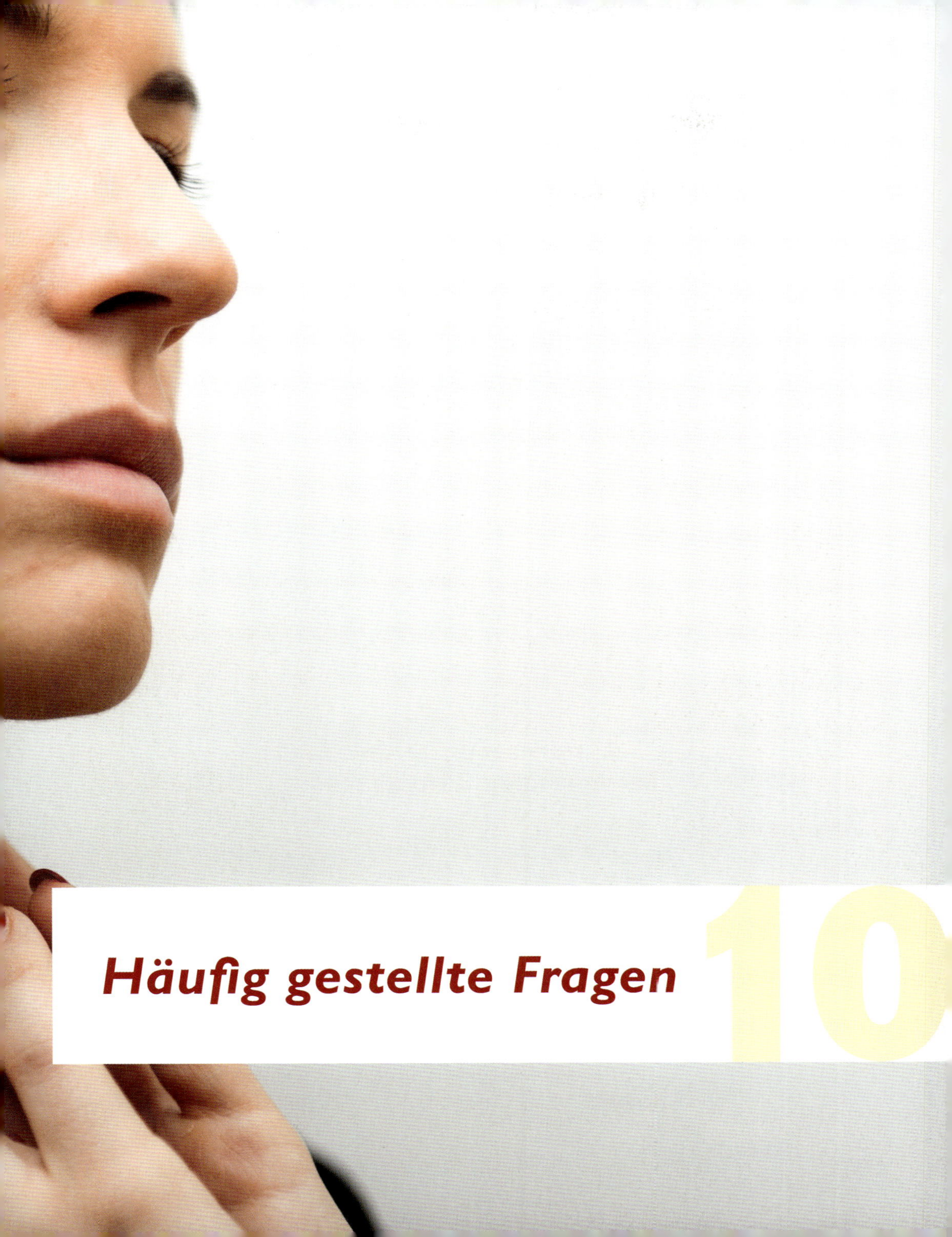

10 Häufig gestellte Fragen

Dieses sensible Organ am Hals und das komplexe Zusammenspiel der Hormone werfen viele Fragen auf. Gerade wer im Internet stöbert, ist häufig verunsichert. Das folgende Kapitel soll helfen, Unklarheiten zu beseitigen.

Schilddrüsenpatienten haben viele Fragen.

Schilddrüsenerkrankungen können viele, meist uncharakteristische Beschwerden verursachen. Viele Menschen leiden an solchen Symptomen und es ist wichtig, dabei an eine Schilddrüsenerkrankung zu denken. Nur durch eine genaue Abklärung kann festgestellt werden, ob die Schilddrüse tatsächlich für diese Beschwerdesymptomatik verantwortlich ist. Erschwerend kommt hinzu, dass zwischen einzelnen Menschen die Symptome einer Schilddrüsenfunktionsstörung oft unterschiedlich stark ausgeprägt sind: Ist bei einem Menschen die Schilddrüse die Ursache für die Müdigkeit, muss das nicht bei allen so sein. Stellt sich heraus, dass die Schilddrüse gesund ist, muss nach anderen Gründen der Beschwerden gesucht werden. Auch viele andere Erkrankungen verursachen nämlich ähnliche unspezifische Beschwerden.

„Schilddrüsenunterfunktion" bei normalen Blutwerten?

Der obere Grenzwert des TSH-Spiegels ist nicht klar definiert. In speziellen Situationen ist bereits ein TSH-Wert über 2,5 mU/l behandlungspflichtig. Liegt der TSH-Wert klar im Normalbereich, kann eine Schilddrüsenunterfunktion praktisch ausgeschlossen werden.

Wie die Größe der Ohren und der Nasenspitze sind auch die Werte des TSH und der Schilddrüsenhormone beim einzelnen Menschen unterschiedlich hoch. Es gibt kein generelles „Wohlfühl-TSH". Ein kleiner Teil der Menschen fühlt sich sogar bei einem TSH im oberen Grenzbereich deutlich besser. Auch die Schilddrüsenhormonspiegel sind bei jedem Menschen individuell. Das Schilddrüsenhormon Thyroxin (T4) wird außerhalb der Schilddrüse in Trijodthyronin (T3) umgewandelt. Nur selten ist diese Umwandlung beeinträchtigt, und nur bei diesen wenigen Patienten macht die Behandlung mit einem T4/T3-Kombinationspräparat Sinn.

Welcher T3- und T4-Wert ist für mich richtig?

Auch die Höhe der frei im Blut zirkulierenden Schilddrüsenhormone fT4 und fT3 ist bei jedem Menschen unterschiedlich. Bei einer normalen Schilddrüsenfunktion muss sich der fT4-Wert innerhalb des Normbereichs befinden. Bei manchen Menschen liegt der fT4-Wert im unteren Normbereich, bei anderen wiederum ist es so, dass er viel höher, im oberen Normbereich liegt. Beides ist normal. Auch die Höhe des fT3-Spiegels ist individuell unterschiedlich, ebenso wie die Umwandlung von T4 zu T3 im Körper. Nur selten ist dieser Vorgang bei Schilddrüsenhormoneinnahme etwas eingeschränkt.

Wie Körpergröße oder Länge der Nase ist auch der fT4-Wert bei jedem Menschen unterschiedlich.

Aber ich habe doch die Symptome einer Unterfunktion!

Die Beschwerden einer Schilddrüsenunterfunktion sind vielfältig: ein bunter Teller und eigentlich ist für jeden etwas dabei. Aber nicht immer sind diese Beschwerden durch eine Schilddrüsenunterfunktion bedingt. Viele andere Erkrankungen, wie ein Eisenmangel, Herz-Kreislauf-Erkrankungen oder sogar eine Depression können diese und ähnliche Symptome hervorrufen. Stellt sich bei einer genauen Untersuchung heraus, dass die Schilddrüse gesund ist, muss nach anderen Ursachen der Beschwerden gefahndet werden. In dieser Situation hat eine Behandlung mit Schilddrüsenhormon keinen Sinn.

Obwohl meine Unterfunktionsbeschwerden behandelt werden, kommt es zu keiner Besserung.

Werden bei normalen Blutwerten widersinnigerweise Unterfunktionsbeschwerden mit Schilddrüsenhormon behandelt, so kann sich im Laufe der Therapie eine Schilddrüsenüberfunktion entwickeln. Die Beschwerden bestehen jedoch weiter. Spätestens jetzt leuchtet es jedem ein, dass diese Beschwerden nicht durch eine Unterfunktion verursacht sein können.

Warum schwankt mein TSH-Wert?

Wie der Herzschlag und die Atemfrequenz ist auch der TSH-Wert nicht immer gleich. TSH reguliert ja schließlich die Schilddrüse. Es ist häufig, dass das TSH kurzzeitig ansteigt und sich dann wieder normalisiert, um ein reibungsloses Funktionieren der Schilddrüse zu gewährleisten. Die TSH-Ausschüttung aus der Hirnanhangdrüse ist auch über den Tag verteilt verschieden hoch. Auch das ist normal.
Im Labor kann das TSH auf verschiedene Arten bestimmt werden. Diese verschiedenen Methoden liefern aber meist fast identische Ergebnisse.

Alle Blutwerte schwanken in einer gewissen Breite.

Nachdem ich mit dem Schilddrüsenhormon begonnen habe, ist es mir gleich besser gegangen.

Eine leichte Schilddrüsenüberfunktion verbessert die Befindlichkeit in vielen Situationen. T3 stimuliert den Organismus, der Grundumsatz steigt, man wird agiler. Auch eine Depression kann kurzzeitig besser werden. Eine ursächliche Behandlung ist dies allerdings nicht und es ist kein Wunder, dass sich die typischen Beschwerden meist nach kurzer Zeit wieder einstellen.

Wieso soll mir die Einnahme von Schilddrüsenhormon schaden? Es geht mir jetzt ja doch viel besser!

Ist die Schilddrüsenhormondosis zu hoch gewählt, kommt es zu einer subklinischen oder manifesten Überfunktion. Anfänglich verbessern sich zwar viele der Beschwerden, längerfristig ist das Ganze aber eine Belastung für den Organismus. Herz-Kreislauf-System und Knochenstoffwechsel laufen auf Hochtouren. Herzinfarkt und Schlaganfall werden begünstigt und es kommt zur Osteoporose.

Meine Freundin hatte dieselben Beschwerden und es geht ihr seit der Behandlung viel besser. Warum kann ich nicht genauso behandelt werden?

Man kann nicht oft genug darauf hinweisen, dass die Fülle der Beschwerden, die bei einer Schilddrüsenfunktionsstörung hervorgerufen werden können, auch durch andere Erkrankungen verursacht werden können. Allerdings werden Schwankungen der Schilddrüsenfunktion auch individuell unterschiedlich stark wahrgenommen. Es gibt Patienten, bei denen zufällig ein massiv erhöhtes TSH von weit über 100 mU/l gemessen wird, und die sich selbst als beschwerdefrei bezeichnen. Einzelne leiden allerdings tatsächlich schon bei einer nur geringen TSH-Erhöhung an den Symptomen einer Schilddrüsenunterfunktion.

Viele Beschwerden sind nicht durch die Schilddrüse hervorgerufen.

Ist eine Hashimoto-Thyreoiditis ansteckend?

Keine Angst, eine Hashimoto-Thyreoiditis ist nicht ansteckend. Sie wird nicht durch Krankheitserreger übertragen, sondern ist durch eine Fehlfunktion des Immunsystems bedingt.

Autoimmunerkrankungen der Schilddrüse treten generell familiär gehäuft auf. Kinder von Müttern, die an einer Hashimoto-Thyreoiditis leiden, haben ein höheres Risiko für diese Erkrankung. Diese manifestiert sich allerdings fast nie im Kleinkindalter, sondern erst im Laufe des späteren Lebens. Bei Kindern, die in einem Krankenhaus geboren werden, wird am fünften Lebenstag Blut abgenommen und auch der TSH-Wert bestimmt. So werden die Kinder erkannt, die frühzeitig aufgrund einer Schilddrüsenerkrankung behandelt werden müssen. Bei allen anderen Kindern, die sich geistig und körperlich normal entwickeln, sind keine weiteren Schilddrüsenkontrollen erforderlich.

Sind Schilddrüsenerkrankungen ansteckend?

Glücklicherweise sind auch die anderen Schilddrüsenerkrankungen nicht ansteckend. Bei der subakuten Thyreoiditis de Quervain scheint es einen Zusammenhang mit einer seltenen Viruserkrankung zu geben, der jedoch noch nicht näher geklärt ist. Auch hier besteht keine Ansteckungsgefahr.

„Schilddrüsenüberfunktion" bei normalen Blutwerten?

Bei verschiedensten Beschwerden muss an eine Schilddrüsenüberfunktion gedacht werden. Die Bestimmung des TSH und der freien Schilddrüsenhormone im Blut kann diese allerdings verbindlich ausschließen. Dann muss nach anderen Ursachen gesucht werden.

Manchem fällt es schwer zu glauben, dass die Schilddrüse an seinen fürchterlichen Beschwerden nicht schuld ist. Man muss das Positive daran sehen: Ist die Schilddrüse als Ursache ausgeschlossen, weiß man, dass nach anderen zugrunde liegenden Erkrankungen gesucht werden muss. Verständlicherweise ist in einer solchen Situation eine Behandlung der Schilddrüse nicht erforderlich und sogar sinnlos. Auch bei den meisten Patienten mit Knoten in der Schilddrüse ist die Funktion normal – in diesem Fall ist der Knoten nicht die Ursache für Befindlichkeitsstörungen.

Ich habe gleichzeitig die Beschwerden einer Über- und Unterfunktion.

Die Beschwerden sind uncharakteristisch. Die Blutwerte liefern Beweise.

Fast jeder Mensch leidet zumindest manchmal an Beschwerden, die auch bei einer Über- oder Unterfunktion auftreten können. Es verwundert daher nicht, dass auch Schilddrüsenpatienten gleichzeitig Überfunktions- und Unterfunktionsbeschwerden verspüren

können. Die Frage ist nur: Ist die Schilddrüse tatsächlich der Grund dieser Beschwerden?
Ein Dilemma: Bei Dosissteigerung verbessert sich zwar die Müdigkeit, aber das Herzklopfen nimmt zu. Auch in so einer Situation sind die Beschwerden nicht durch die Schilddrüse bedingt.

Aber ich kann nicht schlafen und bin doch so nervös.
Genau bei dieser Konstellation ist es wichtig, die Schilddrüse einmal abzuklären. Ist diese gesund, muss man allerdings akzeptieren, dass weitergesucht werden muss. Es können verschiedenste körperliche und seelische Erkrankungen dafür in Frage kommen.

Der Kloß im Hals

Schon der Volksmund sagt: Das Leben drückt sich an den Hals. Eine andere allgemein bekannte Weisheit ist: Es schnürt einem die Kehle zu. Ein Druckgefühl im Hals wird als große Belastung empfunden, insbesondere dann, wenn einem alles zu viel ist.

Druckgefühl im Hals kann sehr unangenehm sein.

Missempfindungen im Hals sind sehr häufig und können viele Ursachen haben. Die Beschwerdesymptomatik ist vielfältig und reicht von einem leichten, unspezifischen Druckgefühl über Schluckbeschwerden bis hin zu unerträglichem Würgen. Meist drängt der Patient bereits selbst auf eine genaue Abklärung. Die Schilddrüse ist allerdings nur selten die Ursache der Beschwerden, verschiedene andere Gründe sind häufig. Es muss genau untersucht werden, ob eine organische Ursache für die Beschwerden verantwortlich ist. Dazu sind oft Besuche bei verschiedenen Spezialisten erforderlich. Bleibt diese Suche ergebnislos, sind die Beschwerden in erster Linie emotional stressbedingt, auch wenn es manchen Patienten schwerfällt, sich dies einzugestehen.

Muss es immer die Schilddrüse sein?

Die Schilddrüse muss schon ordentliche Veränderungen zeigen, damit es zu einem Druckgefühl im Hals kommt. Obwohl im Hals nicht viel Platz ist, führen selbst große Knoten durch ihr langsames Wachstum selten zu Druckgefühl im Hals. Auch die meisten Formen der Schilddrüsenentzündungen verlaufen ohne solche Beschwerden.

Manche Patienten mit Beschwerden im Hals erwägen in ihrer Verzweiflung eine Schilddrüsenoperation. Achtung: Oft sind diese Beschwerden nicht durch die Schilddrüse bedingt und eine Operation wird keine Linderung bringen.

Was kann es noch sein?

Viele andere Ursachen führen zu ähnlichen Beschwerden. Saurer Magensaft kann über die Speiseröhre in den Kehlkopf gelangen. Veränderungen im Bereich der Halswirbelsäule oder Verspannungen der Halsmuskulatur irritieren die Nerven. Erkrankungen im Bereich des Rachens, der Speiseröhre oder des Kehlkopfes müssen durch einen HNO-Arzt ausgeschlossen werden. In kleinen Ausbuchtungen der Speiseröhre können sich sogar Speisereste ansammeln. Selten und meist erst in höherem Alter kann Druckgefühl bei körperlicher Belastung auch ein Hinweis auf eine ernste Herzerkrankung sein.

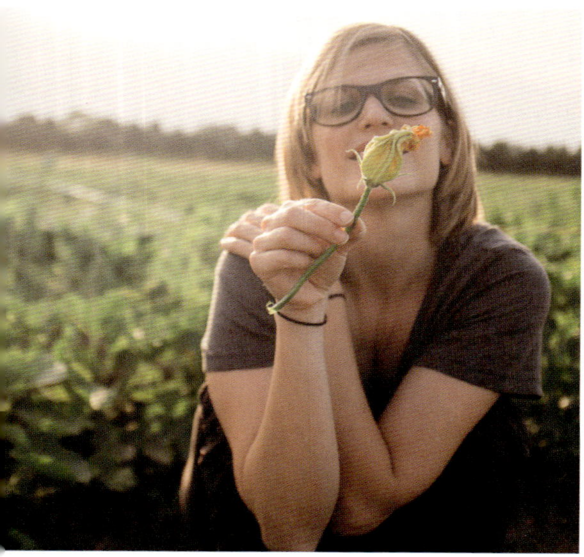

Das Globusgefühl

Sehr häufig finden sich keine organischen Ursachen für die Beschwerden. Es fällt manchmal schwer zu glauben, dass ganz klar umschriebene Symptome wie ein punktgenau lokalisierter Schmerz im Hals, ständiges Bedürfnis, sich zu räuspern oder der Zwang, ständig gegen einen Widerstand schlucken zu müssen, emotional stressbedingt sind. Vielen Patienten bringt es Erleichterung zu wissen, dass keine körperlichen Erkrankungen dahinterstecken. Manchmal ist der Leidensdruck jedoch sehr hoch und es ist tatsächlich eine Psychotherapie erforderlich.

Das Wechselspiel zwischen Psyche und Organen ist vielfältig.

Körperfett

Im Laufe der Jahrtausende hat sich das Schönheitsideal immer wieder gewandelt. Vergleicht man die Venus von Willendorf mit den heutigen Magermodels, so erkennt man schnell: Erwünscht ist immer das, was schwer zu erreichen ist.

Häufig stellt sich bei Gewichtsproblemen die Frage: Liegt der Grund dafür bei der Schilddrüse? Schilddrüsenfunktionsstörungen beeinflussen tatsächlich das Gewicht. Bei einer Unterfunktion kann es zu einer Gewichtszunahme kommen und umgekehrt kann eine Überfunktion mit einer Gewichtsabnahme einhergehen. Wie die anderen typischen Beschwerden bei Schilddrüsenfunktionsstörungen ist auch der Einfluss auf das Gewicht individuell sehr unterschiedlich ausgeprägt. Besteht eine normale Schilddrüsenfunktion, haben die Gewichtsprobleme – je nach Sicht der Dinge leider oder glücklicherweise – andere Ursachen. Betroffene sollten auf jeden Fall ihre Schilddrüse untersuchen lassen. Ist diese gesund, so muss akzeptiert werden, dass die Ursachen woanders liegen.

Viele Faktoren beeinflussen das Körpergewicht.

Ich kann nicht abnehmen.

Viele Leute leiden unter ihrem Gewicht, und das Leben ist tatsächlich manchmal ungerecht. Manche Menschen sind von Natur aus pummelig und andere wiederum können essen, was sie wollen, ohne zuzunehmen. Gerade wenn Gewichtsprobleme und eine Schilddrüsenunterfunktion vorliegen, muss diese behandelt werden.

Ich kann nicht zunehmen.

Plötzliche unerklärbare Gewichtsabnahme kann das erste Zeichen einer Schilddrüsenüberfunktion sein. Besonders ältere Menschen gehen in so einer Situation nur ungern zum Arzt, weil sie Angst vor einer schweren Erkrankung haben.

Ein über längere Zeit bestehendes niedriges Gewicht ohne weitere Beschwerdesymptomatik spricht meist gegen eine Schilddrüsenerkrankung als Ursache. Gewissheit erlangt man durch Bestimmung der Schilddrüsenfunktion.

Seitdem ich Schilddrüsenhormon einnehmen muss, nehme ich ständig zu.

Manchmal dauert es einige Monate, bis sich der Stoffwechsel nach Beginn einer Schilddrüsenhormontherapie reguliert. Nur bei einzelnen Patienten führt eine Schilddrüsenhormongabe zu gesteigertem Hungergefühl. Diesen fällt es doppelt schwer, weniger zu essen.

Bei den meisten Patienten, die Schilddrüsenhormon einnehmen und gut eingestellt sind, hängt eine Gewichtszunahme aber nicht mit der Schilddrüse zusammen. Viele Gesunde haben ja auch Gewichtsprobleme.

Warum hilft mir denn keiner?

Bei vielen Beschwerden wird an die Schilddrüse gedacht. Haben die Symptome jedoch eine andere Ursache und wird trotzdem mit einer Schilddrüsenhormontherapie begonnen, so ist es nicht verwunderlich, dass es langfristig zu keiner Besserung kommt.

Man darf sich nicht auf die falsche Fährte führen lassen. Sogenannte typische Schilddrüsenbeschwerden, die manche sogar als „Schilddrüsenzustände" bezeichnen, haben oft eine ganz andere

Ursache. Immer wieder die Schilddrüsenhormontherapie anzupassen und geringgradig zu verändern, führt in dieser Situation zu keiner Verbesserung des Leidens. Einzelne verzweifelte Patienten lassen sich sogar operieren, was an der Situation natürlich auch nichts ändert. Es fällt schwer und manchmal erscheint es fast unmöglich, sich als Patient einzugestehen, dass man jahrelang ein Konzept verfolgt hat, das falsch ist. Die Meinungen im Internet zu diesem Thema sollten immer kritisch hinterfragt werden.

Informationen aus dem Internet sind eine große Hilfe, können aber auch zur Verwirrung beitragen.

Auf der Suche nach den wirklichen Ursachen der Beschwerden

Schilddrüsenerkrankungen können die verschiedensten Beschwerden in unterschiedlicher Ausprägung hervorrufen. Bereits durch wenige Untersuchungen kann bewiesen oder ausgeschlossen werden, dass die vorhandenen Beschwerden durch die Schilddrüse bedingt sind.

Durch Schilddrüsenerkrankungen bedingte Befindlichkeitsstörungen haben als Ursache meist eine gestörte Schilddrüsenfunktion. Durch die Bestimmung des TSH-Wertes im Blut kann eine Schilddrüsenfunktionsstörung fast immer bewiesen oder ausgeschlossen werden. Ursachen für eine lokale Beschwerdesymptomatik, wie Drücken am Hals, werden durch eine Ultraschalluntersuchung ausgeschlossen. Ist auch eine genaue Untersuchung der Schilddrüse beim Spezialisten unauffällig, sind die Beschwerden nicht bei der Schilddrüse zu suchen. Selbstverständlich können bei Schilddrüsenpatienten gleichzeitig auch andere Erkrankungen vorhanden sein. Daher muss man bei der Suche nach den wirklichen Ursachen seiner Beschwerden immer wieder kritisch hinterfragen, ob das der Fall sein könnte.

Zum Schluss noch eine gute Nachricht ...

Viele Menschen leiden an Schilddrüsenerkrankungen – doch mit den heute zur Verfügung stehenden Methoden können diese gut diagnostiziert und behandelt werden. Dieser Ratgeber bietet einen Überblick über die verschiedenen Schilddrüsenerkrankungen. Der Umfang des Buches gestattet es nicht, auf jedes Detail genau einzugehen, trotzdem haben wir uns bemüht, wichtige Informationen verständlich darzustellen.

Ein Anliegen war uns, zu erklären, mit welchen Untersuchungen Ihr Arzt feststellen kann, ob die Schilddrüse die Ursache Ihrer Beschwerden ist oder nicht – denn obwohl die Schilddrüse viele Probleme verursachen kann, ist sie nicht immer an allem schuld. Diverse Erkrankungen können ähnliche Symptome wie eine Schilddrüsenfunktionsstörung hervorrufen.

Sollte bei Ihnen eine Schilddrüsenerkrankung diagnostiziert worden sein, gibt es trotzdem eine gute Nachricht: Meist ist die Prognose ausgezeichnet, selbst die meisten an einem Schilddrüsenkarzinom erkrankten Patienten können geheilt werden. Auch all jene Erkrankungen, die eine Funktionsstörung der Schilddrüse verursachen, schränken mit der richtigen Behandlung die Befindlichkeit meist nur kurzzeitig ein. Selbst lebenslange Schilddrüsenhormontherapien sind gut verträglich und haben bei richtiger Dosierung keine Nebenwirkungen.

Wir hoffen, dass dieses Buch Ihnen hilft, Ihre Erkrankung besser zu verstehen.

Wolfgang Buchinger und Georg Zettinig

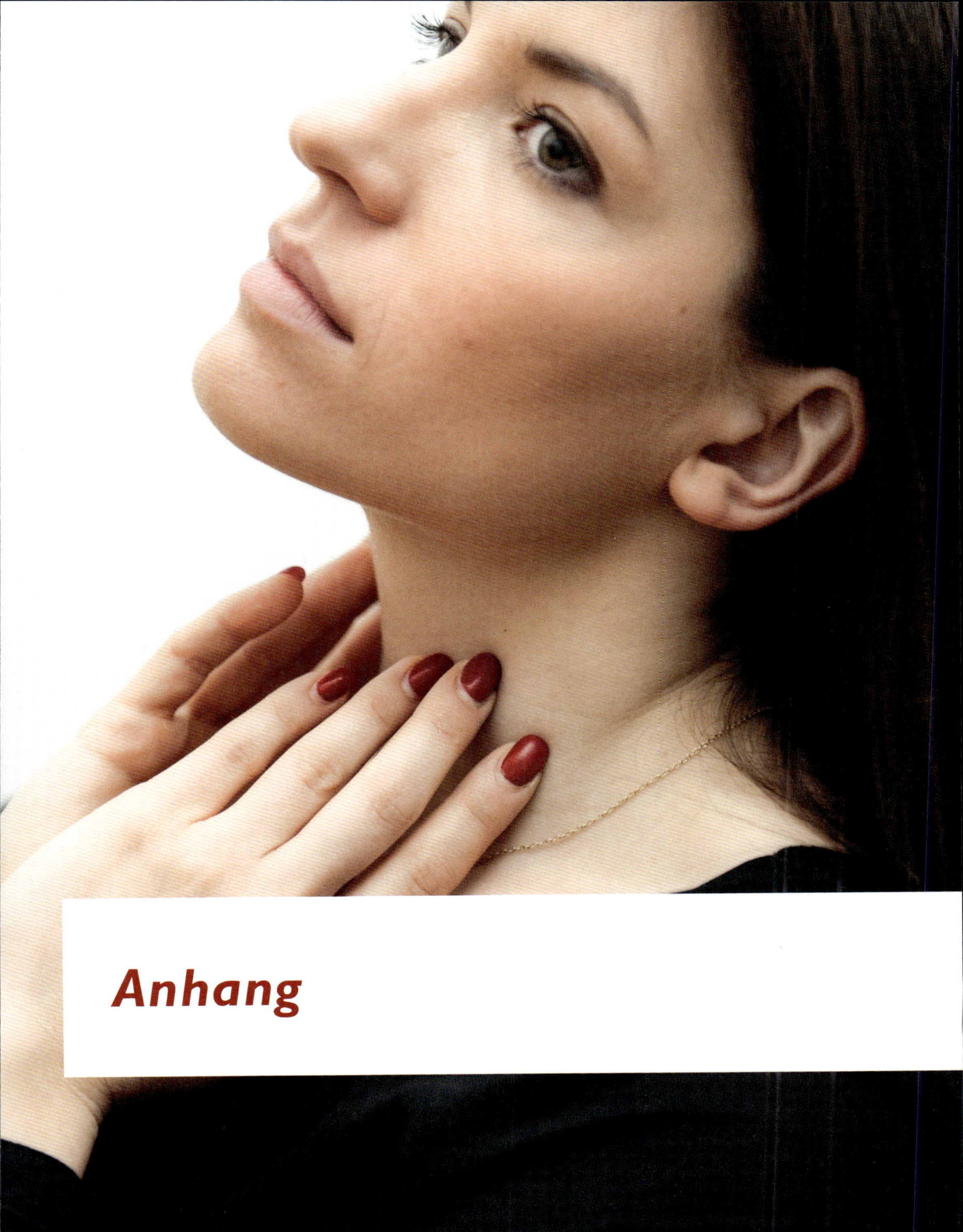

Anhang

Glossar

Adenom Knoten

Agranulozytose völliges Fehlen der weißen Blutkörperchen im Blut, gefürchtete Nebenwirkung der Thyreostatikatherapie

Anamnese Erhebung der Krankengeschichte durch den Arzt

Autoimmunerkrankung Bei einer Autoimmunerkrankung produziert das körpereigene Immunsystem „irrtümlicherweise" Antikörper gegen das eigene Gewebe.

Autonomes Adenom siehe funktionelle Autonomie

Basedow'sche Erkrankung siehe Morbus Basedow

Beta-hCG Schwangerschaftshormon, das auch die Schilddrüse stimuliert

Carbimazol Medikament zur Behandlung der Schilddrüsenüberfunktion

Chronische Immunthyreoiditis Hashimoto Autoimmunerkrankung, bei der das Immunsystem die Schilddrüse irrtümlicherweise als fremd erkennt und Antikörper dagegen produziert. Sie wird als Hashimoto-Thyreoiditis bezeichnet.

C-reaktives Protein (CRP) Entzündungswert

C-Zellen Kalzitonin produzierende Zellen in der Schilddrüse

Differenziertes Schilddrüsenkarzinom bösartiger Tumor, der von Schilddrüsenzellen ausgeht, wird in papilläres und follikuläres Karzinom unterteilt

Endokrine Orbitopathie Augenmitbeteiligung beim Morbus Basedow

Exophthalmus Hervortreten des Augapfels beim Morbus Basedow

Feinnadelpunktion Punktieren von Schilddrüsengewebe mit einer dünnen Nadel

Follikuläres Schilddrüsenkarzinom bösartiger Tumor, der aus Schilddrüsenzellen entsteht

fT3-Wert Konzentration des freien, nicht an Transporteiweiß gebundenen Schilddrüsenhormons Trijodthyronin

fT4-Wert Konzentration des freien, nicht an Transporteiweiß gebundenen Schilddrüsenhormons Thyroxin

Funktionelle Autonomie In einem funktionell autonomen Adenom wird unkontrolliert Schilddrüsenhormon produziert.

Hashimoto-Thyreoiditis Autoimmunerkrankung, bei der eine chronische Entzündung der Schilddrüse zu einer Schilddrüsenunterfunktion führt.

Heißer Knoten Heiße, funktionell autonome Knoten produzieren unkontrolliert Schilddrüsenhormon.

Hirnanhangdrüse/Hypophyse zentrale Hormonsteuerung im Körper, reguliert durch TSH den Schilddrüsenstoffwechsel

Histologie feingeweblicher Aufbau der Zellen unter dem Mikroskop

Hyperthyreose Schilddrüsenüberfunktion

Hypothalamus oberstes hormonelles Steuerungszentrum im Zwischenhirn

Hypothyreose Schilddrüsenunterfunktion

Immunhyperthyreose Autoimmunerkrankung, die zur Schilddrüsenüberfunktion führt, anderer Name für Morbus Basedow

Immunthyreoiditis Autoimmunerkrankung, bei der das Immunsystem die Schilddrüse irrtümlicherweise als fremd erkennt und Antikörper dagegen produziert. Ihr Vollbild wird als Hashimoto-Thyreoiditis bezeichnet.

Immunogen durch das Immunsystem bedingt

Jod Das essenzielle Spurenelement ist zur Produktion von Schilddrüsenhormon unverzichtbar.

Kalter Knoten Schilddrüsengewebe, das aus nicht normal funktionierenden Zellen besteht

Kalzitonin Hormon, das beim medullären Schilddrüsenkarzinom erhöht ist

Kropf vergrößerte und/oder knotig umgeformte Schilddrüse, auch Struma

Latente/subklinische Funktionsstörung geringgradige Abweichung von der normalen Funktion. Die Schilddrüsenhormone sind noch im Normbereich, das TSH ist bereits verändert.

Leukopenie Verminderung der weißen Blutkörperchen im Blut, gefürchtete Nebenwirkung der Thyreostatikatherapie

Lobektomie operative Entfernung eines Schilddrüsenlappens

Manifeste Funktionsstörung zu viel oder zu wenig Schilddrüsenhormon im Körper

Medulläres Karzinom von den C-Zellen der Schilddrüse ausgehender bösartiger Tumor

Morbus Basedow auch Basedow'sche Krankheit, eine Autoimmunerkrankung, bei der eine Überfunktion der Schilddrüse auftritt

mU/l Maßeinheit für TSH-Konzentration im Blut (m … milli, U … Units/Einheiten)

Multifokale funktionelle Autonomie Mehrere heiße Knoten produzieren unkontrolliert Schilddrüsenhormon.

Niedrig differenziertes Schilddrüsenkarzinom Schilddrüsenkarzinom mit Anteilen, die aggressiver wachsen

Papilläres Mikrokarzinom kleines papilläres Karzinom mit einem Durchmesser bis maximal 10 mm, sehr gute Prognose. Wird oft auch nur als Vorstufe eines papillären Karzinoms angesehen.

Papilläres Schilddrüsenkarzinom das häufigste Schilddrüsenkarzinom, ausgesprochen gutartiger Verlauf

Plazenta Mutterkuchen

Polyglanduläres Autoimmunsyndrom Häufung von mehreren Autoimmunerkrankungen bei einem Patienten

Postoperativer Hypoparathyreoidismus Schädigung der Nebenschilddrüse nach einer Schilddrüsenoperation, führt zu niedrigen Kalziumwerten im Blut

Postpartum-Thyreoiditis autoimmune Schilddrüsenentzündung, die nach der Entbindung auftritt

Propylthiouracil Medikament zur Behandlung von Schilddrüsenüberfunktion

Radiojodtherapie Behandlung der Schilddrüse mit radioaktivem Jod

Regelkreis Regulationsmechanismus innerhalb des Organismus

Rekurrensparese Lähmung des Stimmbandes, meist durch Schädigung des Stimmbandnervs während der Operation hervorgerufen

Selen Spurenelement, zur Schilddrüsenhormonproduktion erforderlich

Sonografie Ultraschalluntersuchung

Struma vergrößerte und/oder knotig umgeformte Schilddrüse, auch Kropf

Subakute Thyreoiditis de Quervain subakute schmerzhafte Schilddrüsenentzündung

Szintigrafie nuklearmedizinische Untersuchung, die den Stoffwechsel eines Organs bildlich dargestellt

T3 Trijodthyronin, Schilddrüsenhormon

T4 Tetrajodthyronin = Thyroxin, Schilddrüsenhormon

Thiamazol Medikament zur Behandlung der Schilddrüsenüberfunktion

Thyreoglobulin Eiweiß, an das Jod und Schilddrüsenhormone gebunden sind, als Tumormarker nur nach Operation und Radiojodtherapie geeignet

Thyreoglobulinantikörper Antikörper gegen Thyreoglobulin

Thyreoidea lateinisches Wort für Schilddrüse

Thyreoidektomie vollständige operative Entfernung der Schilddrüse

Thyreoiditis Schilddrüsenentzündung

Thyreoperoxidase spezifisches Enzym in der Schilddrüsenzelle, gegen das Antikörper gebildet werden können (TPO-Antikörper)

Thyreostatika Medikamente zur Behandlung der Schilddrüsenüberfunktion

Thyroxin Schilddrüsenhormon, siehe T4

TPO-Antikörper Antikörper gegen Thyreoperoxidase, bei chronischer Immunthyreoiditis und auch bei Morbus Basedow erhöht

TRAK Antikörper gegen den TSH-Rezeptor, kommt bei Morbus Basedow vor

Trijodthyronin Schilddrüsenhormon, siehe T3

TSH Thyreoidea stimulierendes Hormon: Von der Hirnanhangdrüse produziert, es reguliert die Produktion von Schilddrüsenhormon.

Tumormarker ein Marker im Blut, der auf einen Tumor oder das Rezidiv eines Tumors hindeutet

Überfunktion zu viel Schilddrüsenhormon im Körper

Undifferenziertes Schilddrüsenkarzinom selten vorkommendes Schilddrüsenkarzinom mit sehr aggressivem Wachstum, wird auch anaplastisches Schilddrüsenkarzinom genannt

Unifokale funktionelle Autonomie In einem Knoten wird unkontrolliert Schilddrüsenhormon produziert (heißer Knoten).

Unterfunktion zu wenig Schilddrüsenhormon im Körper

Zyste flüssigkeitsgefüllter Hohlraum in einem menschlichen Organ

Zytologie mikroskopische Beurteilung von Zellen

Weiterführende Literatur & Internetadressen

Österreich

www.schilddruesenforum.at
Internetdiskussionsforum für Schilddrüsenpatienten

www.selbsthilfegruppe.at
Selbsthilfegruppe Schilddrüsenkarzinom

www.osdg.at
Österreichische Schilddrüsengesellschaft

www.schilddruesenpraxis.at
Schilddrüsenpraxis Josefstadt, 1080 Wien
(Univ. Doz. Dr. Georg Zettinig)

www.schilddrueseninstitut.at
Institut für Schilddrüsenerkrankungen und Nuklearmedizin Gleisdorf
(Dr. Wolfgang Buchinger)

Deutschland

www.sd-krebs.de
Ohne Schilddrüsenkrebs leben e.V. –
Bundesverband Schilddrüsenkrebs

www.ht-mb.de
Hashimoto-Thyreoiditis und Morbus Basedow

www.jodmangel.de
Arbeitskreis Jodmangel

Schweiz

www.schilddruesen.ch
Schilddrüsengruppe Schweiz

Europa

www.eurothyroid.com
European Thyroid Association:
die europäische Schilddrüsen-Fachgesellschaft

Stichwortverzeichnis

Abortus ... 156
Agranulozytose ... 52
Alopezia areata ... 136
Amiodaron ... 25, 42, 84
Anämie, perniziöse ... 136
Antikörper ... 64
Antikörper-Werte ... 72
Antriebslosigkeit ... 69
Arthritis, rheumatoide ... 35
Atemfunktionsmessung ... 102
Atemfunktionstests ... 202
Atemnot ... 45, 90
Augen ... 35 ff.
Autoimmunerkrankung ... **131 ff.**

Baby ... **172 ff.**
Basedow'sche Erkrankung ▸ Morbus Basedow
Basedow'sche Glotzaugen ... 33, 36, 47
Behandlung ... 51, 77, 203
Beta-hCG ... 158, 160
Beta-Strahlung ... 119
Blutabnahme ... 49, 71 f., 80, 100
Blutdruck ... 69
Bluthochdruck ... 67
Blutsenkungsgeschwindigkeit ... 82, 192
Blutungen ... 55
Blutwerte ... **183**

Carbimazol ... 52
Chirurgie ... 205 ff.
chronische Immunthyreoiditis Hashimoto ... 40, **64 f.**, 83, 133, 175
Clinical Activity Score ... 37
Colitis ulcerosa ... 136
Computertomografie ... 102, 202
COVID ... 82
C-Zellen ... 189
C-Zell-Hyperplasie ... 189

Depression ... 67, 75, 215
Diabetes, Typ-I ... 136 f.
Diagnose ... 182
Dopplersonografie ... 49, 197

echoarm ... 72
Eisen ... 148
Eisenmangel ... 75, 215
Eisentabletten ... 80
Eisprung ... 156
Elastografie ... 197
endokrine Orbitopathie ... **36 ff.**
  aktive e. O. ... 37 f
  inaktive e. O. ... 38 f.
Erbrechen ... 166
Ernährung ... **142**
Espresso ... 150

Fehlbildungen ... 85
Feinnadelpunktion ... 102, **201 f.**
Follikel ... 66
Frieren ... 69
Fruchtbarkeit ... 156
Frühschwangerschaft ... 160, 196
Frühstück ... 79, 142
Fukushima ... 108, 113, 128
Funktion ... 182
funktionelle Autonomie ... **39 f.**
  multifokale f. A. ... 39, 97
  unifokale f. A. ... 39, 95 f.
Funktionsschwankungen ... 81

Geburt ... **171 f.**
Gelbsucht ... 53
Gespräch, Arzt-Patient 48, 71, 100
Gewichtsabnahme ... 221
Gewichtsprobleme ... 221
Gewichtsverlust ... 43 f.
Gewichtszunahme ... 68, 142, 221
Globusgefühl ... 90, 220 f.
Glotzaugen ▸ Basedow'sche Glotzaugen

Gluten 136, 149
Glutenunverträglichkeit 136
Goodpasture Syndrom 139

Haarausfall 70, 136
Haare 46, 70
Hakaru Hashimoto 133
Harn 193
Hashimoto-Thyreoiditis ▸ chronische Immunthyreoiditis Hashimoto
Haut 46, 70
Hautausschlag 53
Heiserkeit 54, 105, 207
heiße Knoten .... **39 f., 95 ff.**, 200 f.
Hepatitis, chronisch aktive 139
Herzklopfen 44
Herz-Kreislauf-Erkrankungen 215
Herzrhythmusstörung 97, 105
Herzschlag 69
HIFU ▸ Ultraschall, hochfrequenter fokussierter
Histologie .... 111 ff.
Hitzegefühl 44
Hormone .... 16, 41 f., **183 ff.**
  freie H. 157
Hyperthyreose .... 20, **30 ff.**, 194
hypoechogen 72
Hypothyreose .... 20, **62 f.**, 194

Immunsystem 132
Impotenz 46
Interferon 84
Internet 214, 223
Isthmus 14

Jod .... 16, **22 ff.**, 65, 95, 126, 141, **142**, 161, 170, 193
  Jod-123 200
  Jod-131 .... 119, 200, 208
Jodallergie 24
Jodausscheidung 193
Jodbedarf 24, 144
Jod-Ganzkörperszintigrafie .... 119, 123, **125 f.**
Jodmangel 4, 88
Jodmangelstruma 91
Juckreiz 53

Kaffee 79
kalte Knoten .... **98**, 200 f.
Kältegefühl 69
Kalzitonin 100, 114, 124, **189**
Kalzium .... 80, 124 f., 207
Kalziumspiegel 55, 105
Kalzium-Stimulationstest 191
Karzinom .... 20, **108 ff.**
  anaplastisches K. 113
  differenziertes K. 112
  follikuläres K. **113**
  medulläres K. **114**, 189
  niedrig differenziertes K. 113
  papilläres K. **112**
  undifferenziertes K. 113
Kinderwunsch .... **155 ff.**
  unerfüllter K. 156
Knochen 46
Knoten 20, **88**, 91, 108
Kombinationspräparat 215
Körperfett .... 221 ff.
Kortison 38, 54, 82
Kropf .... 15, 22, 46 f., **88**
  diffuser K. 88
  Knotenkropf 88, **91**
künstliche Befruchtung 157
Kupfer 148

Lähmung (Stimmband) 207
Leberfunktion 52
Leberfunktionsparameter 192
Leistungsabfall 69
Leukozyten 192
Lobektomie 54, 206
  subtotale L. 54
Lokalrezidiv 122
Lupuskrankheit 138
Lustlosigkeit 69

Magenschutzmedikamente 80
Magnetresonanz-
tomografie...................102, 202
manifest..................................194
Medikamente .... **52 ff., 203 f.**
Metastasen 122
Mikroskop 66, 109
mikrosomale Antikörper 186
Mineralwasser .... 145 f.
minimal invasiv 206
Morbus Addison 137
Morbus Basedow... **33 ff.**, 133, 175 f.
Morbus Crohn 136
Müdigkeit 69
Multiple Sklerose....................138
Multivitaminpräparate 143, 146
Muskelkrämpfe.......................105
Muskelschwäche 45
Mutter **174**
Mutterkuchen 162
Myasthenia gravis 138

Nachblutungen.......................207
Nachsorge 121, 124
Nägel 46, 70
Nahrungsergänzungs-
mittel 143, 146
Natriumselenit........................147
Nebennierenrinde 137
Nebenschilddrüse......... 54 f., 105, 124, 207
Nervosität.................................44
Nervus laryngeus recurrens 55
Nesselausschlag 139
NIFTP 113

Operation.......... **54 ff.**, 59, 84, 98, **104 f.**, 118, **205**
Indikationen........................104
Komplikationen......................**55**
Osteoporose 46
Östrogen 150
Ovarialinsuffizienz 137

papilläres Mikrokarzinom
(Mikrotumor)........................ **110**
Parathormon 124
Pentagastrin-Test 191
Perchlorat 25
PET 126
PET-CT................................ 126 f.
PET-MR...................................126
Plazenta .... 162 f.
Polyglanduläres
Autoimmunsyndrom 65
Positronen-Emissions-
Tomografie 126
postoperativer Hypoparathyreo-
idismus ▸ Nebenschilddrüse
Postpartum-Thyreoiditis 40, **83, 175**
Prognose 109, 122
Propylthiouracil 52

Radiofrequenzablation ...105, 211
Radiojodtherapie ... **56 ff.**, 84, 105, 112, **118 f.**, 193, **207 ff.**
Rauchen 38
Reaktorkatastrophe 108
Recurrensparese 55
RFA ▸ Radiofrequenzablation
Rheumatismus 137
Röntgen 102
R. der Luftröhre 202
Röntgenkontrastmittel 95

Salz ▸ Speisesalz
Samenerguss, vorzeitiger 46
Sarkoidose..............................139
SARS-Cov2-Infektion 82
Schicksalsschläge 39
Schilddrüsen-Antikörper..76, **185 ff.**
Schilddrüsen-
entzündung........... **65 ff.**, 72, 81
Schilddrüsenfunktion 15, **17 ff.**, 27
Schilddrüsenhormone ▸ Hormone
Schilddrüsenhormon-
tabletten............ **77 ff.**, 104, 203

Schilddrüsenhormontherapie...119
Schilddrüsenkarzinom ▸ Karzinom
Schilddrüsenkrebs ▸ Karzinom
Schilddrüsen-Sonografie ▸ Ultraschall
Schilddrüsen-Szintigrafie ▸ Szintigrafie
Schilddrüsenüberfunktion ▸ Überfunktion
Schilddrüsen-Ultraschall ▸ Ultraschall
Schilddrüsenunterfunktion ▸ Unterfunktion
Schilddrüsenvolumen 88
Schilddrüsenzentrum................99
Schilddrüsenzustände............222
Schilddrüsenzyste................. **93 f.**
Schlaf.......................................45
Schlaganfall.............................97
Schluckaktröntgen.........102, 202
Schluckstörung........................90
Schlucktest..............................26
Schmerzmittel.........................82
Schnellschnittdiagnostik .109, 111
Schwangerschaft................. **158 f.**
Schwangerschaftshormon......................158, 160
Schweineschilddrüsenextrakte...78
Schwitzen................................44
Selen............ 76, 142, **147 f.**, 193
Selenmethionin......................147
Sjögren-Syndrom...................138
Soja................................79, 149
Sonografie ▸ Ultraschall
Speisesalz...................... 22, **144 f.**
jodiertes S. 143
Speisesalzjodierung.................88
Standardtherapie b. Schilddrüsenkarzinom.........117
Stillzeit............................... **176 f.**
Stimmbandlähmung 55
Stimmbandnerv 54, 104, 202, 207
Stimulationstest.................. 190 f.
Stress, emotionaler..................39
Struktur..................................182
Struma ▸ Kropf
Struma diffusa....................88, **91**
Struma nodosa..........................88
Stuhlgang.................................45
Stuhlverstopfung......................69
subakute Thyreoiditis de Quervain................ 40, **81 f.**
subklinisch............................194
Systemischer Lupus erythematodes.....................138
Szintigrafie...50 f., 73, 96, 101, **199 ff.**

T3.........................16, 74, 77, 184
T4.........................16, 74, 77, 184
Technetium-99m 200
Thiamazol...............................52
Thrombozyten........................192
Thyreoglobulin .... 113, **121 f.**, 124, **188 f.**
Thyreoglobulin-Antikörper..75, **186**
Thyreoglobulinspiegel...........123
Thyreoidea............................194
Thyreoidea stimulierendes Hormon.............................194
Thyreoidektomie.....................206
subtotale T. 54
totale T. 54
Thyreostatika .... **52 f.**, 204
Thyroxin....................16, 77, 184
thyroxinbindendes Globulin...161
TNM-Klassifikation .... 114 ff.
TPO-Antikörper..........72, 75, **186**
TRAK..........................33, 35, 187
Transportproteine..................161
TRH-Test................................190
Trijodthyronin............16, 77, 184
Tschernobyl...........108, 113, 128
TSH........18 f., 70, 74, **183 ff.**, 194
TSH-Rezeptor..........................33
TSH-Rezeptor-Antikörper..35, **187**
TSH-Spritze...........................121
Tumormarker.............. 124, **187 f.**
Tyrosinkinase-Hemmer.....84, 123

Überfunktion ....15, 20, 27, **30 ff.**, 97, 193 ff.
Ultraschall .... 49, 72 f., 76, 101, 125 f., **197 ff.**
  hochfrequenter fokussierter U. 211
Unruhe, innere 44
Unterfunktion ..... 15, 20, 27, **62 f.**, 120, 167, 193 ff., 215
  angeborene U. 173
  subklinische (latente) U. 62
Untersuchung, klinische 48, 71, 100
Urtikaria 139

Verdauung 69
Vitamine 142
  Vitamin B12 138
  Vitamin D 125
Vitaminpräparate 25, 143, **146**, 171
Vitiligo .... 135 f.

Wechsel 137
  vorzeitiger W. 179
Wechseljahre .... **178 f.**
Weißfleckenkrankheit .... 135 f.

Zehnjahres-Überlebensrate 122
Zellzerfall .... 40 f.
Zink 148
Zirrhose, primäre biliäre 139
Zittern 45
Zöliakie 136
Zuckerkrankheit .... 136 f.
Zyklusunregelmäßigkeiten ...46, 69
Zyste 93

Bildquellen

S. 7: © Alexander Wieselthaler; S. 8, 9, 10, 11: © Georg Zettinig, Alexander Wieselthaler; S. 12–13, 28–29, 60–61, 86–87, 106–107, 130–131, 140–141, 152–153, 180–181, 212–213, 225: © Alexander Wieselthaler; S. 14: Aus G. Zettinig, W. Buchinger „Schilddrüse – kurz und bündig", 3. Aufl. 2014, Krause & Pachernegg/facultas.wuv; S. 15, 19: Yeko Photo Studio – Adobe Stock, bearbeitet, Ulrike Weinberger; S. 16: © Wolfgang Buchinger; S. 20: © Georg Zettinig; S. 22: © Wolfgang Buchinger; S. 24: © Alexander Wieselthaler; S. 25 links: © joebelanger – iStock, Mitte und rechts: Wolfgang Buchinger; S. 26: © Wolfgang Buchinger; S. 31: © Wolfgang Buchinger; S. 32, 33 © Georg Zettinig; S. 36, 38 © Wolfgang Buchinger; S. 39: © Georg Zettinig; S. 41: © Florian Spielauer; S. 43: © Ulrike Weinberger; S. 44: © Karin & Uwe Annas – Adobe Stock; S. 46: © Adam Gregor – Adobe Stock; S. 48: © Wolfgang Buchinger; S. 49: © Georg Zettinig, Alexander Wieselthaler; S. 52: © Georg Zettinig; S. 54: © Rupert Prommegger; S. 56: © Alexander Becherer; S. 63: © Wolfgang Buchinger; S. 64: © Alexander Wieselthaler; S. 66: links oben aus G. Zettinig, W. Buchinger „Schilddrüse – kurz und bündig", 3. Aufl. 2014, Krause & Pachernegg/facultas.wuv; S. 66: restliche Bilder © Oskar Koperek; S. 68 oben: Hugo Félix – Adobe Stock, unten: Ulrike Weinberger; S. 69: © Kitty – Adobe Stock; S. 70: © Georg Zettinig; S. 72, 75: © Georg Zettinig, Alexander Wieselthaler; S. 78: © Georg Zettinig; S. 79: © Alexander Wieselthaler; S. 80: © Fabian Petzold – Adobe Stock; S. 83: © Alexandr Vasilyev – Adobe Stock; S. 88: © Georg Zettinig; S. 91: aus G. Zettinig, W. Buchinger „Schilddrüse – kurz und bündig", 3. Aufl. 2014, Krause & Pachernegg/facultas.wuv; S. 92: © Wolfgang Buchinger; S. 94, 96, 98: © Georg Zettinig; S. 100: © Wolfgang Buchinger; S. 101: © Georg Zettinig; S. 102 oben: © Georg Zettinig, Alexander Wieselthaler, unten: Oskar Koperek; S. 103: © Wolfgang Buchinger; S. 104: © Rupert Prommegger; S. 108: © Alexander Wieselthaler; S. 109: © Georg Semlitsch; S. 110, 115, 116: © Ulrike Weinberger; S. 118: © Rupert Prommegger; S. 124: © Georg Zettinig, Alexander Wieselthaler; S. 125, 126: © Wolfgang Buchinger; S. 127: © Martha Hoffmann; S. 128: © fotomek – Adobe Stock; S. 135: © Axel Bueckert – Adobe Stock; S. 136: © Wolfgang Buchinger; S. 137: © Raimund Lunzer; S. 142, 143: © Alexander Wieselthaler; S. 144: © ivantsov – Adobe Stock; S. 145: © pixel&korn – Adobe Stock; S. 148: © ExQuisine – Adobe Stock; S. 158: © auremar – Adobe Stock; S. 162: © Ulrike Weinberger; S. 164: © Georg Zettinig; S. 166: © Monkey Business – Adobe Stock; S. 170: © evgenyatamanenko – Adobe Stock; S. 172: © motorradcbr – Adobe Stock; S. 176: © Goldmund Lukic – iStock; S. 178: © Peter Atkins – Adobe Stock; S. 187, 189: © Georg Zettinig, Alexander Wieselthaler; S. 193: © Wolfgang Buchinger; S. 197, 198, 199 oben: © Georg Zettinig; S. 199 unten: © Georg Zettinig, Alexander Wieselthaler; S. 200 © Georg Zettinig; S. 202 © Wolfgang Buchinger; S. 205: © Rupert Prommegger; S. 207: © Ulrike Weinberger; S. 209: © Alexander Becherer; S. 220: © Alexander Wieselthaler;